全国中医药行业高等教育"十四五"创新教材

公共卫生与预防医学概论

（供中医学、针灸推拿学、中西医临床医学、公共事业管理、健康服务管理、医药营销、护理专业用）

主　编　徐　刚（江西中医药大学）

U0343364

全国百佳图书出版单位
中国中医药出版社
·北 京·

图书在版编目（CIP）数据

公共卫生与预防医学概论/徐刚主编.—北京：中国中医药出版社，2021.5（2022.7重印）

全国中医药行业高等教育"十四五"创新教材

ISBN 978-7-5132-6912-4

Ⅰ.①公…　Ⅱ.①徐…　Ⅲ.①公共卫生-中医学院-教材 ②预防医学-

中医学院-教材　Ⅳ.①R1

中国版本图书馆 CIP 数据核字（2021）第 054789 号

中国中医药出版社出版

北京经济技术开发区科创十三街 31 号院二区 8 号楼

邮政编码　100176

传真　010-64405721

山东百润本色印刷有限公司印刷

各地新华书店经销

开本 787×1092　1/16　印张 15.25　字数 330 千字

2021 年 5 月第 1 版　2022 年 7 月第 2 次印刷

书号　ISBN 978-7-5132-6912-4

定价　59.00 元

网址　www.cptcm.com

服 务 热 线　010-64405510

购 书 热 线　010-89535836

维 权 打 假　010-64405753

微信服务号　zgzyycbs

微商城网址　https：//kdt.im/LIdUGr

官 方 微 博　http：//e.weibo.com/cptcm

天猫旗舰店网址　https：//zgzyycbs.tmall.com

如有印装质量问题请与本社出版部联系（010-64405510）

全国中医药行业高等教育"十四五"创新教材

《公共卫生与预防医学概论》编委会

编写说明

随着人类社会的进步，医学日渐具有更为丰富的内涵，从治疗疾病发展到预防疾病，从保护人群健康到更主动地促进健康。新的医学模式要求现代医生除掌握临床专业技术知识外，还必须具备基本的公共卫生与预防医学理论和实践技能。目前，中医药院校尚少有相配套的系统介绍公共卫生与预防医学理论和实践技能并凸显中医药特色的预防医学课程教材，各院校大多自行选择使用不同版本的教材。为此，我们力求从临床医务人员应具备的疾病防控知识的教授、意识和能力的培养需求出发，将中医防疫理论和方法整合到相应模块，从而形成了本教材独具特色的内容。

中医药在预防疾病的研究与探索上有着悠久的历史和灿烂的文化。中医药的整体观以及"治未病"的优势在新冠肺炎疫情防控中进一步凸显，亦为中医药院校预防医学教材的编写提供了更广阔的空间和技术支撑。基于此，我们在编写时将中医"治未病"的理论和技能融入现代公共卫生和预防医学之中，以使中医药院校学生从本专业角度学习疾病预防控制知识更具有针对性。

本教材共分五部分十四章。绪论部分介绍了预防医学的概念、特点与发展历史，中医预防医学以及公共卫生的概念等。第一篇为健康影响因素（包括人与环境、生活环境与健康、职业环境与健康、食物与健康以及社会、心理行为与健康）。第二篇为疾病的预防与控制（包括传染病的预防与控制、慢性非传染性疾病的预防与控制、医源性疾病的预防与控制、伤害的预防与控制、突发事件与公共卫生应急）。第三篇为社区卫生服务与健康促进（包括社区卫生服务与健康管理、健康教育与健康促进）。第四篇为公共卫生与预防医学研究方法（流行病学方法、其他常用研究方法概述）。在相关章节，我们适时加入了相关的中医药预防知识，如中医环境与健康、中医饮食与健康、中医与职业病、中医药在社区卫生服务中的作用、中医健康教育等具有中医特色的预防方法，将公共卫生实践与预防医学理论紧密结合，并融合中医药抗疫防病数千年积累的宝贵经验。

本教材是编委会集体智慧和辛勤劳动的结晶，写作思想是在尊重、吸纳及综合各位编者意见和建议的基础上确定的，内容上既重视学术性、科学性、系统性，又兼顾实用性，尽量将理论与实践相结合。本教材的出版得到了国家中医药管理局、全国高等中医药教材建设研究会、中国中医药出版社和各有关高校等的鼎力支持，在此一并致谢！

由于编者水平有限，不足之处请广大读者不吝指正，以便再版时修订提高。

《公共卫生与预防医学概论》编委会

2021 年 2 月

目　录

第一篇　健康影响因素

第二篇　疾病的预防与控制

绪　论 ▷▷▷▷

現代医学的发展轨迹和社会的发展趋势表明：医学的任务已从以防病治病为主逐步转向以维护和增强健康、提高人的生命质量为主。中医学认为，医学的目的首先是"消患于未兆""济赢劣以获安"（《素问·序》），其次才是治病。《素问·四气调神大论》中提出："是故圣人不治已病治未病，不治已乱治未乱，此之谓也。"20世纪末，全球医学界大讨论的最终结论是：最好的医学不是治好病的医学，而是使人不生病的医学。西医学根据研究对象和任务的不同分为基础医学、临床医学和预防医学三大部分，它们在整个医学科学中既有分工又有联系，相互渗透，共同增进人类健康，推动着医学科学的发展。

第一节　预防医学概述

一、预防医学的概念与特点

（一）预防医学的概念

预防医学（preventive medicine）是以个体和确定的群体作为研究对象，以"环境-人群-健康"为工作模式，运用生物医学、环境医学和社会科学的理论，以及流行病学与医学统计学等的原理和方法，从整体论出发，研究环境因素对人群健康的影响及作用规律，充分利用对健康有益的因素，消除和控制有害因素，制定公共卫生策略和措施，达到保护、促进和维护健康，预防疾病，防治伤残，提高生命质量等目标的一门学科。

（二）预防医学的特点

预防医学不同于临床医学的特点为：①预防医学的工作对象包括个体和群体，主要着眼于健康人群和亚健康人群。②研究重点为影响健康的因素与人群健康的关系。③研究方法上更注意微观和宏观相结合。④工作贯穿于疾病发生、发展的全过程，但更突出预防为主观念，采取的对策更具积极的预防作用，具有比临床医学更大的人群健康效益。⑤重视与临床医学结合，将预防贯穿于临床实践全过程，实施三级预防策略和措施。

预防医学在现代医学中起着主导作用，更侧重于人群健康的维护和促进，是人类高瞻远瞩和未雨绸缪的谋略与智慧，是在"防患于未然"思想指导下，通过医学实践不断积累起来的理论、技能与方法体系，是防治疾病、消灭疾病的最重要的手段，代表着现代医学发展方向。

二、预防医学的研究内容

预防医学是医学实践的一个重要领域,研究内容和涉及范围非常广泛,归纳起来主要有以下几个方面。

(一) 描述疾病分布与健康水平的动态变化

采用人群健康研究的医学统计学和流行病学方法,描述和分析特定人群的疾病谱、死亡谱的变化趋势,了解疾病的分布、发生条件和消长规律,阐明并评价健康危险因素。

(二) 探讨健康影响因素

采用宏观与微观相结合的研究方法,主要探讨人类生活环境、工作环境、社会环境、心理行为及生物遗传因素对人群健康和疾病的作用规律,改善和利用有益的环境因素,控制和消除有害的环境因素。

(三) 制定维护健康、防制疾病的公共策略和措施

基于现代医学模式和健康观,针对健康危险因素制定防制对策,提出有效的个体和群体预防策略及控制危险因素的具体措施,并对其效果进行考核与评价。

(四) 研究卫生保健和疾病防制工作的组织和管理方法

探究如何充分利用、合理配置卫生资源和科学管理卫生服务系统,为卫生工作决策提供科学依据和咨询建议,通过临床预防服务和社区预防服务,达到预防疾病、促进健康、防止残疾和早逝、提高生命质量和延年益寿的目的。

三、预防医学的发展简史

预防疾病的思想在我国古代就有了萌芽,譬如《易经》中有"君子以思患而豫(预)防之"。唐代医学家孙思邈在《备急千金要方》中提出:"上医治未病之病,中医治欲病之病,下医治已病之病。"元代医学家朱震亨在《丹溪心法》中提出:"与其救疗于有疾之后,不如摄养于无疾之先;盖疾成而后药之,徒劳而已。是故已病而不治,所以为医家之法;未病而先治,所以明摄生之理。"这些论述共同构成了以"治未病"为医学最高境界的古代预防策略和措施的思想基础。公元前4世纪,古希腊的医学思想家已开始用科学的思维和方法判断疾病。因而预防医学的发展具有悠久的历史,其发展历程主要经历了五个阶段。

(一) 个体预防阶段

人类在与自然界相适应的过程中,通过医治疾病和创伤,掌握了防病养生之道,逐

步形成了以个体为对象进行预防的医学。古希腊名医希波克拉底在《空气、水和地域》一书中系统地阐述了人与环境的关系，并提出了"医师应医治的不仅是病，而是病人"的正确主张。16世纪欧洲的文艺复兴、17世纪的工业革命推动了基础医学的发展，人们开始利用解剖学、生理学、微生物学、病理学等研究人类与环境的关系。

（二） 群体预防阶段

自19世纪末到20世纪初，生物医学尤其是传染病学、寄生虫学等迅猛发展，人们认识到病因、宿主与环境之间必须保持平衡的关系。此阶段提出了改善环境、控制病因、保护宿主的科学思想；采取了免疫接种、隔离消毒、检疫监测、消灭病媒生物、处理垃圾粪便、重视食物和用水安全等措施；战胜了天花、霍乱、鼠疫等烈性传染病，取得了预防医学史上的第一次卫生革命性胜利，使人们逐渐认识到仅从个体预防疾病收效甚微，必须从个体防病过渡到群体预防。

（三） 社会预防阶段

20世纪中叶以来，疾病谱和死亡谱发生了改变，急性传染病基本得到控制，心脑血管病、恶性肿瘤等逐渐上升成为威胁人类健康的主要死因。这类慢性非传染性疾病主要与不良的饮食习惯、生活方式以及环境因素密切相关。因此，防治这类疾病，单靠生物医学手段是不能奏效的，必须依靠改善社会环境、生活方式、社会行为等措施。这种由单一的群体预防向社会预防的转变称为预防医学史上的第二次卫生革命。

（四） 社区预防阶段

此阶段始于20世纪70年代。世界卫生组织（WHO）1977年提出了"到2000年人人享有卫生保健"的战略目标，认为实现此目标关键在于基层（初级）保健，重点在预防。并提出评价此目标的指标体系，包括卫生政策、社会经济、保健服务、环境保护等指标，提出对收入、食物、住房、供水、排污、行为等的要求。这些措施大多数要由社区来贯彻执行，这样又把预防医学提高到社区预防新阶段。它比社会预防在组织管理上更严密，计划措施更结合实际，评价效果更具体，反馈系统更及时，对保护和促进人民健康起着更大的作用。

（五） 全球 （人类） 预防阶段

由于世界经济迅速发展、国际交往日益频繁、交通发达、人口流动等因素，以致任何国家单独采取的疾病（特别是传染病、由行为生活方式引起的一些社会病以及环境污染引起的公害病等）防制措施，都不可能有效地控制疾病的发生、传播和保证人群安全。为了尽可能更大程度地提升人群的健康水平，医学强调采用卫生政策、社会经济、人口、卫生保健服务和环境保护等整体社会预防体系对疾病进行区域性、国家性以至全球性整体预防。其组织措施强调多层次、全方位，包括自我健康、家庭卫生保健、社区卫生保健、区域性卫生规划、国家卫生保健战略与宏观卫生调控、全球卫生保健战略规划行动等。WHO 的目标是"使所有的人都尽可能地达到最高的健康水平",这就更新了医学的目的,即医学不仅是治疗和预防疾病,还有保护健康和促进健康的功能。这个目标已超过了以某特定人群为对象的范畴,使预防医学进入了以全人类为对象进行预防的时代,即人类预防时代。这种以健康生态学模式为指导,实施健康促进的综合干预措施来提高人群健康水平和生活质量的转变被称之为第三次卫生革命。

四、健康观

(一) 医学模式

医学模式(medical model)是关于医学的总体看法或概括认识,即解释和处理健康与疾病问题的整体思维方法及行为方式,是医学临床实践活动和医学科学研究的指导思想和理论框架。

医学模式的演变主要经历了神灵主义医学模式、自然哲学医学模式、机械论医学模式、生物医学模式、生物-心理-社会医学模式等几种医学模式。实现了以个体为单位、以疾病为前提、以治疗为对策的单纯"生物医学模式"向以群体为单位、以健康为前提、以预防为对策的新医学模式的转变,从生物、心理、社会的三维空间对健康和疾病进行考虑并做出立体诊断。未来医学模式将形成包含预测医学(predictive medicine)、预防医学(preventive medicine)、公众参与医学(participatory medicine)、个体化医学(personalized medicine)的"4P"医学模式。

(二) 健康的概念和决定因素

1. 健康的概念 1948 年世界卫生组织(WHO)创立时在宪章中明确指出:"健康不仅仅是没有疾病或虚弱,而且包括身体上、精神上和社会适应上的完好状态。"这种积极的健康观,既考虑了人的自然属性,也考虑了人的社会属性,是现代医学模式的充分体现。1990 年,WHO 又将健康的内涵进一步扩大为"躯体健康、心理健康、社会适应良好和道德健康"四个方面。

现代意义上健康的概念是一个动态的过程,认为健康是一种状态,把健康和疾病视为并存于一个连续统一体中的动态过程,健康与疾病往往共存于机体;一个人在其一生中健康状态也是处于变化过程中。

WHO 对健康提出了新的衡量标准,即"五快"(机体健康)和"三良好"(精神健康)。"五快":一是吃得快(有良好的食欲,不挑剔食物,并能很快吃完一顿饭);二是便得快(一旦有便意,能很快排泄完大小便,而且感觉良好);三是睡得快(有睡意,上床后能很快入睡,且睡得好,醒后头脑清醒,精神饱满);四是说得快(思维敏捷,口齿伶俐);五是走得快(行走自如,步履轻盈)。"三良好":一是良好的个性人格(情绪稳定,性格温和;意志坚强,感情丰富;胸怀坦荡,豁达乐观);二是良好的处世能力(观察问题客观、现实,具有较好的自控能力,能适应复杂的社会环境);三是良好的人际关系(助人为乐,与人为善,对人际关系充满热情)。

2. 健康是权利和责任　健康是人类的一项基本需求和权利，也是社会进步的重要标志和潜在动力。国家实行各项医疗保障制度，发展卫生事业，是对公民权利的尊重和保护，任何法人、组织和个人都要尊重公民的健康权利（right to health），即人们维护身体健康、具有良好心理状态的权利。除了每个人都有维护和促进健康的责任，政府机构、社会各部门和全体社会成员都对人民健康负有共同责任。健康是人类全面发展的基础，影响着社会的和谐与稳定。

3. 健康决定因素　健康决定因素（determinants of health）是指决定个体和人群健康状态的因素。人们从前习惯于把健康的改进狭隘地归因于卫生服务，1974 年加拿大卫生与福利部前部长 Marc Lalonde 发表了一篇题为 "A New Perspective on the Health of Canadians" 的著名报告，把影响健康的因素归纳为四大类：人类生物学、生活方式、环境及卫生服务的可得性，使得人们对健康的决定因素的理解得到了很大的扩充。

五、疾病的三级预防

随着医学模式及健康观的转变，预防的范围已扩大到疾病发生发展的全过程，从无病防病、未病先防，到疾病发生后阻止、延缓其发展，均包括在预防的范畴之中。三级预防，亦称三级预防策略，是根据健康决定因素、健康疾病连续带、疾病自然史、全程生命健康观，贯彻预防为主方针，结合医疗卫生工作实际，融预防、保健和治疗为一体，将疾病的预防策略及措施相对分为三个等级。

（一）一级预防

一级预防又称病因预防或根本性预防，即在发病前期，针对病因采取的预防措施。包括社会措施、环境措施和机体措施三方面。

1. 社会措施　是从全球性预防的战略高度和各国政府策略角度考虑，建立和健全社会、经济、文化等方面的措施。如为降低肺癌发病率，各地政府颁布的禁止在公共场所吸烟的地方法规；政府采取的财政干预，如以法律形式限制卷烟中焦油量、提高卷烟税收率等；各国为防止环境污染，制订和颁发的一系列法律、法规、条例、标准等。

2. 环境措施　是根据保护环境方针，采取具体的保护空气、水、土壤、农作物等措施，以减少因环境污染而造成的危害。工业生产中通过改革生产工艺、用无毒原料代替有毒原料、治理"三废"（废气、废水、废渣）以减轻企业对环境的污染。

3. 机体措施　主要包括开展健康教育，培养良好的生活方式；有系统、有组织地进行预防接种；做好婚前检查工作，预防遗传性疾病；做好妊娠期和儿童的卫生保健工作。

一级预防把个体预防和社会性预防相结合，把全人群的普遍预防和高危人群的重点预防结合起来，相互补充，是预防疾病发生和消灭疾病的根本措施，是预防措施的主干，投入少、效率高，是最积极有效的社会预防措施。

（二）二级预防

二级预防也称临床前期预防或"三早"预防，即在疾病的临床前期做好早发现、早诊断、早治疗的"三早"预防工作，核心是早期诊断。早发现的方法有普查、筛检、定期健康检查、高危人群重点项目检查以及设立专科门诊及自我检查等。搞好二级预防应做好宣传工作，引起各级领导的重视，提高居民的健康知识水平，提高医务人员诊断水平并开发适宜于筛选的方法和技术。对于职业病和不良的生活环境引起的危害，可通过环境监测及时掌握有害物质的水平，采取有力措施以防止职业病和环境危害的发生。对于传染病要做好"五早"（"三早"基础上加上疫情早报告、病人早隔离）预防工作，有利于病人的隔离、治疗，并可以控制疾病的蔓延，降低传染病对社会的危害，减少传染病发生引起的各种损失。由于慢性非传染性疾病（如肿瘤）多是致病因素经过长期作用的结果，而且疾病发展过程较长，发现时间越早预后越好。

（三）三级预防

三级预防即临床预防或疾病管理，对已患病者，采取及时有效的治疗措施，防止病情恶化，促进康复，如对慢性病病人通过医学治疗、医学监护、减少疾病的不良作用，预防并发症和伤残；对已丧失劳动力或残废者通过心理康复、功能康复，使病人恢复生活能力，并能参加社会活动，延长寿命；以达到"病而不残、残而不废"的目的。

理论上三级预防是一个密不可分的整体，不同类型的疾病应有不同的三级预防策略。对于病因明确的疾病，应搞好一级预防，如职业病、医源性疾病、传染病等。对于一级预防效果难以肯定的疾病，应在尽量做好一级预防的同时，重点做好二级预防。有些疾病的病因是多因素的，则要按其特点，通过筛检、早诊断、早治疗保证其预后良好，如心脑血管病、糖尿病等；除致力于培养良好的生活方式、合理膳食、适当运动等一级预防外，还应兼顾二级和三级预防。对那些病因不明，又难以察觉的疾病，只有实行三级预防这一途径。有些危险因素的控制既可以是一级预防，也可以是二级或三级预防，如高血压的控制本身来讲，是三级预防，但对脑卒中和冠心病来讲是一级预防。

第二节　中医预防医学

中医预防医学源远流长，早在三千多年前的夏商时代，我国人民就初步形成了讲卫生、除害灭病的良好习惯；战国至秦汉时期的中医经典《黄帝内经》提出了"正气存内，邪不可干""上工治未病"等思想，确立了预防医学的指导思想，并在此基础上形成了一系列养生保健和预防疾病的方法；经过历代医家的不断充实，逐步形成了内涵丰富、特色鲜明的中医预防学体系。它不但在历史上为保障我国人民的身体健康做出了巨大贡献，而时至今日仍有着重要的现实指导意义。20世纪末，诺贝尔奖得主聚首巴黎共商21世纪的保健大事并发表宣言提及"人类要在21世纪过上和平安宁、幸福健康的生活，就必须向东方学习，追溯到2500年前的孔子时代，在那里寻找智慧"。

一、中医的健康观

《黄帝内经》中所谓"平人""阴平阳秘"的状态，是指阴阳平衡、气血脏腑调和、形神统一，人与自然、社会环境相统一的平衡状态。中医养生重视"形神共养"和"性命双修"。我国古代的健康观就包括了身心健康。中文中的"健"字，最早是指形体健壮、强盛。《易经》载"天行健，君子以自强不息"即为此意。"康"字主要指心态坦荡、宁静。

中医对于健康的标准有三条，《黄帝内经》提出一个"和"字，即"血和、卫气和""志意和""寒温和"。一是人体机能活动正常，以血气运行和畅为标志；二是人的精神活动正常，即志意和；三是机体能适应外界的环境，即"寒温和"。概括地说，中医认为健康的本质是和谐，即气与血和谐、心与身和谐、人与自然和谐。此三条内容与西医学重视身心健康有异曲同工之妙，凸显了中国数千年传统文化的积淀。

二、中医预防医学的原则和特点

（一）中医预防医学的基本原则

以促进人体健康长寿为根本目的的中医预防医学，在长期的保健防病过程中形成了以"治未病"和"因人、因时、因地制宜"为核心内容的基本原则。这些体现了中医学术特色的基本原则，是确立和制定各种防病保健措施的指导思想。

1. 不治已病治未病　中医预防医学思想主要包括"未病先防"和"既病防变"，体现在增强人体的正气和防止病邪侵害两个方面。另外，由于中医从整体动态的观点出发，把疾病看成是一个动态的过程，对疾病初愈之后的预防复发问题也极为重视，故"病后防发"也是治未病范畴中的重要内容。"防病"与"治病"是对付疾病的两大方法。"治病"是在"病"已经成为事实之后，采取治疗措施，去除致病因子及其对健康所带来的损害；"防病"则在致病因素尚未侵犯人体，或致病因素虽已侵犯人体但疾病尚未形成或者尚未恶化之前采取防范措施，防止疾病的发生或病情的恶化。两者比较，防病是在同疾病斗争过程中更主动、更积极的措施，更能防止疾病对人体的伤害，保障人体的健康。因此，"未病先防"作为中医预防医学的根本指导思想，一直为历代医家所强调和重视。孙思邈要求医生要"消未起之患，治未病之疾，医之于无事之前"。

2. 因人、因时、因地制宜

（1）因人制宜　不同年龄和性别的群体以至不同的个体，具有不同体质特点，其抗御疾病的能力和对疾病的易感性有很大差异。这就要求在实施防病保健的具体措施时必须"因人制宜"，根据不同个体采取适宜的防病保健方法，才能收到良好的预防效果。

（2）因时制宜　人类生活于自然界之中，自然界的四时阴阳寒热，既是人类生存成长的要素，也是影响人体健康的原因。中医基于对人体生理病理的时间节律，以及疾病发生流行季节特点的深刻认识，在保健防病方面特别强调顺应自然，因时制宜，以促进体内阴阳气血的旺盛充沛和平衡协调，增进身体健康。

（3）因地制宜　地理方域的不同，不仅导致气候环境的差异，而且更由于水土物产的差异及生活习俗的不同而造成不同地域人群的体质差异。《素问·异法方宜论》则论述了不同地域的地理、气候以及人民生活习俗的特点，指出生活在不同地域人群的不同发病倾向。

中医预防的举措：①定期体检，见微知著。②重视先兆，截断逆转。③安其未病，防其所传。④掌握规律，先时而治。⑤三因制宜，各司法度。

（二）中医预防医学的特点

随着疾病谱的改变，现代医学的理念由治愈疾病向预防疾病和提高健康水平方向做出调整，"治未病"理念的重要性进一步凸显。"未病先防、既病防变、瘥后防复"的理论体系历经长期的实践形成了独具特色、丰富多样的技术方法，中医预防医学特点主要体现在以下几个方面。

1. 注重"既病防变"　患病之后，及时采取有效的措施以防止疾病的发展、传变或复发，是中医预防医学独到之处。疾病有一定的发展趋势和传变规律，故在治疗过程中，应时刻把握这些发展演变规律，而将预防贯穿其间。

2. 注重"扶正祛邪，辨证施防"　在预防过程中，将辨病证之虚实证贯穿于整个预防过程中。"同病异防"，相同的疾病但其病机不同，所属证候不同，则预防方法不同。对于传染病的防治，中医预防诊疗的方法不是把重点放在杀灭病毒上，而是主张调动人体的自康复能力，使病毒失去生存环境。因此，中医治疗从来不怕病毒，只需扶正祛邪而已。中医这一优势是世界其他医学所不具备的，中医药在治疗和控制全球新型冠状病毒肺炎的过程中发挥了重要的作用。

3. 药源丰富，具有简、便、廉、验特色　与西医相比，中医的一大优势是简、便、廉、验。"简"是指中医能化繁为简，只需望闻问切即可确定病情，辨证论治，所谓"大道至简"。"便"是可以就地取材以及所施手法方便，一根针、一把草，也能治病救人。"廉"是中医治疗费用少，往往是西医治疗费用的十分之一甚至百分之一。"验"则是中医疗效好，几千年来中华民族人丁兴旺就是明证，几十年来中医治疗乙脑、流行性出血热、急性呼吸窘迫综合征（SARS）等也是明证。

4. 预防手段多样化　中医预防方法多种多样，丰富多彩，各具特色，简便易学。针灸、气功、太极拳、拔罐、刮痧、按摩、各种保健操的健身防病效果等已为世界医学界所公认。中药预防传染病效果相当可观，且中药乡村、山区到处可见，制作方便，价格低廉，以此防病符合我国国情。

5. 强调综合预防　中医预防医学不仅把人类当作生物体进行预防，更重要的是把人作为自然的人和社会的人，从生理、病理、心理、社会诸方面采取综合预防措施以防止疾病发生或复发，其效果自然要比单一从某一方面进行预防要好。

中医预防医学是数千年来历代医家经验的结晶，从其所涉及的内容和方法来看，可谓资料丰富、记载翔实、效用确切、简便易行。将中医学的预防保健理念融入现代预防医学的实践中，建立具有中国特色的预防医学模式，将会对现代预防医学的发展提供有益的帮助。

第三节　公共卫生概述

一、公共卫生概念与内涵

公共卫生诞生于人类与疾病对抗的过程中，致力于维护和促进公众健康，提高人群生活质量。随着时代的发展，公共卫生的概念与内涵也在不断地变化和延伸。

（一）概念

公共卫生可以被理解为是一项有组织、需要多学科共同努力的社会性事业，也可以被看作是一种技术和实践形式。公共卫生的目的和核心即公众的健康。随着时代的发展、科学的进步，人们对公共卫生的理解也在不断深入。不同领域的专家学者对公共卫生的理解也不尽相同，他们分别从不同的角度向我们诠释了公共卫生这一社会性事业的重要性和独特性。

1. 温斯洛的公共卫生概念　美国公共卫生领袖人物温斯洛（Charles Edward A. Winslow）早在 1920 年就对公共卫生的概念做了这样的描述："公共卫生是通过有组织的社区努力来预防疾病，延长寿命，促进健康和提高效益的科学与艺术。这些努力包括改善环境卫生，控制传染病，教育人们注意个人卫生，组织医护人员提供疾病早期诊断和预防性治疗的服务，以及建立社会机制来保证每个人都能达到足以维护健康的生活标准。以这样的形式来组织这些效益的目的，是使每个公民都能实现其与生俱有的健康和长寿的权利。"这个概念在 1952 年左右被 WHO 采纳，并一直沿用至今，被认为是全世界最具影响力、最全面的定义。

2. 美国医学研究所的公共卫生概念　1988 年，美国医学研究所（Institute of Medicine，IOM）在其发布的研究报告《公共卫生的未来》中这样定义公共卫生："公共卫生就是我们作为一个社会为保障人人健康的各种条件所采取的集体行动。"

3. 中国的公共卫生概念　2003 年时任中国国务院副总理吴仪在全国卫生工作会议上对公共卫生作了如下定义："公共卫生就是组织社会共同努力，改善环境卫生条件，预防控制传染病和其他疾病流行，培养良好卫生习惯和文明生活方式，提供医疗服务，达到预防疾病，促进人民身体健康的目的。"

（二）内涵

根据不同领域的专家学者对公共卫生的定义，我们可以认为公共卫生是一项致力于促进公众健康，服务于全体社会成员，需要阶段性、持久性政策的社会事业。

1. 公共卫生是一项社会事业　随着疾病谱和死因谱的转变，许多疾病单靠医疗技术已无法治愈，必须考虑社会因素才能找到更好的应对方法。医学模式也从传统的生物医学模式转变为生物-心理-社会医学模式，尤其强调社会因素的决定性作用。早在经验医学时期，人们就注意到了社会因素对疾病的影响。1986 年 11 月，第一届国际健康促进大会在加拿大渥太华召开，并公布了《渥太华宪章》，列出了 8 个影响健康的因素：安全、社会保障、教育、食品安全、收入、生态环境、可持续的资源、社会公正。WHO 前总干事李钟郁博士 2003 年在《柳叶刀》上发表的文章中提出："促进医疗保健可及性是实现公平的极其重要的部分，《阿拉木图宣言》所确定的人人享有卫生保健的目标是正确的。初级卫生保健的基本原则是：平等可及、社区参与、改善健康、多方努力。"可见，公共卫生事业的发展需要全社会各部门各领域的共同努力。

2. 公共卫生致力于促进公众健康　"人人享有健康"，健康是每个人的基本权利。公众的健康是一个国家经济发展的基础，没有健康，社会将难以发展进步。习近平总书记在 2016 年全国卫生与健康大会上强调：没有全民健康，就没有全面小康。公共卫生的使命就是通过预防疾病、健康保护和健康促进等措施，努力达到人人健康的目的。

3. 公共卫生服务于全体社会成员　公共卫生的服务对象是群体，而不是个人。公共卫生的最终目标就是通过有组织的、社会各方面的共同努力来改善环境卫生、开展健康教育，从而达到人群健康的目的。公共卫生的健康保护与健康促进针对的就是全体人群，如免疫接种、饮水加氟、酒驾立法等措施，都旨在维护和改善公众的健康。

4. 公共卫生需要适时性、持久性政策的支持　卫生政策对维护公众健康、促进社会的和谐稳定发展有着至关重要的意义。公共卫生是一项社会性事业，单靠某一方面是很难完成的，需要社会各方面、各领域的支持。与此同时，公共卫生不是一项收益快、见效快的事业，需要各方持续性的努力，所以政策的支持与引导就显得尤为重要。社会政策包括医疗保障、教育、健康、贫困以及公共住房等，这些问题与公众的健康息息相关。如目前我国实行的卫生保健制度，包括公费医疗、职工基本医疗保险、城镇居民医疗保险、新型农村合作医疗等，在此制度下，我国基本实现了医疗保障全人群覆盖，大大提高了公众健康水平。

二、公共卫生的特征、功能与价值

（一）特征

1. 社会公正　公共卫生事业本质上是一项"人人需要、共同受益"的社会公益事业，它关系到每个人的各个生命周期。在卫生服务领域的研究中，保证卫生服务利用的社会公正性也是世界各国普遍关注的问题之一。公共卫生事业的社会公正性一方面决定了公众在社会利益获得上的公正性，另一方面决定了在社会负担分配时的公正性。社会利益包括幸福、收入、社会地位等，社会负担包括对个人行为的限制和向政府纳税等。根据社会公正的原则，公共卫生应该向全人群提供公平可及、系统连续的健康服务。

2. 基于科学　公共卫生对科学的依赖性使其有别于其他学科。一切卫生决策都必须基于当前最好的证据，以使有限的资源得到最有效的利用。公共卫生的科学性表现在公共卫生的人才队伍以流行病学作为核心，与预防医学、临床医学、基础医学、社会医学等诸多学科紧密相连，协同作战。

3. 全社会参与　公共卫生是一项社会性事业，其宗旨是改善人群健康水平。想要实现这一宗旨，就必须有公众的广泛参与。健康不仅是个人的健康，还是一个地区、一个社会的健康。公众不仅需要关注与自身有关的卫生问题，还需要积极配合参与到整个社会的公共卫生事业当中。在此过程中，参与者往往也会受益，这也是公共卫生有别于其他公共事业的特点。

（二）　功能

1. 预防和控制疾病与伤残　这是公共卫生最基本的功能，早期公共卫生的出现也是为了帮助人们战胜传染病。随着时代的发展，新发疾病、慢性非传染性疾病、伤害事件、突发公共卫生事件等不断出现，这就要求公共卫生做好流行病学调查，及时采取预防和控制措施，并做好应急预案和常规储备等工作。

2. 改善与健康相关的自然和社会环境　人类的健康受到经济、文化、环境等众多因素的影响，改善与健康相关的自然和社会环境是公共卫生的基本功能之一，即为提高人群的健康水平制定一系列综合性的策略和措施，从群体水平上提高公众健康，并为之做长远考虑。

3. 监测人群健康状况　随着疾病谱和死因谱的转变，监测内容不再仅是传染病，还包括慢性非传染性疾病、伤害、行为危险因素等。公共卫生监测有助于预测健康相关事件的发展趋势，正确估计卫生服务需求，确定高危人群，为决策者提供决策依据等。

4. 提供预防保健和必要的医疗服务　预防保健服务包括计划免疫、健康教育、妇幼保健以及对特殊人群如人类免疫缺陷病毒（HIV）感染者实施"四免一关怀"政策等。必要的医疗服务是通过政府及有关职能部门建立适宜的健康保障制度、合理配置卫生资源，对公众提供常见病和多发病等的医疗服务。

5. 健康保护和健康促进　随着健康内涵的不断深入，公共卫生的目标不仅仅是疾病预防，还包括健康保护和健康促进，包括接种疫苗、免疫血清，为个体提供保护屏障，如防护服、防护眼镜，公共场所禁烟政策，对青少年进行生活技能教育等，从而更好地培养公众的健康素养。

（三）　价值

公共卫生的贡献是有目共睹的，在中华人民共和国成立后，我国制定了预防为主的工作方针，初步建立起遍布城乡的医疗卫生网络，控制甚至基本消灭或消灭一些严重危害人民健康的传染病、寄生虫病和地方病等，人民的健康水平得到显著改善；与此同时，大力提倡新法接生措施，大大降低了新生儿破伤风的发病率；在防制麻疹、乙型脑炎、病毒性肝炎、百日咳等方面也取得了卓越的成绩。中国人的人均预期寿命从中华人民共和国成立前的 35 岁上升到 2019 年的 77.3 岁。公共卫生在全周期保障人民健康、提高人民健康水平上做出了重大贡献。

三、公共卫生的主要内容

随着社会经济的不断发展，影响人群健康的主要疾病已经从传染病转为慢性非传染性疾病，其中恶性肿瘤、心脑血管疾病已占据疾病谱的主要位置。在这种变化下，公共卫生的内容不再仅仅局限于对疾病的防治，还包括公共卫生体系建设、健康危险因素的识别与评价、公共卫生政策制定与管理、突发公共卫生事件应急管理、健康教育和健康促进等。

四、公共卫生体系的构成要素

公共卫生的使命是维护和促进公众健康，与这一使命相关联的政府部门和社会组织一同构成公共卫生体系。我国博华教授认为公共卫生体系应该包括：①国家、省市和地方的公共卫生机构；②医疗保健提供者；③环境保护、劳动保护和食品安全机构；④公共安全组织；⑤教育部门；⑥民政、体育促进机构；⑦商业、企业、媒体、各种慈善组织、社区与健康有关的部门和组织、志愿者组织等；⑧娱乐和文艺组织。

美国学者提出的公共卫生体系构成要素包括：①政府公共卫生机构；②医疗保障服务提供体系；③企业和员工；④媒体；⑤社区；⑥学术机构。

可见，公共卫生不能单靠卫生机构（部门），应是社会各领域、各部门共同努力，才能达到提高公众健康的目的。

五、现代公共卫生面临的问题与展望

虽然我国的公共卫生事业在过去几十年内不断发展并解决了诸多问题，但是目前的公共卫生体系还不够成熟，仍面临许多新的挑战，如多种疾病负担的巨大挑战、卫生资源总量不足、基层卫生服务能力亟待加强、导致慢性病发生发展的不良行为和生活方式仍旧存在、健康不公平问题还未得到彻底解决等。

除此之外，公共卫生虽有着久远的历史，但多不在医学的责任和管辖范围之内，例如城市排污供水、垃圾处理、环境污染控制、食品安全、社会保障等。在我国公共卫生的组织也比较分散，没能集中在医疗卫生领域，大多数都是环境保护、社会保障、住房城乡建设、应急等政府部门。我国目前与公共卫生直接对接的是公共卫生学院和疾病预防控制中心，它们构成了公共卫生专业理论和实践传承的核心部门。然而，公共卫生学院更看重教育和学术，疾病预防控制中心更看重执行和实践，公共卫生的实践和理论无法良好地结合在一起，这也是导致公共卫生体系发展缓慢的原因。

21世纪，大众对健康的理解已经不是简单的维持生命，驱除疾病那么简单，更多的是健康、自由、长寿。社会想要发展进步，大众健康必不可少，保障公民的健康是国家的职责，国家通过社会、政治、经济、法律、伦理等多方面的因素进行考虑来实施符合国情的公共卫生政策，公共卫生的使命就是守护人民的生命健康。在新形势下，公共卫生的任务仍是坚持以人民健康为中心，普及健康生活、优化健康服务、完善健康保

障、建设健康环境、发展健康产业。

第四节 公共卫生与预防医学的关系

一、公共卫生与预防医学的关联性

尽管公共卫生与预防医学都是以群体为研究对象，研究目标都是提高公众健康水平，二者仍是两个不同的概念。预防医学是研究社会人群健康和疾病发生、发展、转归的本质与规律，探讨内、外环境以及社会活动对人类健康和疾病的影响，制订预防、控制、消灭疾病发生和流行的对策，着眼于优化和改善人类生存环境，创造和维护有利于人类身心健康的居住、劳动和生活条件，保护劳动力，促进人类健康，提高人类生命价值的科学和技术。公共卫生更像是一种执行手段，运用更多的社会学、管理学等知识通过政策制定、卫生管理、卫生监督等宏观调控维护和促进公众健康。公共卫生从以病人为中心的临床医学发展到以群体为中心的社区医学，具有以人为本、以全体人群为对象、以社区为基础、以政策为手段、以健康促进为先导的特点，已演变为一种社会管理职能，严格说它已不属于医学范畴。而预防医学则是医学的一个分支，不管预防医学的外延多么广阔，社会性多么强，其本质仍属于医学。

公共卫生包含预防医学的部分领域，可以认为预防医学服务于公共卫生，两者只有紧密结合，互相补充、不断完善，最终才能实现全民健康的目标。

二、医学生学习公共卫生与预防医学知识的意义

随着社会经济的发展和科学技术的进步，影响人类健康的因素越来越多样化，医学模式从传统的生物医学模式逐步转变为生物-心理-社会医学模式，大众的要求也从治愈疾病转变为追求生活更加幸福。随着人们对健康的意识日益强烈，单纯对已发生的疾病进行治疗已经不能满足当下人们对健康的需求，预防疾病的发生已逐渐成为人们最现实的需求。

公共卫生与预防医学课程作为现代医学教育中必不可少的一部分，有助于学生们树立"预防为主"的思想。通过课程的学习，可以让学生在掌握本学科基本理论、基本知识和基本实践技能的同时，充分了解我国疾病预防工作的基本方针，逐渐熟悉与疾病和健康相关的卫生政策和措施，从而减少疾病的发生发展，更好地服务于人群健康。在当前形势下，树立预防为主的思想，将预防战略贯穿医学教育全过程已成为当务之急。

第一篇 健康影响因素

第一章 人与环境因素 ▷▷▷▷

人和环境是不可分割的整体。在人类社会发展的漫长过程中，人和环境之间始终保持着相互对立、相互制约而又相互依存、相互转化的辩证统一关系。当这种动态平衡关系被打破时，就会对环境带来如生态破坏、环境污染、自然资源耗竭等全球性环境问题，也会对人体健康造成严重危害。

决定个体和人群健康状态的因素称为健康决定因素。健康决定因素受到国家经济水平和卫生事业发展的影响，同时还取决于社会群体的文化教育素质、精神文明程度、生态平衡的保持、自然资源的利用以及人口数量等，它们相互影响共同制约群体健康水平。国内外研究表明，四大类危险因素导致死亡的比重由高至低依次为生活及行为方式（40%）、人类生物学因素（30%）、环境因素（20%）、卫生服务（10%）。重视环境问题，深入开展环境与健康关系的研究，制定环境中有害因素的控制措施，对促进人类与环境的和谐发展，保障居民健康十分重要。

第一节 环 境

一、环境的概念与分类

（一）环境的概念

环境（environment）总是相对于某一中心事物而言，因中心事物不同而不同，随中心事物变化而变化。我们通常所称的环境就是指人类的环境。人类的环境是指围绕着地球上的人类空间及其中可以直接、间接影响人类生活和发展的各种物质因素及社会因素的总体。

（二） 环境的分类

环境是一个非常复杂的体系，目前没有统一的分类方法。常用的分类方法有三种。一是按照环境要素的属性及特征，将人类的环境分为自然环境、人为环境和社会环境。自然环境是环绕人类周围的各种自然因素的总和，如大气、水、土壤、阳光等。人为环境是经过人类加工改造，改变其原有面貌、结构特征的物质环境，如办公楼、宿舍楼以及食堂等。社会环境是人类通过长期有意识的社会劳动所创造的非物质环境，由政治环境、经济环境、文化环境和心理环境等构成。二是按照人类对环境的影响程度，分为原生环境和次生环境。原生环境是天然形成的未受或少受人为因素影响的环境，如南北极冰川。次生环境是人类社会生产活动影响下形成的环境，如水立方、鸟巢、中央电视台等。原生环境和和次生环境均可对人体健康带来有利的影响和不利的影响，引起原生环境问题和次生环境问题。三是按照环境空间范围，将人类的环境分为各种大小不同的结构单元，如居室环境、车间环境和办公场所环境等。

二、环境的构成因素

环境的构成因素主要有四种，分别是物理因素、化学因素、生物因素和社会心理因素。

（一） 物理因素

气温、气湿、气流、热辐射、噪声、振动、非电离辐射和电离辐射等是环境中常见的物理因素。室内小气候是由气温、气湿、气流、热辐射四种因素所组成。适宜的物理因素对人类生活和健康是有益的，例如适量的紫外线照射，有助于预防佝偻病的发生。但如果过高或过低强度接触物理因素机体可能会受到健康危害，例如过量接触紫外线照射，轻者可引起晒斑，重者可导致患皮肤癌。

（二） 化学因素

大气圈、水圈和土壤岩石圈中含有各种无机和有机化学物质。适量的化学物质对维持机体生存和健康必不可少。但由于自然或人为的一些原因，使环境中的化学成分发生改变，超过机体承受的限度时，就可对机体健康造成危害。目前，研究较多的化学性污染物主要是生产过程中产生的污染物，例如，环境内分泌干扰物（environmental endocrine disruptors，EED）和持久性有机污染物（persistent organic pollutants，POP）。

（三） 生物因素

环境中生物因素种类很多，主要包括动植物、昆虫、微生物和寄生虫等。其中与人类健康关系较为密切的生物因素主要是微生物、寄生虫和原虫等。正常情况下，大气圈、水圈和土壤圈中均存在大量的生物因素，对维持生态系统平衡具有重要作用。但当环境受到生物性污染或生物种群组成发生改变时，环境中的生物因素可对国家经济和全民健康造成不可预估的损害。生物性污染仍然是环境卫生学领域中不可忽视的问题之一。

（四） 社会心理因素

社会因素是指社会上的各种事物，主要包括社会制度、经济状况、文化教育、科学技术、卫生服务、生活方式、风俗习惯等。其对机体健康既可以产生直接影响也可以产生间接影响。生活方式、风俗习惯等可直接作用于机体，社会制度、文化教育等往往通过影响人们的心理状态间接产生健康影响。

三、人类与环境的关系

早在两千多年前的《黄帝内经》中提出"人与天地相参，与日月相应"的天人相应的观点，指出人与自然的辩证统一关系，人们只有将自身融入大自然中，才能与之和谐融洽。但由于人类特有的改造和利用环境的主观能动性以及客观环境的多样性、复杂性，使环境和人体呈现出极其复杂的关系。

（一） 人与环境在物质上的统一性

人体和外界环境中各种物质都是由化学元素所组成。人体通过呼吸、摄食及饮水等途径从外界环境中获取生命活动所必需的物质，与环境间进行物质循环、能量流动与信息传递，使机体的结构成分与外环境的物质成分保持着动态平衡。英国地球化学家 Hamilton 通过测试 220 名英国人血液与地壳、海水中化学元素的含量，发现英国人血液中 60 多种化学元素与地壳、海水之间存在着明显的丰度相关，表明人与环境之间存在高度的物质统一性。

（二） 人对环境的适应性

在人类长期进化过程中，外环境的条件是经常变化的。当环境变化在人体承受限度范围时，人体可通过自身的生理调节能力适应环境的变化。但环境变化超过人体承受限度时，则可能引起人体某些结构和功能异常，甚至出现病理性改变。例如，由于新生儿在娩出时受到冷刺激引起体温丢失，因此新生儿通过调节交感神经作用于体内特有的褐色脂肪使其发生内源性产热以维持体温。

（三） 人与环境的相互作用

人类在适应环境变化的同时又能够发挥其聪明才智主动改造环境，创造出更加适宜的环境条件。人类在适应和改造环境的过程中形成自身的遗传学特征。研究资料表明人类的健康、疾病和寿命都是环境因素与机体遗传因素相互作用的结果。而且当接触相同条件暴露因素时，不同个体的发病危险性存在明显差异。例如，δ-氨基酮戊酸脱水酶（ALAD）基因在人群中有两个等位基因，分别是 ALAD1 和 ALAD2，携带 ALAD2 等位基因的个体是铅中毒的易感人群。

（四） 环境因素对健康影响的双重性

大量研究发现，很多环境因素对机体健康影响不是绝对的而是相对的，既可以对健康带来有利影响也可以对健康带来不利影响。例如，适量的红外线照射可改善机体血液循环，增加细胞的吞噬功能，消除肿胀，促进炎症消散；过量的红外线照射可造成机体皮肤伤害，最初是灼痛，然后是烧伤。此外，有研究发现，即使传统意义上有毒的物质，在极低剂量时也会对机体产生有益效应，这就是兴奋效应，也可称为 Hormesis 效应。例如，一些抗肿瘤药物（如苏拉明）在高剂量下抑制细胞增殖，而在低剂量条件下又成为一种局部激动剂，可以促进细胞增殖。

第二节 环境污染

一、环境污染物的种类及来源

环境污染（environmental pollution）是指由于各种自然或人为的原因导致进入环境的污染物数量超过环境的自净能力，造成环境质量下降，破坏生态平衡，对人类健康产生直接、间接或潜在的有害影响。严重的环境污染称为公害（public nuisance）。严重的环境污染引起的地区中毒性疾病称为公害病（public nuisance disease）。

（一） 环境污染物的种类

环境污染物（environmental pollutant）是指进入环境后使环境的正常组成和性质发生改变，引起环境污染的物质。环境污染物根据属性可分为物理性、化学性和生物性污染物；根据污染物影响的环境要素可分为大气污染物、水体污染物和土壤污染物等；根据环境中存在的形态可分为气体污染物、液体污染物和固体污染物；根据进入环境后理化性质是否发生改变可分为一次污染物（primary pollutant）和二次污染物（secondary pollutant）。一次污染物又称"原生污染物"，是指由污染源直接排入环境，其理化性质未发生改变的污染物。二次污染物又称"次生污染物"，是指排入环境的一次污染物在物理、化学或生物学作用下，或与其他物质发生反应而形成的理化性质发生改变的新污染物。

（二） 环境污染物的来源

1. 生产性污染 生产性污染主要来源于工业污染和农业污染。工业污染指的是生产过程中排出的废气、废水、废渣，又称"工业性三废"。农业污染主要指的是各类农药、化肥、残留在农田中的农用薄膜和处置不当的农业畜禽粪便等。生产性污染一般属于有组织排放，虽然污染物量大、毒性强、成分复杂，但相对较容易治理。

2. 生活性污染 生活性污染主要指的是生活污水、生活垃圾、人畜粪尿，又称"生活性三废"，已成为城市污染的主要来源。其污染物容易引起肠道传染病和水体富营养化现象的发生。生活性污染一般属于无组织排放，虽然污染物毒性相对较低、成分相对简单，但治理较难。

3. 交通污染　随着经济飞速发展，人们使用的交通工具数量与日俱增。交通工具所带来的噪声、振动和燃料燃烧产物（颗粒物、NO_X、CO 和多环芳烃等）对环境的污染越来越引起人们的重视。

4. 其他污染　科技进步使无线通讯、广播电视和家用电器等科技产品更新速度加快。随之产生的电磁辐射环境污染问题越来越受到社会各界的广泛关注。除此之外，电子废弃物也逐渐引起人们的重视。电子废弃物俗称"电子垃圾"，是指被废弃不再使用的电器或电子设备，主要包括家用电器（空调、电视机和洗衣机等）、通讯产品（手机、对讲机和座机等）、办公用品（打印机、电脑和投影仪等）等。电子废弃物成分复杂，其中半数以上的材料对人体有害，甚至有一些是剧毒的。在焚烧或填埋电子废弃物时，可排出大量重金属（铅、铬和汞等）和有害气体（二噁英、呋喃和多氯联苯等），使机体患皮肤系统、神经系统、呼吸系统和消化系统等疾病。

二、环境污染物的转归

（一）环境污染物的迁移

污染物的迁移（transport of pollutants）是指污染物在环境中发生空间位置的相对移动过程。污染物排放到环境中，首先进入一种环境介质，然后进入到其他环境介质。

污染物在空气中的迁移主要靠扩散和对流，也可通过降水和沉降进入土壤和水体；污染物在水中的迁移主要靠扩散、弥散和水体流动，可通过挥发、蒸发进入空气，也可通过灌溉、径流和饮用进入土壤和生物体；污染物在土壤中的迁移主要借助水在土壤颗粒空隙间的流动实现，也可通过被农作物吸收再进入生物体；污染物在不同生物间的迁移主要靠食物链和食物网，在迁移过程中，污染物可在生物体内发生生物富集作用和生物放大作用。

知识拓展

生物富集作用和生物放大作用

生物富集作用（bioconcentration）是指环境中某些污染物可在生物体内蓄积，使生物体内的浓度高于其在环境中的浓度。生物放大作用（biomagnification）是指环境中某些污染物沿着食物链在不同生物体间转移，使高位营养级生物体内的浓度高于低位营养级生物体内的浓度。由于存在这两种作用，人作为食物链的最高端，接触污染物的量最多，受到的危害也是最大。

（二）环境污染物的转化

污染物的转化（transformation of pollutants）是指污染物在环境中通过物理、化学或生物学作用改变其形态或转变成另一种物质的过程。可分为物理转化、化学转化和生物转化。

1. 物理转化 污染物通过蒸发、渗透、凝聚以及放射性元素的蜕变等作用完成。例如，氨气加压转化为液氨。

2. 化学转化 污染物通过氧化还原、水解和光化学等各种化学反应过程发生的变化。例如，在氧化条件下，三价砷转化为五价砷。

3. 生物转化 污染物通过生物相应酶系统的催化作用所发生的变化。例如，含氮有机物在微生物的作用下生成硝酸盐。

大部分环境污染物通过转化分解成无害或危害较小的简单化合物，少部分环境污染物可转化成为毒性更大的新物质。例如，苯并（a）芘并非直接致癌物，进入机体后转化为 7,8-二氢二羟基-9,10-环氧化物，即为最终致癌物。

迁移和转化密不可分，迁移为转化提供环境条件，转化为新的迁移提供基础。

三、环境污染物对健康的影响

随着经济的发展，环境中污染物的种类越来越多，严重影响到人类健康。由于人们接触环境污染物的浓度、时间等因素不同，因此环境污染物可引起机体多种类型的健康损害。

（一） 急性危害

急性危害是指环境污染物短时间内大量进入环境，导致暴露人群较短时间内出现不良反应，急性中毒甚至死亡等。主要包括三种类型：

1. 烟雾事件 其发生除存在严重的大气污染之外，需同时存在不利于环境污染物扩散的气象条件或特殊的地形条件。例如，伦敦煤烟型烟雾事件、洛杉矶光化学型烟雾事件等。

2. 过量排放和生产事故 过量排放多因工业设计不合理、生产负荷过重导致有害物质进入大气、地表水或土壤中，引起机体健康损害。生产事故多因设备长久失修、意外而引起大量污染物进入环境造成污染。例如，2019 年 3 月 31 日，昆山汉鼎精密金属有限公司数控机床加工车间北墙外堆放镁合金废屑的集装箱发生爆燃，冲击波及火焰冲破 CNC 加工车间北侧关闭的卷帘门，向车间内部扩散，引发燃烧，造成正在车间内作业人员 7 人死亡、1 人重伤、4 人轻伤，直接经济损失 4186 万元。

3. 生物性污染 大气或水体受到病原微生物污染，会使接触者发生急性疾病。

（二） 慢性危害

慢性危害是指环境污染物低浓度、长时间反复作用于机体所产生的危害。主要包括三种类型。

1. 非特异性损害 环境污染物对机体的健康损害往往不呈现某种典型的临床表现，而多表现为暴露人群免疫力降低、常见疾病患病率增加和儿童生长发育受阻等。

2. 慢性疾患 环境污染物长期低剂量作用于人体可引起慢性疾病。例如，大气污染物长期作用于人体易引起慢性阻塞性肺疾病（chronic obstructive pulmonary disease，COPD），包括慢性支气管炎和肺气肿。

3. 持续性蓄积危害 环境中有些污染物进入人体后能在体内发生蓄积。这些污染物主要有两类，一类是重金属及其化合物，例如，铅、镉、汞等。另一类是脂溶性强、不易降解的有机化合物，其被称为持久性有机污染物（POPs）。蓄积在体内的环境污染物在机体出现生理或病理变化时，会从蓄积部位释放出来造成机体健康损害。

（三）远期危害

1. 致突变作用 遗传和变异是生物的基本特征之一。遗传是指遗传物质的世代相传，亲子代之间性状表现相似；而变异是指亲子代之间及其子代之间的性状差异。污染物或其他环境因素引起生物体细胞遗传物质发生可遗传改变的作用称为致突变作用。具有这种致突变作用的物质，称为致突变物。突变包括基因突变和染色体畸变。基因在结构上发生碱基对组成或排列顺序的改变称为基因突变。染色体发生数目或结构上的改变称为染色体畸变。环境污染物的致突变作用既可发生在体细胞，也可发生在生殖细胞。体细胞发生突变最不好的结局是得恶性肿瘤。生殖细胞发生突变可能出现显性或隐性遗传性疾病，还可造成生殖毒性，例如，胚胎死亡、不孕和畸胎等。

2. 致癌作用 国家癌症中心在 2019 年全国癌症报告中指出，平均每天超过 1 万人被确诊为癌症，每分钟有 7.5 个人被确诊为癌症，肺癌位居男性发病第 1 位，乳腺癌位居女性发病第 1 位。我国恶性肿瘤负担日益加重，癌症防控形势严峻。大量研究表明，肿瘤的发生既与遗传因素有关又与环境因素有关，并且认为 80% 以上的肿瘤发生与环境因素有关，肿瘤已是一种与环境因素相关的疾病。

环境致癌因素按其属性可分为：①物理因素：如紫外线、电离辐射和氡等；②化学因素：如甲醛、苯和二噁英等；③生物因素：如乙肝病毒、真菌毒素和幽门螺杆菌等。国际癌症研究中心（International Agency for Research on Cancer，IARC）在 2016 对 989 种因素的致癌性评价结果进行分类：1 类（对人类致癌）118 种；2A 类（对人类很可能致癌）79 种；2B 类（对人类可能致癌）290 种；3 类（对人类致癌尚不能分类）501 种；4 类（对人类可能不致癌）仅 1 种。

3. 致畸作用 致畸作用是指能作用于妊娠母体，干扰胚胎的正常发育，引起后代先天性畸形的毒作用。能产生致畸作用的因素称为致畸物。

引起人们重视致畸作用研究的事件是发生在 20 世纪 60 年代的"反应停"事件。"反应停"即沙利度胺，可以减轻孕妇初期的早孕反应，因此被广泛使用于欧美等国家地区。该药在上市短短几年间导致近 1 万 ~ 1.2 万名海豹畸形儿的出生，成为人类历史上的一个悲剧，究其原因是因为反应停在上市之前没有做严格的临床试验。

致畸因素越来越受到人们的关注，现在能确证对人类有致畸作用的因素包括四类：①辐射：如放射性治疗、放射性碘和原子武器等。②感染：如疱疹病毒、梅毒螺旋体和巨细胞病毒等。③母体损伤和代谢失衡：如叶酸缺乏、酒精中毒和糖尿病等。④药物和环境化学物：己烯雌酚、四环素和环磷酰胺等。

（四） 对免疫功能的影响

环境污染物对机体免疫功能的影响主要表现为三种类型：①产生抑制作用：某些环境污染物可使机体免疫反应的某一个或多个环节发生障碍而产生免疫抑制作用。②引起变态反应：某些环境污染物进入机体可与组织蛋白结合形成抗原，机体受抗原作用后，产生抗体或致敏淋巴细胞，使机体处于致敏状态，如再次接触同一抗原则引起变态反应。环境污染物引起的变态反应可有Ⅰ～Ⅳ四种类型。③引起自身免疫反应：某些环境污染物可使机体对自身成分产生免疫反应而损害自身组织器官。

（五） 对内分泌功能的影响

环境内分泌干扰物是指通过干扰生物或人体内保持自身平衡和调节发育过程天然激素的合成、分泌、运输、结合、反应和代谢等过程，导致生物或人体的生殖、神经和免疫系统等功能受到影响的外源性化学物质，又可称为内分泌干扰化学物。例如，多氯联苯、四乙基铅和双酚A等。

目前认为环境内分泌干扰物与生殖障碍、出生缺陷、发育异常、代谢紊乱以及某些癌症（如睾丸癌、前列腺癌、乳腺癌等）的发生发展有关。例如，研究发现多囊卵巢综合征患者体内双酚A浓度高于对照组。

四、环境污染的控制

进入21世纪以来，环境污染问题日趋严重。当务之急需要政府、地方政府和全民积极参与，采取组织措施、规划措施和技术措施相结合的防治体系，为防止环境污染和破坏，促进自然环境同人文环境、经济环境共同平衡可持续发展而努力。

（一） 组织措施

1. 健全环境保护的法律、法规和标准　环境保护是我国的一项基本国策。国家制定和颁布了一系列环境保护的法律、法规和标准，以保证这一基本国策的贯彻执行。《中华人民共和国环境保护法》是中国环境保护的基本法律，其他法律、法规与标准参考国家相关官方网站。

2. 加强卫生监督和卫生管理　依据环境保护的相关法律、法规和标准，卫生部门和其他相关部门应密切合作，积极开展预防性卫生监督和经常性卫生监督，使管辖的地区各项环境工作达标。

（二） 规划措施

1. 生态规划　在综合分析各种土地利用的"生态适宜度"的基础上，制定各地区的土地利用规划。制定的过程中不仅考虑经济因素，还需考虑当地的地理系统、生态系统和社会经济系统。

2. 污染综合防治规划 主要规划在生产和生活中控制和防范环境污染的措施、预测和办法。根据范围和性质不同可分为区域污染综合防治规划和部门污染综合防治规划。

3. 自然保护规划 主要保护生物资源和其他可更新资源，文物古迹、有特殊价值的水源地和地貌景观等也属于保护范围。

4. 环境科学技术发展规划 主要内容包括为实现上述环境规划所需的科学技术研究、发展环境科学体系所需要的基础理论研究、环境管理现代化的研究、环境保护产业发展研究及循环经济发展模式研究。

（三） 技术措施

1. 清洁生产 清洁生产是指不断采取改进设计，使用清洁的能源和原料，采用先进的工艺技术与设备，改善管理，综合利用等措施，从源头消减污染，提高资源利用效率，减少或者避免生产服务和产品使用过程中污染物的产生和排放，以减轻或者消除对人类健康和环境的危害。这是一种新的创造性理念。

2. 节约和高效利用资源 应树立节约优先理念、集约利用理念、循环发展理念、市场配置理念和创新引领理念。最终目的是从源头上减少生产、流通、仓储和消费各环节能源资源消耗和废弃物产生。

3. 废弃物的处理 在生产建设、日常生活和其他社会活动中产生的，在一定时间和空间范围内基本或者完全失去使用价值，无法回收和利用的排放物被称为废弃物。例如，残次品、炉渣和破损器皿等。其分类方法很多，常用的分类方法是按来源分为矿业废物、工业废物、城市垃圾、农业废物和放射性废物等。对废弃物的处理应按照类别不同针对性采取方法处理，同时还需借鉴国外先进技术。

五、中医环境与健康

中医在研究环境与健康时强调和谐观，认为"和"是中国传统文化哲学的核心理念和根本精神。"和"本身包含"谐"的意思，"和谐"以"和"为中心，"和"有相应、协调、和合、和顺等诸多意义。中医的和谐观认为人与环境之间是一个和合、协调的整体，人与自然、人与社会都应保持协调。

（一） 人与自然的和谐

中国古代哲学认为世界由一元之气构成，受阴阳、五行法则支配，人与自然之间息息相通。《素问·阴阳应象大论》提出："天有四时五行，以生长收藏，以生寒暑燥湿风。人有五脏化五气，以生喜怒悲忧恐。"说明人与四季在五行规律作用下，肝应春、心应夏、脾应长夏、肺应秋、肾应冬，与自然形成一个相互联系的整体。一旦这种和谐被打破，人的健康就会受到损害。

（二） 人与社会的和谐

唯物主义哲学认为，人除了具有自然性外，社会性更是其根本属性，人与社会是密不可分的整体。只有维护和营造出良好的社会环境，才能保证生命的正常延续；反之，就会损害健康。《素问·疏五过论》提出："故贵脱势，虽不中邪，精神内伤，身必败亡。始富后贫，虽不伤邪，皮焦筋屈，痿躄为挛。"体现出由于社会地位的剧烈变化而使人心志凄怆，情怀悒郁导致患慢性虚损性疾病。

第三节　环境污染与公共卫生

公共卫生是关系到国家和地区人民大众健康的公共事业。公共卫生具体包括对重大疾病尤其是传染病的预防、监测和治疗，对食品、公共环境卫生的监督和管理以及相关的健康教育、免疫接种、卫生宣传等。环境污染日趋严重的今天，其引起的公共卫生问题受到国家政府和人民大众的高度重视。

一、环境污染引起的公共卫生问题

2014 年 12 月我国制定的《国家突发环境事件应急预案》对突发环境事件做了新的表述。突发环境事件（environmental emergency accident）是指由于污染物排放、自然灾害和生产安全事故等因素，导致有毒有害污染物质进入大气、水体、土壤等环境介质，突然造成或可能造成环境质量下降，危害公众身体健康和财产安全，或造成生态环境破坏、重大社会影响，需要采取紧急措施予以应对的事件，主要包括大气污染、水体污染、土壤污染等突发环境污染事件和辐射污染事件。突发环境事件不仅可以造成环境污染，而且还可带来一系列公共卫生问题。

（一）　生态环境损害

生态环境（ecological environment）是指由生态系统所组成的自然环境。环境污染势必会破坏生态环境。中国目前面临的生态问题是自然环境先天脆弱；水土流失严重荒漠化扩大；水资源紧缺、污染严重；森林覆盖率低；天然林生态系统和野生动植物面临危机和气温呈上升趋势。

（二）　饮水与食品安全问题

水体污染和土壤污染带来的饮水安全问题和食品安全问题是全面建设小康社会的重大问题，涉及人们的健康和生命的安全。例如，2017 年 5 月，陕西省宁强县汉中锌业铜矿排污致嘉陵江四川广元段铊污染，西湾水厂饮用水水源地水质铊浓度超标 4.6 倍。2019 年 7 月 3 日，甘肃省金昌市金川区农业农村局接到群众举报，反映双湾镇营盘村种植户马某某每晚向田地浇水时喷洒甲拌磷（俗称"3911"）；经调查，在其所种植的洋葱地块内违法使用了甲拌磷农药。

（三）　巨大的疾病负担

环境污染对人群健康的危害既可以引起急性刺激作用、急性中毒和死亡，也可以引起慢性、潜在性健康危害，同时也会对人群心理造成不良影响。例如，2003 年"9·11事件"距今已经过去十几年，"世贸中心健康计划"2014~2015 年报显示，男性消防员癌症病例显著增加，救援人员前列腺和甲状腺癌高发，1/3 成年人需要 10~11 年精神健康恢复，救援人员患胃食道逆流疾病及鼻窦炎、发生创伤后应激障碍（PTSD）和抑郁症的风险分别增加 4 倍、7 倍和 2 倍。

（四） 严重的经济损失

环境污染问题不仅影响到人类的身体健康，还影响到我国经济的发展，带来严重的经济损失。研究显示，上海市 2016 年水环境污染带来的经济损失约为 540 亿元，占当年全市 GDP 的比例约为 1.97%，经济损失比 1998~2005 年有所上升，占 GDP 的比例明显上升。

二、环境卫生的公共卫生策略

为了避免环境卫生事件引起的公共卫生问题的发生，地方各级人民政府和有关职能部门应该采取相应的策略与措施，做好监督管理和应急预案。

（一） 坚持预防为主原则

依据"三级预防"思想开展预防工作。采取各种措施消除导致环境污染事件发生的危险因素，提高应对能力，属于一级预防。完善监测机制，做好人力、物力和技术方面的支持应对环境污染事件的发生，以便做到早发现、早处理、并最大限度减少损失等，属于二级预防。

（二） 建立有效的预警系统

充分利用现代科学技术，建立有效的网络预警机制，在公共卫生问题出现时第一时间向社会大众和有关部门进行通报。

（三） 政府和相关部门通力合作

环境污染事件发生时，政府和相关部门通力合作有条不紊地开展各项工作，并能在最短时间内调动所需的人力、物资和信息等。

（四） 切实做好保障工作

地方各级人民政府及有关单位应做好资金保障、装备与物资保障、通讯与运输保障以及人力资源保障。

（五） 加强监督管理工作

各职能部门依照国家相关法律、法规和条例等做好监督管理工作，预防环境污染事件发生的同时对于已经发生的环境污染事件做好后续评估、整改和追责等工作。

（六） 加强应急管理科学研究

目前，我国努力加强政府应急能力定量研究，并考虑建立以风险为基础的综合安全管理配套制度设计。在发挥我国应急管理体系的特色和优势的同时，借鉴国外应急管理有益做法，积极推进我国应急管理体系和能力现代化。

第二章　　生活环境因素与健康　▷▷▷▷

生活环境（living environment）是指与人类生活密切相关的各种自然环境、人为环境和社会环境的总体，共同作用于人类，影响机体健康。其中，空气、水和土壤是构成生活环境的基本要素，是人类赖以生存的自然环境；住宅环境是与人类健康息息相关的人为环境。当自然或人为因素影响下生活环境发生改变和破坏时，可导致空气、水、土壤和住宅环境受到污染，引起急慢性中毒、公害病、生物地球化学性疾病和癌症等多种疾病。

第一节　大气污染与健康

大气圈（atmosphere）是指地球表面包围很厚的并受引力作用随地球旋转的空气层，其厚度为 2000km 以上，没有明显的上界。因为大气的物理化学性状随高度不同而有很大变化，所以可按气温的垂直变化特点将大气圈分为五层，分别是对流层、平流层、中间层、热成层和逸散层。对流层的温度随高度而递减，有利于大气污染物的扩散。但是该层出现大气温度随高度升高而上升即逆温现象时，不利于大气污染物的扩散。另外，风雨雷电等气象现象发生在此层，排入大气的污染物绝大多数集中在此层，因此对流层与人类生命活动的关系最为密切。自然状态下的空气是由混合气体即干洁空气、水汽和气溶胶组成。干洁空气无色、无臭和无味，约占大气总体积的 99.97%，其中氮、氧、氩三种组分占干洁空气总量的 99.96%，此外还有二氧化碳、氢、氖、氦、氙等气体。水汽即大气中的水蒸气，在大气中的含量变化较大。大气中气溶胶是液态或固态微粒在空气中的悬浮体系，烟、雾和粉尘是常见的气溶胶。

一、大气的物理性状

大气物理性状主要包括与人类健康关系密切的太阳辐射、空气离子化和气象因素等。

（一）太阳辐射

太阳辐射（solar radiation）是指太阳向宇宙空间发射的电磁波和粒子流，是地球光和热的源泉。一般仅有 40% 左右的能量到达地面。太阳辐射光谱按其波长由短到长分为紫外线、可见光和红外线。

1. 紫外线　紫外线（ultraviolet radiation，UV）依据波长可分为三段：A 段（UV-

A) 波长 320~400nm, 称为长波紫外线; B 段 (UV-B) 波长 290~320nm, 称为中波紫外线; C 段 (UV-C) 波长 200~290nm, 称为短波紫外线。全部长波紫外线和约 10%中波紫外线可穿透大气层到达地表, 而全部短波紫外线和 90%或以上中波紫外线被臭氧层吸收, 不能到达地表。

适量的紫外线照射对机体是有益的, 其生物学效应表现为: ①色素沉着作用: A 段紫外线可使人皮肤细胞中的黑色素原通过氧化酶作用, 转变成黑色素沉着于皮肤细胞中, 这是机体对紫外线的一种防御性反应。②红斑作用: B 段紫外线照射皮肤后, 其局部出现潮红现象。③抗佝偻病作用: 皮肤和皮下组织中的麦角固醇和 7-脱氢胆固醇在 B 段紫外线作用下形成维生素 D_2 和维生素 D_3, 在体内经过肝肾转化变成具有活性的维生素 D_2 和维生素 D_3, 可维持人体的正常钙磷代谢和骨骼生长发育。④杀菌作用: C 段紫外线特有的作用。⑤其他作用: A 段紫外线具有免疫增强作用, 提高机体抗感染能力。紫外线还可加速酶促反应, 使血液中红细胞和白细胞数目增多, 有助于创伤愈合。紫外线还可兴奋交感神经系统。

紫外线对机体的影响是相对的, 过量的紫外线照射可对机体造成伤害, 可引起白内障、电光性眼炎、光感性皮炎, 甚至皮肤癌等疾病。

2. 可见光 可见光 (visible light) 波长范围为 400~760nm, 是通过视觉器官改变人体的紧张和觉醒状态, 使机体的代谢、体温、脉搏、睡眠和觉醒等生理现象发生规律性变化。因此适宜的照度可提高视觉和代谢能力、情绪和劳动效率, 并能平衡兴奋和镇静作用。光线弱可引起视觉器官过度紧张与疲劳, 可导致近视发生。

3. 红外线 红外线 (infrared radiation) 波长范围为 760nm~1mm, 其对机体的作用主要是热效应。机体在红外线照射下, 组织温度升高, 毛细血管扩张, 血流加快, 物质代谢增强, 组织细胞活力及再生能力提高, 具有消炎和镇痛作用, 在临床中可用于治疗冻伤、慢性皮肤疾病和神经痛等。过量照射则可引起视网膜灼伤、白内障、皮肤烧伤、热射病和日射病等。

(二) 空气离子化

一般情况下, 空气中的气体分子呈中性。但在某些外界因素例如雷电、瀑布、喷泉、海浪冲击下或宇宙射线、紫外线等照射下, 空气中气体分子的外层电子逸出而形成带正电荷的阳离子 (正离子), 游离的电子与另一个中性分子结合形成阴离子 (负离子)。这种能使空气中性分子形成正、负离子的过程称为空气离子化。这些阳离子或阴离子一部分互相中和, 又形成中性气体分子。一部分可与周围 10~15 个中性分子吸附到一起, 形成轻阳离子 (n^+) 或轻阴离子 (n^-)。一部分轻离子又与空气中的烟雾、灰尘等结合, 形成重阳离子 (N^+) 或重阴离子 (N^-)。空气中离子浓度和重、轻离子的比例可作为衡量空气清洁程度的指标。我国要求清洁空气中负离子数目在每立方厘米 10^3 个以上, 重、轻离子之比<50。研究发现, 空气中的阴离子能对机体产生镇静、催眠、止痒、镇痛、消除疲劳、增加食欲、降低血压、集中注意力和提高工作效率等作用, 而阳离子的作用与此相反。

（三） 气象因素

气象因素（meteorological factor）是指气温、气湿、气流和气压等。其对机体的冷热感觉、体温调节、心血管功能、神经系统功能、免疫功能、新陈代谢等多种生理活动起着综合调节作用。有研究显示：心脑血管疾病发病与日平均气压、平均气温、最低气温、水汽压、降水量、日照时数等气象因素都存在相关性。除此之外，气象因素对大气中污染物的扩散也具有重要影响。

二、大气污染及其对健康的危害

大气污染（atmospheric pollution）是指由于人类活动或自然原因导致某些污染物进入大气，超过大气自净能力，致使其质量恶化，对人类健康造成直接、间接或潜在不良影响的空气状况。引起大气污染的各种有害物质被称为大气污染物（atmospheric pollutant）。大气污染的来源较多，依据其成因可分为自然污染和人为污染，在此主要介绍人为污染的来源。

（一） 大气污染的来源

1. 工农业生产　燃料的燃烧和工业生产过程是工业企业排放污染物的主要来源。例如，煤炭的主要成分是碳，并含有氢、氧、氮、硫和金属化合物，燃烧时会产生一氧化碳、二氧化碳、二氧化硫、氮氧化物和有机化合物等。农业生产中农药的喷洒、化肥的施用以及秸秆的燃烧均会造成大气污染。

2. 生活炉灶和采暖锅炉　生活炉灶常用的燃料是天然气、液化石油气、煤气和煤，采暖锅炉常用的燃料是煤和石油产品，这些燃料燃烧的产物均都对大气造成污染。

3. 交通运输　交通工具常用的燃料是汽油和柴油，燃料燃烧后产生大量的一氧化碳、氮氧化物和多环芳烃等有害物质。

4. 其他　例如，地面沉积的尘土和垃圾可被大风刮起，形成二次污染。水体和土壤中具有挥发性的化合物可进入大气。一些意外事故释放毒物也可污染大气。

（二） 大气污染物的种类

大气污染物按其属性可分为物理性污染物（如电离辐射、非电离辐射和噪声等）、化学性污染物和生物性污染物（如结核杆菌、新冠病毒和植物花粉等）；按其在大气中存在的状态可分为气态污染物（如 SO_2、NO_2 和 CO 等）和气溶胶污染物（如 PM10、PM2.5 和 PM0.1 等）。

（三） 大气污染对健康的危害

1. 大气污染对健康的直接危害

（1）急性危害　大气污染物在短期内浓度急剧增高，可导致周围人群发生急性中毒。按其形成原因可分为烟雾事件和生产事故。

①烟雾事件：根据烟雾事件形成原因可分为煤烟型烟雾事件和光化学型烟雾事件。

煤烟型烟雾事件的发生主要是由于燃煤产生大量的颗粒物和SO_2，在不良气象条件下不能得到很好地扩散而引起。典型事件是1952年12月发生在伦敦的煤烟型烟雾事件。当时气温在零下3~4℃之间，很多地区被浓雾笼罩，空气静止，导致大气中污染物浓度不断增高，烟尘和SO_2最高浓度分别为平时的10倍和6倍，最先受累的是正准备展出的一群获奖的牛，与此同时，数千市民出现呼吸系统症状，导致第一周内死亡人数比同期多2851人。

光化学型烟雾事件的发生是由于汽车尾气中的NO_X和挥发性有机物在强烈日光紫外线照射下，经过一系列的光化学反应产生的刺激性很强的浅蓝色烟雾所致，其主要成分是臭氧、醛类和过氧酰基硝酸酯，这些通称为光化学氧化剂。典型事件是1955年9月发生在洛杉矶的光化学烟雾事件。当时气温高达37.8℃，风速很低，湿度较低，紫外线强烈，导致哮喘和支气管炎流行，因呼吸系统衰竭死亡的65岁以上的老人达400多人。

②生产事故：生产事故引起的急性危害时有发生，典型事件有印度博帕尔毒气泄漏事件、切尔诺贝利核电站爆炸事件和我国天津港"8.12"火灾爆炸事件。

印度博帕尔毒气泄漏事件发生在1984年12月2日深夜和3日凌晨。由于工厂设备年久失修，该厂的一个储料罐进水，罐中的化学原料发生剧烈的化学反应导致储料罐爆炸，41吨异氰酸甲酯泄漏到居民区，酿成迄今世界最大的化学污染事件。该事件造成2.5万人直接死亡，55万人间接死亡，另外20多万人永久残疾。现在当地居民的儿童夭折率和患癌率仍然远比其他地区高。

（2）慢性危害 长期低剂量吸入大气污染物可引起机体慢性危害：①影响呼吸系统功能：大气中SO_2、NO_2和颗粒物等可长期反复作用于机体引起眼结膜炎、咽炎、喉炎和气管炎等，严重可患慢性阻塞性肺疾病。②降低机体免疫力：研究资料显示，在大气污染严重地区，居民唾液溶菌酶的含量明显下降，血清中的其他免疫指标也有所下降。③引起变态反应：有报道指出，大气污染越严重地区儿童患过敏性病症的概率越高。日本四日市哮喘事件是大气污染物引发机体变态反应性疾病的典型案例。④引起慢性中毒：大气中含有铅、氟和砷等污染物质，长期吸入可导致机体慢性中毒。⑤引起心血管疾病：一些研究者探寻PM2.5对心血管疾病的影响，发现2013年中国PM2.5污染造成14.98万人死于心血管疾病。⑥引起肺癌：日本研究不同大气污染物对63520位居民的健康影响，揭示出PM2.5、SO_2和NO_2浓度增加均会导致居民死于肺癌人数显著上升。

2. 大气污染对健康的间接危害 大气污染对健康的间接危害主要是产生温室效应、形成酸雨、破坏平流层中的臭氧层和形成大气棕色云团。

第二节 住宅卫生

住宅（residential building）是人们为了充分利用自然环境和人为环境因素中的有利作用和防止其不良影响而创造的生活居住环境。住宅卫生的优劣直接影响到居民健康、人均寿命和儿童生长发育等健康问题。

一、住宅的卫生要求

建立良好的住宅环境需满足下列各项基本卫生要求：

1. 住宅组成和平面配置合理 住宅结构上应包括主室和辅室，各房间配置合理。卧室、客厅和书房应与厨房、贮藏室充分隔开，两个卧室之间也要充分隔开，卧室应该配置在最好的朝向，卧室、客厅、书房和厨房应该有直接采光，厨房和卫生间应该有良好的通风。

2. 小气候适宜 小气候是指小范围区域或建筑物内的气候，又可称为微小气候。室内需有适宜的小气候，冬暖夏凉，干燥，不潮湿，有通风、采暖和隔热等设备。

3. 采光照明良好 白天可以充分利用阳光采光，夜晚使用人工照明适当。

4. 空气清洁卫生 应尽量避免室内外各种污染源对室内空气的污染。

5. 环境安静整洁 创造良好的睡眠、学习和工作环境。

6. 卫生设施齐全 要有上、下水道和其他卫生设施，以保持室内环境卫生清洁。

7. 防止疾病传播 安装有防止动物、昆虫、兽类侵扰和隔离病原体传播的设施。

二、室内空气污染与健康

人的一生中有 2/3 以上的时间是在室内度过，因此室内环境质量直接影响到人们的生活起居、学习、工作和娱乐。室内空气污染是指由于室内从外环境引入或室内通风不畅导致空气中对人体健康有危害的物质浓度和（或）种类不断增加，超过国家标准，对人体健康产生直接或间接、近期或远期、或潜在的有害影响。室内空气污染物种类繁多，成分复杂，其来源多样。

（一）室内空气污染的来源

依据污染物进入室内的途径和形成的原因，将室内空气主要污染源分为室内来源和室外来源。

1. 室内来源

（1）燃料燃烧 烹调加热时室内常用燃料主要是天然气、液化石油气、煤气和煤。由于燃料成分和燃烧条件不同，燃烧产物种类较多，主要有 SO_2、CO_2、CO、NO_X、多环芳烃以及颗粒物等。烹调时食用油和食物在高温条件下，会散发出烟雾，可产生 200 多种化学物质，例如丙烯醛、酮、烃、脂肪酸、醇等。

（2）人类活动 主要是人体排出的代谢产物，例如氨、二甲胺、二乙醇、丁烷和丙酮等。人们在室内走路或其他行为可使地面或墙壁灰尘污染室内空气。吸烟更是引起室内污染的主要来源，烟草燃烧产生的烟气成分有 3000 多种，主要成分有尼古丁、多环芳烃、甲醛、氮氧化物和亚硝胺等，其中具有致癌作用的有 40 多种。

（3）建筑材料和装饰材料 建筑材料是指用于建筑物的承重和建造围护结构的材料，主要有水泥、混凝土和钢筋等。装饰材料是指用于建筑材料表面起防护或美化效果的材料，主要有油漆、陶瓷、石膏和涂料等。建筑装饰材料中可释放出挥发性有机化合物（VOCs），如苯、甲苯、三氯乙烯和三氯甲烷等；同时还可释放出放射性元素，如氡及其子体。

（4）生物性污染　人们在室内可通过谈话、咳嗽、打喷嚏等方式将病原体带入室内，如流感病毒、结核杆菌和链球菌等。宠物皮毛、花粉、尘螨和真菌孢子等可成为室内生物性变应原的来源。

（5）家用电器　室内常用的家用电器是电视机、冰箱、空调、洗衣机和微波炉等。由此产生的噪声和电磁辐射污染已引起国内外学者的关注。

（6）家用化学品　家庭日常生活和居住环境中使用的化学品称为家用化学品。常用的家用化学品有化妆品、洗涤用品、消毒剂和黏合剂等。这些家用化学品中含有的重金属、表面活性剂、雌激素和其他有机物可对机体健康产生损害。

2. 室外来源

（1）室外空气　大气污染物可以通过自然通风或机械通风系统进入到室内空气中，例如 NO_x、SO_2、CO、铅和颗粒物等。

（2）人为带入　人们每天进出房屋，可将室外或工作环境中的污染物带入室内，例如大气颗粒物和工作环境中的粉尘、农药和重金属等。

（3）相邻住宅污染　某些污染物可经邻居家窗户或排烟道途径进入室内，例如 CO、磷化氢等。

（4）生活用水污染　受到生物性污染物或化学污染物污染的生活用水，通过淋浴器、空调机和喷雾设备等进入室内，例如军团菌、机油和苯等。

（二）室内空气主要污染物对健康的影响

室内空气污染物种类繁多，按照其属性可分为化学性、物理性、生物性和放射性四类污染物。下面介绍几类常见的室内污染物对健康的影响。

1. 二氧化碳　正常空气中二氧化碳含量为 $0.03\% \sim 0.04\%$。当室内二氧化碳浓度逐渐增加达到 0.1% 时，个别敏感者出现不适症状；达 4% 时人们可出现头晕、头痛、眼花和耳鸣等症状；达 $8\% \sim 10\%$ 时人们出现呼吸困难、脉搏加快、全身无力和肌肉抽搐等症状；达 30% 时可致人死亡。引起死亡的主要原因是随着二氧化碳浓度的增加，室内氧气的含量逐渐减少。

2. 燃烧产物　由于燃烧产物种类多，因此对机体的危害是多方面的：①燃料中杂质的污染，如含氟较高的煤燃烧后，可使室内空气中氟含量超标，引起氟中毒；②燃料燃烧过程中的产物，如 SO_2、NO_x、CO 和多环芳烃等，可引起机体上呼吸道刺激症状和下呼吸道炎症反应，导致肺通气功能下降和肺泡换气功能障碍，甚至患肺癌；③烟草燃烧产物可引起机体多系统健康损害，也可导致患肺癌、咽喉癌、口腔癌、食管癌等多种恶性肿瘤。

3. 烹调油烟　烹调油烟是一种混合污染物，其主要损害机体的呼吸系统、免疫系统和血液系统，可引起鼻炎、咽炎、气管炎、免疫功能降低和心脑血管疾病等，同时具有遗传毒性，是肺鳞癌和肺腺癌的危险因素。

4. 甲醛 甲醛是一种可挥发的有机化合物，对机体健康的危害主要表现为：①刺激作用：空气中甲醛浓度超过 0.15mg/m³ 时，机体出现眼结膜和呼吸道黏膜刺激作用，症状为眼红、流泪、咳嗽和气喘等。②致敏作用：皮肤接触甲醛可引起过敏性皮炎、色斑和坏死，吸入高浓度时可诱发支气管哮喘。③致癌和促癌作用：高浓度甲醛是一种基因毒性物质，可引起基因突变和染色体畸变。2004 年 IARC 将甲醛列为 1 类人类致癌物，认为甲醛对人体有致鼻咽癌、白血病的作用。④其他：长期接触甲醛，可引起神经系统症状，如头痛、头晕、乏力和两侧不对称感觉障碍等。有的还可引起肝脏功能、免疫功能、生殖功能异常，如急性中毒性肝炎、新生儿体质降低和女性月经紊乱等。

5. 病原微生物 室内病原微生物主要通过空气或水传播疾病，例如流感病毒引起的流行性感冒、结核杆菌引起的结核病和麻疹病毒引起的麻疹。在此主要介绍军团菌和尘螨对机体的健康影响。

（1）**军团菌病** 1976 年美国费城召开退伍军人大会，与会者暴发了一种主要症状为发热、咳嗽和肺炎的疾病，从病变组织分离出一种革兰阴性杆菌，将该病菌命名为嗜肺军团菌，引起的疾病命名为军团病。军团菌主要存在于人工水环境中，如冷热水管道系统、空气加湿器、空调冷却水和淋浴水等。军团病临床表现主要包括军团菌肺炎和庞蒂亚克热两种类型。前者主要表现为肺部感染为主的全身多脏器损害，重症病例可发生心、肝、肾功能损害，甚至功能衰竭而死亡，同时迁延并发肺脓肿等。后者是一种发病急并具有自限性的流感样疾病，呼吸道症状不严重，多数患者仅轻度干咳和胸痛，个别有腹泻和神经系统表现，无肺炎表现，预后较好，无死亡。

（2）**尘螨** 尘螨属于节肢动物，是螨虫的一种，温度 20~30℃，湿度 75%~85% RH 时，适合尘螨生长，其主要孳生于卧室内的枕头、被褥、软垫和家具中。尘螨具有强烈的变态反应原性，可通过空气传播进入机体，可导致机体发生严重的过敏反应，如过敏性哮喘、过敏性鼻炎、特应性皮炎和荨麻疹等。

6. 氡及其子体 氡是天然存在的放射性惰性气体。在自然界中有四种同位素，分别是 ^{222}Rn、^{220}Rn、^{219}Rn 和 ^{218}Rn，其中将 ^{222}Rn 简称为氡。氡衰变产生的 ^{218}Po、^{214}Pb、^{214}Bi 和 ^{214}Po 被称为短寿命子体，产生的 ^{210}Po、^{210}Pb 和 ^{210}Bi 被称为长寿命子体。室内氡来源于土壤地基和建筑材料，对机体的健康危害主要是引起肺癌。

第三节 饮水卫生与健康

一、水的卫生学意义

水是生命之源，是所有生物的结构组成和生命活动的主要物质基础，具有介质、运输、调节体温和润滑功能。成人每日生理需水量为 2.5~3L，其中饮水摄入量占 1/2。

地球总储水量为 $1.38×10^{10}$ 亿立方米，其中淡水总量为 $3.5×10^8$ 亿立方米，占总储水量的 2.53%。淡水资源中除去不易开发的部分，剩余与人类生活生产密切相关的淡水资源包括江河水、湖泊水和浅层地下水。这些淡水资源只占淡水总量的 0.34%。我国淡水

资源总量为 2.8×10^4 亿立方米，名列世界第四位。但是我国的人均水资源量只有 $2300m^3$，仅为世界平均水平的 1/4。除此之外，我国淡水资源面临地区分布不均匀、污染较严重和部分地区利用水资源技术条件跟不上等问题。

二、饮用水的卫生要求与水质标准

（一）生活饮用水的卫生要求

生活饮用水是指供人生活的饮水和生活用水。其卫生要求要满足以下四项：①水中不得含有病原微生物和寄生虫卵，即流行病学上是安全的；②水中所含化学物质和放射性物质不得危害人体健康，即不对人体造成急慢性中毒和远期危害；③水的感官性状良好，透明、无色、无异味和异臭，无肉眼可见物；④水经消毒处理后符合出厂水消毒剂限值以及出厂水和管网末梢水消毒剂余量要求。

（二）生活饮用水水质标准

2006 年 12 月国家颁布《生活饮用水卫生标准》（GB5749-2006）。该标准共包括 106 项指标，其中常规指标 42 项，非常规指标 64 项。常规指标是能反映生活饮用水水质基本状况的指标，包括微生物指标（4 项）、毒理指标（15 项）、感官性状和一般化学指标（17 项）、放射性指标（2 项）和消毒剂指标（4 项）。非常规指标是根据地区、时间或特殊情况需要的生活饮用水水质指标，包括微生物指标（2 项）、毒理指标（59 项）、感官性状和一般化学指标（3 项）。微生物指标是为了保证水质流行病学安全，毒理指标和放射性指标是为了保证水质对机体健康不产生毒害作用，感官性状和一般化学指标是为了保证水质感官性状良好。

该标准自 2007 年 7 月 1 日起实施。常规指标必须达标，非常规指标实施项目和日期由省级人民政府根据当地实际情况确定。全部指标已于 2012 年 7 月 1 日起全面实施。

三、饮用水安全的卫生学措施

（一）水源选择及卫生防护

1. 水源选择原则 水源选择是保证居民生活饮用水安全卫生的措施之一。城市集中式供水水源可选自地表水和地下水，选择时需综合考虑以下四项原则。

（1）水量充足 选择水源时，水量应能满足城镇或居民点的总用水量，同时还要考虑近期和远期的发展。可通过水文学和水文地质学的调查勘探获知水源水量。

（2）水质良好 ①选用地下水作为饮用水水源时，应符合《地下水质量标准》（GB/T14848-2017）要求，选用地表水作为饮用水水源时，应符合《地表水环境质量标准》（GB3838-2002）要求。②水源水放射性指标中总 α 放射性限值为 0.5Bq/L，总 β 放射性限值为 1 Bq/L。③选择水源时，应特别注意地方性氟中毒和地方性砷中毒地区，尽量选择低氟水和低砷水。④如果水源水质不符合标准要求，但限于条件需要利用，需保证水源水质超标项目经过自来水厂净化处理后，达到标准要求。

（3）便于防护 为了保证水源不受到工业废水、生活污水和生活垃圾等污染，选择水源时宜优先选用地下水，如选用地表水，应将取水点设在城镇和工矿企业的上游。

（4）技术和经济上合理可行 选择水源时，除考虑以上条件之外，还需进一步分析取水、输水和净化处理等技术条件是否具备，考虑建设和管理维护费用最小的方案。

2. 水源卫生防护 根据《饮用水水源保护区划分技术规范》（HJ/T338-2007）和《饮用水水源保护区污染防治管理规定》（2010年12月22日修正版）将饮用水水源分为地表水源和地下水源，并将水源保护区划分为一级保护区、二级保护区和准保护区，各级保护区应有明确的地理界线，同时按照不同防护规定执行。

（二）水的净化和消毒

一般情况下，饮用水水源由于含有不同程度的杂质、细菌和病毒等，不能完全满足生活饮用水卫生标准要求，因此需要经过净化和消毒等处理后才能饮用。饮用水的常规净化过程为混凝沉淀（或澄清）-过滤-消毒。混凝沉淀和过滤的目的是去除水中悬浮物质、胶体物质以及部分病原微生物，消毒的目的是杀灭水中病原微生物，保证流行病学上安全，防止介水传染病的发生与流行。

1. 混凝沉淀 天然水中通常含有各种悬浮物质和胶体物质，其中某些悬浮物质可由于自身重力作用而下沉，使水浑浊度降低，称为自然沉淀。混凝沉淀是指天然水中的细小悬浮物质，尤其是胶体物质，难以靠自身重力作用沉淀，需加入适当的混凝剂才能将细微颗粒物质凝聚成较大颗粒而沉淀。

混凝剂种类不少于300种，按其化学成分可分为无机混凝剂和有机混凝剂。无机混凝剂中常用的是铝盐（硫酸铝、明矾和聚合氯化铝）、铁盐（三氯化铁、硫酸亚铁和聚合硫酸铁）。有机混凝剂包括天然高分子混凝剂（动物胶、淀粉和甲壳素等）和人工合成高分子混凝剂（聚丙烯酰胺），常用的是聚丙烯酰胺。由于每一种混凝剂都有其优点和缺点，因此可依据水源水质情况选择适当的混凝剂。并且为了改善混凝条件，可添加助凝剂，例如当原水碱度不足时可投加石灰或碳酸氢钠等。

2. 过滤 过滤是指以石英砂等具有孔隙的粒状滤料层截留水中悬浮杂质和微生物等，从而使水澄清的工艺过程。过滤后的水质浊度达到生活饮用水水质标准要求，大部分病原体被去除，残留的微生物失去悬浮物质的保护作用，为滤后消毒奠定基础。

3. 消毒 消毒是指用物理和化学方法杀灭水中病原体，以防止疾病传染，维护人群健康。物理消毒法包括煮沸消毒、紫外线消毒和超声波消毒等。化学消毒法包括氯化消毒、二氧化氯消毒和臭氧消毒等。目前我国常用的消毒方法是氯化消毒、紫外线消毒和臭氧消毒。

（1）氯化消毒 氯化消毒是指用氯或氯制剂进行饮用水消毒的一种方法，其中氯制剂主要有液氯、次氯酸钠、漂白粉［Ca（OCl）Cl］、漂白粉精［Ca（OCl）$_2$］和有机氯制剂等。含氯化合物分子团中氯的价数大于-1者称为有效率，具有杀菌能力。

氯或氯制剂溶于水后，能生成次氯酸（HOCl）。氯化消毒中起到杀菌作用的主要物质就是次氯酸，其作用机制是由于次氯酸体积小，电荷中性，易于穿过细胞壁；同时，它又是一种强氧化剂，能损害细胞膜，使细胞内蛋白质、RNA 和 DNA 等物质释出，并影响多种酶系统，从而使细菌死亡。氯对病毒的作用，在于对核酸的致死性损害。

当水中含有一定量氨氮时，氯或氯制剂加入水中除生成 HOCl 外，还会生成一氯胺（NH_2Cl）和二氯胺（$NHCl_2$）。氯胺是弱氧化剂，杀菌作用没有 HOCl 强，需要较高的浓度和较长的接触时间。

（2）紫外线消毒　短波紫外线具有杀菌作用，特别是波长 254nm 的紫外线杀菌作用最强。其作用机制是能够破坏微生物体内 DNA 或 RNA 的分子结构，造成生长性细胞死亡和（或）再生性细胞死亡，达到杀菌的效果。

（3）臭氧消毒　臭氧是一种强氧化剂，灭菌过程属于生物化学氧化反应。其作用机制是臭氧能氧化分解细菌内部葡萄糖所需的酶，使细菌灭活死亡，也可透过细胞膜进入细胞内，作用于外膜的脂蛋白和内部的脂多糖，使细菌发生通透性畸变而溶解死亡，还可直接与细菌、病毒作用，破坏其 DNA 或 RNA，使新陈代谢受到破坏，导致细菌、病毒死亡。

第四节　土壤与健康

土壤是人类赖以生存和发展的物质基础，是联系有机界和无机界的重要环节，是结合环境各要素的枢纽，是陆地生态系统的核心及食物链的首端，又是较多有害废弃物容纳和处理的场所。土壤一旦受到污染，可通过食物链和食物网危害牲畜以及人类健康。

一、土壤的卫生意义

土壤（soil）是地壳表面的岩石经长期风化和生物学作用形成的由矿物质、有机质、空气、水和生物组成的，具有肥力并能生长植物的陆地表面的疏松部分。下面从卫生学角度研究土壤的组成和特征具有重要意义。

（一）土壤的组成

土壤是由固相、液相和气相组成。土壤固相由矿物质和有机质构成。土壤中所含的矿物质主要包括钠、钾、钙、铁等元素的氧化物、硫化物、硅酸盐和磷酸盐。土壤有机质主要包括腐殖质、生物残体以及土壤生物。土壤液相是土壤中含有的水和溶解物质，主要来源于降水和灌溉水。土壤液相既是植物养分的主要来源，同时也是土壤污染物迁移的媒介。土壤气相是土壤孔隙种存在的气体混合物，其上层气体成分接近于大气，深层空气中 CO_2 含量增加，O_2 含量降低。除此之外，土壤空气中还含有 H_2S、CH_4、CO 和 NH_3 等气体。

知识拓展

腐殖质

腐殖质（humus）是指土壤中的有机物在微生物的作用下重新合成的一类特殊的高分子有机化合物，是一种褐色或暗褐色的有机胶体。腐殖质是土壤有机成分的重要组成部分，一般占土壤有机质的85%~90%。

腐殖质作用：①增加肥力。②改善土壤物理性状，提高土壤的蓄水能力和缓冲能力。③促进微生物活动。④有吸附作用，可吸附农药、重金属、不利于其迁移转化。

（二）土壤的特征

1. 土壤的物理特征 按照土壤中矿物质颗粒大小及所占的比例将土壤分为砂土、壤土和黏土三类。砂土中0.05~1mm的砂粒占50%以上，这样的土壤具有良好的透气性，渗水性强但容水性小，有利于有机物的自净，但是不利于水源的防护。黏土中粒径<0.01mm的颗粒占30%以上，这样的土壤容水性大，但透气性和渗水性均差，不利于土壤中有机物的自净。壤土颗粒大小介于砂土和黏土之间，因此既能通气透水又能保水保肥。

2. 土壤的化学特征 土壤中的化学元素主要与地壳成土母岩成分密切相关。土壤环境背景值是指未受或受人类活动影响少的土壤环境本身的化学元素组成及其含量。由于要寻找绝对不受污染的背景值是非常难做到的，因此土壤环境背景值只是一个相对的概念，只能是相对不受污染情况下，土壤的基本化学组成。土壤环境容量是指一定土壤环境单元在一定时限内遵循环境质量标准，既维持土壤生态系统的正常结构与功能，保证农产品的生物学产量与质量，又不使环境系统污染，土壤环境所能容纳污染物的最大负荷量，又称土壤负载容量。不同土壤其环境容量是不同的，同一土壤对不同污染物的容量也是不同的，这涉及土壤的净化能力。一般情况下，某化学元素的土壤环境容量是其环境质量标准减去该化学元素土壤环境背景值。土壤中化学元素含量一旦超过环境质量标准就可能对人类健康带来损害。

3. 土壤的生物特征 土壤中存在大量微生物，主要包括细菌、放线菌、真菌和原生动物等。微生物在土壤中的作用：①分解有机质：作物的残根败叶只有经过微生物作用才能释放出营养元素，供作物利用。②分解矿物质：磷细菌分解磷矿石，释放出磷。③固定氮素氮气：土壤中固氮菌能利用空气中的氮素作为食物，在其死亡和分解后，这些氮素可被作物吸收利用。

二、土壤污染的健康危害

土壤污染（soil pollution）是指人类在生产和生活中排出的有害物质进入土壤，超过一定限量，引起直接或间接人畜健康损害的现象。

（一） 土壤污染来源

土壤污染来源较多，按污染物进入土壤的途径，可分为六个来源：①工业污染：工业"三废"是土壤污染最重要的来源。②农业污染：农药、化肥和地膜的使用可造成土壤污染。③生活污染：生活"三废"可污染土壤。④交通污染：汽车尾气是交通污染重要来源，其中重金属超标尤为显著。⑤灾害污染：例如火山喷发，可导致周边地区土壤中某些重金属或放射性元素超标。⑥电子垃圾污染：此类型污染属于多种重金属和有机污染物的复合污染。

（二） 土壤污染对机体健康的影响

土壤受到污染，污染物可通过"土壤→植物→人体"或"土壤→水→人体"间接进入机体，危害机体健康。

1. 重金属污染 重金属是指密度大于 $4.5g/cm^3$ 的金属，包括汞、铅、镉和铊等。在此主要研究镉对机体健康的影响。

镉是银白色有光泽的金属，在自然界多以化合态存在。土壤镉污染主要来源于含镉废水灌溉农田所致。镉可通过食物、水和空气等介质经消化道和呼吸道进入人体，其中经消化道摄入是镉进入人体的主要途径。进入血液的镉主要与血红蛋白结合，一部分也与金属硫蛋白结合，形成镉硫蛋白，血浆中的镉可通过血液循环分布到肝、肾、睾丸、肺和胰等其他组织器官，其中肾脏是镉蓄积的最主要器官。镉的排泄主要通过粪便，少量经肾随尿排出。

急性镉中毒主要是吸入导致，先出现上呼吸道黏膜刺激症状，严重时出现肺水肿和心力衰竭。慢性镉中毒早期肾脏损害表现为尿中出现低分子蛋白、葡萄糖和氨基酸等，晚期出现慢性肾功能衰竭。除此之外，还可出现鼻黏膜溃疡和萎缩、嗅觉减退或丧失、肺气肿、食欲减退、高血压和肺癌等多系统多脏器损害。IARC 明确指出镉是 1 类致癌物。

发生在日本的"痛痛病"是由于当地居民摄入"镉米"和"镉水"而引起。临床表现初期为腰、背和膝等关节疼痛，病症持续几年后，可出现行动困难，甚至呼吸都会带来难以忍受的痛苦，晚期可出现骨骼软化、萎缩、四肢弯曲、脊柱变形和骨质松脆，就连咳嗽都能引起骨折。患者不能进食，疼痛无比，部分因无法忍受痛苦而自杀。

2. 持久性有机污染物污染 持久性有机污染物（persistent organic pollutants，POP）是指具有长期残留性、生物蓄积性、半挥发性和高毒性，并可通过各种环境介质进行远距离迁移，对人类健康和环境造成严重危害的天然或人工合成的有机污染物。POP 对人类健康和环境的危害已引起全世界的广泛关注。

2001 年 5 月，我国签署《关于持久性有机污染物的斯德哥尔摩公约》，按照公约规定消减和淘汰首批三大类 12 种 POP。第一类为有机氯农药类：艾氏剂、氯丹、滴滴涕、狄氏剂、异狄氏剂、七氯、灭蚁灵、毒杀芬和六氯苯（既属于农药类，又属于工业化学品）。第二类为工业化学品：六氯苯、多氯联苯。第三类为非故意生产的副产物：多氯代二苯并-对二噁英（简称"二噁英"）、多氯代二苯并呋喃（简称"呋喃"）。2013年5月，公约规定消减和淘汰的名单增加到23种。

POP 对机体的健康危害表现为多系统损害：①生殖系统损害：研究发现，POP 暴露与促卵泡激素、促黄体激素、总睾酮的升高以及雌二醇的下降存在显著关联；可导致女性原发性卵巢功能不全、卵巢早衰以及男性睾丸发育不全综合征等问题。②内分泌系统损害：研究表明 POP 与甲状腺激素稳态失衡及胰岛素抵抗之间存在显著关联，可增加甲状腺疾病和糖尿病的发生风险。③免疫系统损害：POP 暴露降低儿童免疫应答的抗体水平。④神经系统损害：研究发现，儿童早期发育阶段的 POP 暴露与神经发育迟缓、自闭症障碍、注意力缺陷和多动障碍等神经系统发育异常有关。⑤心血管系统损害：研究表明 POP 暴露可显著改变循环系统的脂质水平，引起血清总胆固醇与低密度脂蛋白胆固醇增高，进而增加冠心病、高血压、脑卒中和颈动脉粥样硬化等风险。⑥致癌作用：环境 POP 暴露与乳腺癌、前列腺癌、结直肠癌、甲状腺癌等多种癌症的风险增加有关。

3. 农药污染 我国是农业大国，农药使用量居世界第一位，每年高达50万~60万吨，其中80%~90%最终进入土壤，造成约有87万~107万公顷的农田土壤受到农药污染。常使用的农药有除草剂、杀虫剂和杀菌剂，每一类又含有很多种。农药对环境和人体危害主要是其残留引起。农药既可以引起人体急性中毒，又可以引起人体免疫系统、内分泌系统、生殖系统健康损害，甚至还可以导致致癌、致畸和致突变作用。

4. 生物性污染 土壤中病原微生物主要通过三种途径危害机体健康。一是人-土壤-人，人体排出带有病原体的粪便污染土壤，人体通过接触受污染的土壤或者生食该土壤种植的农作物等而引起的寄生虫病和肠道传染病。例如，蛔虫病。二是动物-土壤-人，动物排出含有病原体粪便污染土壤，人体接触该土壤，病原体通过皮肤或黏膜进入人体而发病。例如，钩端螺旋体病。三是土壤-人，天然土壤中含有肉毒梭菌和破伤风杆菌，人体接触土壤而感染发病。

第五节 生物地球化学性疾病

在地壳漫长发展过程中，由于受到土壤母质、气候、植被、地形等因素影响，使地壳表面化学元素分布不均匀。由于地壳表面化学元素分布不均匀，使某些地区的水和（或）土壤中某些元素过多或过少，当地居民通过饮水、食物和空气等途径进入机体的这些元素过多或过少，而引起某些特异性疾病，称为生物地球化学性疾病。常见的生物地球化学性疾病有碘缺乏病、地方性氟中毒、地方性砷中毒、克山病和大骨节病等。

一、碘缺乏病

自然界的碘主要以化合物形式存在，广泛分布于岩石、土壤、空气和水中。由于碘化物易溶于水并可随水迁移，因此山区水碘低于平原，平原低于沿海。人体主要通过食物摄入碘，碘在体内主要参与甲状腺激素的合成，从而维持机体的生理代谢。人体对碘的最低生理需要量为每人 75μg/d。当人体摄入不足时，就会引起碘缺乏病。

碘缺乏病（iodine deficiency disorders，IDD）是指从胚胎发育至成人期由于碘摄入量不足而引起一系列疾病或危害的总称，包括地方性甲状腺肿、地方性克汀病、地方性亚临床克汀病、流产、早产、死胎等，其中甲状腺肿和克汀病是碘缺乏病最主要的表现形式。

碘缺乏病是一种世界性的地方病，全世界 130 个国家存在该病的公共卫生问题。我国 2005 年的统计数据显示：除上海外全国各省市、自治区都有不同程度的流行。但是通过实施《全国重点地方病防治规划（2004—2010）》，截至 2011 年底 97.9% 的县（市、区）达到了消除碘缺乏病的目标。

（一） 地方性甲状腺肿

地方性甲状腺肿（endemic goiter）是由于地区环境缺碘引起的一种碘缺乏病表现形式，主要症状是甲状腺肿大。

1. 发病原因

（1）缺碘　由于体内缺碘，导致甲状腺激素合成减少，对垂体的负反馈作用减弱，促甲状腺激素分泌增加，并持续作用，导致甲状腺代偿性增大。

（2）致甲状腺肿物质　常见致甲状腺肿物质有三类：①有机硫化物：例如硫氰化物、硫葡萄糖苷和硫脲类等，主要存在于木薯、玉米、小米、芥菜和卷心菜等中。②某些无机物：例如水中氟、钙、铁、钶和硝酸盐等。③某些有机物：例如酚类、有机氯农药和多氯联苯等。致甲状腺肿物质常与缺碘联合作用导致疾病流行。

（3）其他　①高碘可引起甲状腺肿，日本北海道居民常食用富含碘的海带、海蜇等也有患上甲状腺肿。②长期饮用含高浓度氟化物或硫化物以及某些化学物的水可引起地方性甲状腺肿流行。③某些药物，例如硫氰化钾、过氯酸钾、对氨基水杨酸和秋水仙素等，长期应用也产生甲状腺肿。④有报道居民膳食中缺乏维生素 C、维生素 A 和维生素 B_{12} 也可促使发生甲状腺肿。

2. 临床表现　甲状腺多呈弥漫性对称性肿大，晚期亦可呈结节性。同时可出现压迫症状：①压迫气管可出现呼吸困难。②压迫食管可导致吞咽困难。③压迫喉返神经可引起声音嘶哑。④压迫颈交感神经可出现眼球下陷、瞳孔变小和眼睑下垂。⑤压迫上腔静脉可使单侧面部、头部或上肢水肿。⑥异位甲状腺，例如胸骨后甲状腺可压迫颈内静脉或上腔静脉，出现胸壁静脉怒张或皮肤瘀点及肺不张。

（二） 地方性克汀病

地方性克汀病（endemic cretinism）是胚胎时期和出生后早期碘缺乏引起的疾病。临床主要表现为智力障碍、聋哑、神经运动障碍、体格矮小和甲状腺功能低下等。典型症状可概括为呆、小、聋、哑、瘫。

1. 发病机制

（1）胚胎期　该时期缺碘可导致大脑和中枢神经系统发育分化障碍，可引起聋哑、上运动神经元障碍和智力障碍。

（2）出生后至两岁 该时期缺碘主要导致身体和骨骼生长缓慢，可引起体格矮小、甲状腺功能低下、性发育落后和黏液性水肿。

2. 临床表现

（1）智力低下 严重者为白痴，生活不能自理；轻者能进行简单计算，可以参加劳动，但不能从事技术性劳动。

（2）聋哑 听力和语言障碍十分突出，听力障碍多为感觉神经性耳聋。

（3）生长发育落后 表现为：①体格矮小：以长骨发育障碍为特征，患者下肢相对较短，成年后一般只有 1.2~1.4m。②婴幼儿生长发育落后：出牙、坐、站、走等延迟。③克汀病面容：头大、额短、眼裂呈水平状、眼距宽、塌鼻梁、鼻翼肥厚、鼻孔朝前、唇厚舌方、表情呆滞等。④性发育落后：外生殖器、第二性征发育迟缓和月经初潮晚等。

（4）神经系统症状 下肢痉挛性瘫痪、步态蹒跚、肌张力增强和腱反射亢进等。

（5）甲状腺功能低下 全身皮肤干燥、双下肢可出现非凹陷性水肿、疲乏、无力；注意力不集中、表情淡漠和记忆力明显下降等。

由于缺碘时期不同，因此依据临床表现地方性克汀病可分为神经型、黏液水肿型和混合型三种。神经型特点是智力低下、语言听力障碍、运动神经障碍，没有甲状腺功能低下症状；黏液水肿型特点是体格矮小或侏儒、黏液性水肿、性发育障碍、克汀病面容和甲状腺功能低下等；混合型是前两型临床表现均有或以某一型临床表现为主。

（三）防治措施

1. 预防措施 补碘是防治碘缺乏病的根本措施，可以采用碘盐、碘油、患者口服碘化钾及食用碘强化食品等。其中食盐加碘是补碘首选方法。我国《食用盐碘含量》（GB26878-2011）规定，在食用盐中加入碘强化剂（碘化钾或碘酸钾）后，食用盐产品（碘盐）中碘含量的平均水平（以碘元素计）为 20~30mg/kg，允许波动范围为碘含量平均水平±30%。碘油是以植物油为原料加碘化合物制成，可肌肉注射也可口服。

2. 治疗措施 ①地方性甲状腺肿补碘效果不佳者，可采用甲状腺激素疗法，常用的药物有甲状腺干制剂、碘塞罗宁（$L-T_3$）和左旋甲状腺素（$L-T_4$）等。如果甲状腺肿大达Ⅲ度以上并有结节、压迫症状或怀疑癌变者可进行手术治疗。②地方性克汀病补碘效果不佳者，可采用甲状腺激素替代治疗，同时应适当补充各种维生素、无机盐和蛋白质，对 16 岁以上的患者根据情况可加服性激素。

二、地方性氟病

自然界中的氟多是化合态，成矿能力强，在各种岩石中都有一定含量。地下水中氟含量较地表水高，空气中氟含量较低，农作物中也含有适量氟。氟主要通过饮水和食物经消化道吸收，其次是经呼吸道和皮肤。氟进入血液后，大部分与血浆白蛋白结合，少量与血细胞结合，还有少量呈离子状态存在于血液中，经血液循环转运到全身各组织中，其中骨骼和牙齿分布量较多。适量的氟对人体是有益的，可参与骨骼和牙齿的构成、促进生长发育和生殖功能、提高神经肌肉传导等。但是过量氟进入机体就会引起氟中毒。

地方性氟病（endemic fluorosis）又称为地方性氟中毒，是由于一定地区的环境中氟元素过多导致生活在该环境中的居民经饮水、食物和空气等途径长期摄入过量氟而引起的以氟骨症和氟斑牙为主要特征的一种慢性全身性疾病。

（一） 地方性氟病的流行病学特征

地方性氟病是地球上分布最广的地方病之一，流行于世界 50 多个国家和地区。我国是亚洲地区病情比较严重的国家之一。目前为止，除上海市、海南省以外，其余各省、市、自治区均有地方性氟病的流行。

1. 地区分布　我国有 3 种类型地方性氟病病区，分别是饮水型病区、燃煤污染型病区和饮砖茶型病区。饮水型病区主要分布在淮河-秦岭-昆仑山一线以北广大北方地区的平原、山前倾斜平原和盆地。燃煤污染型病区主要分布在长江两岸附近及以南的边远山区，多见于云南、贵州、四川、湖北、湖南和陕西等省。饮砖茶型病区主要分布在四川、青海、西藏、新疆、内蒙古和甘肃等省区的少数民族地区。

2. 人群分布

（1）年龄　氟斑牙发病与年龄有密切关系，恒牙形成期在高氟地区易患氟斑牙，恒牙形成后再迁入不患氟斑牙。氟骨症主要发生在成年人，特别是 20 岁以后患病率随年龄增加而升高。

（2）性别　氟斑牙和氟骨症发病一般无性别差异。氟骨症患者中女性的病情往往较重，多表现为骨质疏松软化，而男性骨质硬化型较多。

（3）居住时间　氟斑牙发病与居住时间无关，而与年龄有关。氟骨症发病与居住时间有关，居住时间越长，氟骨症患病率越高，病情越严重。另外，因为非病区迁入者更易患氟骨症，潜伏期缩短，因此民间有"氟中毒欺侮外来人"说法。

（二） 发病原因和机制

长期摄入过量氟是发生该病的主要原因，人体每天摄入超过 4mg 氟即可引起慢性氟中毒。除此之外，机体营养不良，缺乏蛋白质、钙和维生素也是引起氟中毒的原因。

地方性氟病的发病机制与过量的氟破坏了钙磷的正常代谢、抑制某些酶的活性、损害细胞原生质以及抑制胶原蛋白合成等有关。

（三） 临床表现

1. 氟斑牙　①釉面光泽度改变牙齿釉面无光泽，不透明，表面可见白垩样线条、斑点、斑块，甚至布满整个牙面。②釉面着色由浅到深，从浅黄色、黄褐色到深褐色或黑色。着色面积由小到大，从细小斑点、条纹、斑块到布满大部分釉面。③釉面缺损由小到大，小的如针尖，大的导致深层釉质大面积剥脱。

2. 氟骨症

（1）症状无特异性，无具体发病时间　①关节疼痛：脊柱和四肢关节持续性疼痛，静止时加重，活动后缓解。关节无红、肿、发热等炎症表现。②神经症状：由于脊髓、神经根受压，患者可出现四肢感觉麻木、蚁走感、肌力降低甚至肢体瘫痪。③骨骼变形：出现脊柱侧弯、驼背等。

（2）体征轻者一般无明显体征　严重者可出现关节功能障碍以及肢体变形。

3. 其他　患者可出现神经衰弱症状、消化系统功能紊乱症状、肾脏、肝脏及其他器官组织损害。

（四）防治措施

1. 预防措施　地方性氟病最根本的预防措施是减少氟的摄入量。并且依据病区类型不同采取相应的预防措施。饮水型病区可采用改换水源和饮水除氟等措施；燃煤污染型病区可采用改良炉灶、减少或不用高氟煤和减少食物被氟污染等措施；饮砖茶型病区可采用低氟砖茶和改换茶叶种类等措施。

2. 治疗措施

治疗措施有：①平衡膳食：注重蛋白质、钙、镁、各种维生素的摄入。②药物治疗：可用氢氧化铝凝胶、镁剂、钙剂和维生素 D 等治疗。有神经症状的患者可用辅酶 A、维生素 B 族和三磷酸腺苷等治疗。也可通过中医辨证应用中药治疗，如使用六味地黄汤、当归补血汤和金匮肾气丸等。③氟斑牙治疗：可采用磨除、酸蚀涂层法；复合树脂修复、全瓷贴面修复和烤瓷冠修复等方法。④其他：对于出现椎管狭窄伴脊髓神经受压的患者可行手术治疗，严重肢体畸形患者可进行矫形手术。

三、其他生物地球化学性疾病

（一）地方性砷中毒

地方性砷中毒（endemic arseniasis）是由于长期通过饮水、空气或食物摄入过量的砷而引起的一种生物地球化学性疾病。临床上以末梢神经炎、皮肤色素脱失或（和）色素沉着、掌跖部位皮肤角化、肢端缺血坏疽、皮肤癌变为主要表现，是一种伴有多系统、多脏器受损的慢性全身性疾病。病区类型有 2 类，分别是饮水型病区和燃煤污染型病区。饮水型病区主要分布在山西、内蒙古、新疆、宁夏、青海和甘肃等省区，以山西、内蒙古病情危重。燃煤污染型病区主要分布在贵州、四川和陕西等省，以贵州较为严重。防治措施除了改换水源、饮水除砷、改良炉灶和减少或不用高砷煤外，注重营养支持、应用特效解毒剂（二巯基丙磺酸钠）和对症治疗。例如，采用 5%～10% 水杨酸软膏、20% 尿素软膏可以缓解掌跖角化引起的疼痛，软化和溶解角化物。

（二）克山病

克山病（Keshan disease，KD）是一种原因不明的心肌病，又称为地方性心肌病，始见于我国黑龙江省克山县，故命名为克山病。该病与环境低硒、生物感染和膳食营养失平衡等原因有关。发病类型初期以急型、亚急型较多，后转为以潜在型和慢型为主。本病主要病理改变是心肌实质变性、坏死和纤维化，最终导致心脏收缩与舒张功能衰竭。防治措施除了合理营养、科学补硒、消除诱发因素外，同内科心血管疾病治疗，并及时处理并发症。

（三）大骨节病

大骨节病（Kaschin-Beck disease）是一种以四肢关节软骨和骺板软骨变性、坏死、增生和修复为主要病理改变的慢性地方性变形性骨关节病，主要分布在我国东北到西南的斜形低硒地带。至今病因不明，一般认为可能与环境低硒、饮水中有机物污染和粮食真菌毒素污染有关。该病病程缓慢，多在儿童期（5~13 岁）发病，成人中新发病例甚少。临床表现为四肢关节增粗、变形、肌肉萎缩，严重者出现短指、短肢、身体矮小，部分患者伴有疼痛。防治措施除了补硒、饮用合格水、防止粮食霉变和平衡膳食外，没有针对病因的特效药物，只能对症治疗，如使用非甾体抗炎止痛药物，也可采用手术治疗，同时配合中医治疗。

第三章　职业环境因素与健康 ▷▷▷▷

　　人类通过生产劳动改造自然，同时生产劳动也是保证人类生活、促进人类健康的必要条件，但在生产劳动各环节中存在着各种各样的有害因素，在一定条件下，这些有害因素可能对劳动者的健康产生一定危害。

　　职业卫生（occupational health）是以职业人群和作业环境为对象，通过识别、评价、预测和控制不良职业环境中有害因素对职业人群健康的影响，早期检测、诊断、治疗和康复处理职业性有害因素，创造安全、卫生和高效的职业环境，从而达到保护和促进职业人群健康、提高职业生命质量的目的。职业与健康本质上是和谐统一、相辅相成、互相促进的。在工作环境中，良好的劳动条件促进健康，反之，不良的劳动条件则会导致健康损害，甚至疾病和死亡。

第一节　职业性有害因素

一、职业性有害因素的概念

　　职业性有害因素（occupational hazards）是指在生产工艺过程、劳动过程和生产环境中产生和（或）存在的，对职业人群的健康、安全和作业能力可能造成不良影响的一切要素或条件的总称。

二、职业性有害因素的来源和分类

　　职业性有害因素主要来源于生产过程，存在于生产环境中，而且还"隐藏"在劳动过程中。按其来源可分为三大类。

（一）生产工艺过程中产生的有害因素

　　1. 化学因素　常见的化学性有害因素包括生产性毒物和生产性粉尘。主要包括：金属及类金属（如铅、汞等）；有机溶剂（如苯及苯系物等）；刺激性气体（如氯、氨等）；窒息性气体（如一氧化碳、硫化氢等）；苯的氨基和硝基化合物（如苯胺、硝基苯、三硝基甲苯等）；高分子化合物（如氯乙烯等）；农药（如有机磷农药等）；生产性粉尘（如矽尘等）。化学性毒物以粉尘、烟尘、雾、蒸气或气体的形态散布于车间空气中，主要经呼吸道进入体内，还可经皮肤、消化道进入体内。

　　2. 物理因素　不良的物理因素包括：异常气象条件（如高温、高湿等）；噪声、振动、非电离辐射（如射频辐射等）；电离辐射（如 X 射线）。

3. 生物因素 生产原料和作业环境中存在的致病微生物（如炭疽杆菌等）、寄生虫，以及生物病原物对医务卫生人员的职业性传染等。

（二） 劳动过程中的有害因素

劳动过程是指生产中为完成某项生产任务的各种操作的总和，主要涉及劳动强度、劳动组织及其方式等。这一过程中对健康产生影响的有害因素包括：①劳动组织和制度不合理、劳动作息制度不合理等。②精神（心理）性职业紧张，如机动车驾驶。③劳动强度过大或生产定额不当，如安排的作业与生理状况不相适应等。④个别器官或系统过度紧张，如视力紧张、发音器官过度紧张等。⑤长时间处于不良体位、姿势或使用不合理的工具等。⑥不良的生活方式，如吸烟或过量饮酒，缺乏体育锻炼，个人缺乏健康和预防的知识，违反安全操作规范和忽视自我保健。

（三） 生产环境中的有害因素

生产环境是指职业从事者操作、观察、管理生产活动所处的外环境，涉及作业场所建筑布局、卫生防护、安全条件和设施有关的因素。常见的生产环境中有害因素包括：①自然环境中的因素如炎热季节的太阳辐射、高原环境的低气压、深井的高温高湿等。②厂房建筑或布局不合理、不符合职业卫生标准如通风不良、采光照明不足、有毒与无毒工段安排在一个车间等。③由不合理生产过程或不当管理所致环境污染。

在实际生产场所和过程中，往往同时存在多种有害因素（如金属冶炼工人同时接触高温、噪声、一氧化碳和金属烟尘等），对职业人群的健康产生联合作用，加剧了对职业从事者的健康损害。

第二节　职业与健康

职业性有害因素引起（所致）的各种职业损伤统称为职业性病损，包括工伤、职业病、职业相关疾病以及早期健康损害。

一、工伤

职业安全是生产和工作的第一要务和需求，不安全的劳动条件导致工伤。工伤属于工作中的意外事故引起的伤害，主要指在工作时间和工作场所内，因工作原因由意外事故造成职业从事者的健康伤害，亦称职业伤害。认定工伤的主要因素有：①工作时间；②工作地点；③工作原因。引起工伤的主要原因包括：生产设备存在质量缺陷或维修不善；个人防护设备缺乏或不全；违反操作规程、缺乏安全操作知识；个体因素；生产环境过于拥挤，照明不良等。

二、职业病

广义上讲，职业病是指职业性有害因素作用于人体的强度与时间超过一定限度，人体不能代偿其所造成的功能性或器质性病理改变，从而出现相应的临床征象，影响劳动能力。狭义的职业病即法定职业病，它除了医学的涵义外，还被赋予了立法意义。是企业、事业单位和个体经济组织等用人单位的职业从事者在职业活动中，因接触粉尘、放射性物质和其他有毒、有害因素而引起的疾病。

（一）职业病的分类

2013 年 12 月，国家公布了新的《职业病分类和目录》，职业病分为 10 类 132 种：①职业性尘肺病及其他呼吸系统疾病（19 种）；②职业性皮肤病（9 种）；③职业性眼病（3 种）；④职业性耳鼻喉口腔疾病（4 种）；⑤职业性化学中毒（60 种）；⑥物理性因素所致职业病（7 种）；⑦职业性放射性疾病（11 种）；⑧职业性传染病（5 种）；⑨职业性肿瘤（11 种）；⑩其他职业病（3 种）。见表 3-1。

表 3-1　我国法定职业病的类别和名单

类别	数量（种）	名单
职业性尘肺病及其他呼吸系统疾病	13	矽肺、煤工尘肺、石墨尘肺、炭黑尘肺、石棉肺、滑石尘肺、水泥尘肺、云母尘肺、陶工尘肺、铝尘肺、电焊工尘肺、铸工尘肺、根据《尘肺病诊断标准》和《尘肺病理诊断标准》可以诊断的其他尘肺病
	6	过敏性肺炎、棉尘病、哮喘、金属及其化合物粉尘肺沉着病（锡、铁、锑、钡及其化合物等）、刺激性化学物所致慢性阻塞性肺疾病、硬金属肺病
职业性皮肤病	9	接触性皮炎、光接触性皮炎、电光性皮炎、黑变病、痤疮、溃疡、化学性皮肤灼伤、白斑、根据《职业性皮肤病的诊断总则》可以诊断的其他职业性皮肤病
职业性眼病	3	化学性眼部灼伤、电光性眼炎、白内障（含放射性白内障、三硝基甲苯白内障）
职业性耳鼻喉口腔疾病	4	噪声聋、铬鼻病、牙酸蚀病、爆震聋
职业性化学中毒	60	铅及其化合物中毒（不包括四乙基铅）、汞及其化合物中毒、锰及其化合物中毒、镉及其化合物中毒、铍病、铊及其化合物中毒、钡及其化合物中毒、钒及其化合物中毒、磷及其化合物中毒、砷及其化合物中毒、铀及其化合物中毒、砷化氢中毒、氯气中毒、二氧化硫中毒、光气中毒、氨中毒、偏二甲基肼中毒、氮氧化合物中毒、一氧化碳中毒、二硫化碳中毒、硫化氢中毒、磷化氢（磷化锌、磷化铝）中毒、氟及其无机化合物中毒、氰及腈类化合物中毒、四乙基铅中毒、有机锡中毒、羰基镍中毒、苯中毒、甲苯中毒、二甲苯中毒、正己烷中毒、汽油中毒、一甲胺中毒、有机氟聚合物单体及其热裂解物中毒、二氯乙烷中毒、四氯化碳中毒、氯乙烯中毒、三氯乙烯中毒、氯丙烯中毒、氯丁二烯中毒、苯的氨基及硝基化合物（不包括三硝基甲苯）中毒、三硝基甲苯中毒、甲醇中毒、酚中毒、五氯酚（钠）中毒、甲醛中毒、硫酸二甲酯中毒、丙烯酰胺中毒、二甲基甲酰胺中毒、有机磷中毒、氨基甲酸酯类中毒、杀虫脒中毒、溴甲烷中毒、拟除虫菊酯类中毒、铟及其化合物中毒、溴丙烷中毒、碘甲烷中毒、氯乙酸中毒、环氧乙烷中毒、上述条目未提及的与职业有害因素接触之间存在直接因果联系的其他化学中毒

续表

类别	数量(种)	名单
物理性因素所致职业病	7	中暑、减压病、高原病、航空病、手臂振动病、激光所致眼（角膜、晶状体、视网膜）损伤、冻伤
职业性放射性疾病	11	外照射急性放射病、外照射亚急性放射病、外照射慢性放射病、内照射放射病、放射性皮肤疾病、放射性肿瘤（含矿工高氡暴露所致肺癌）、放射性骨损伤、放射性甲状腺疾病、放射性性腺疾病、放射复合伤、根据《职业性放射性疾病诊断标准（总则）》可以诊断的其他放射性损伤
职业性传染病	5	炭疽、森林脑炎、布鲁菌病、艾滋病（限于医疗卫生人员及人民警察）、莱姆病
职业性肿瘤	11	石棉所致肺癌及间皮瘤、联苯胺所致膀胱癌、苯所致白血病、氯甲醚（双氯甲醚）所致肺癌、砷及其化合物所致肺癌及皮肤癌、氯乙烯所致肝血管肉瘤、焦炉逸散物所致肺癌、六价铬化合物所致肺癌、毛沸石所致肺癌及胸膜间皮瘤、煤焦油（煤焦油沥青、石油沥青）所致皮肤癌、β-萘胺所致膀胱癌
其他职业病	3	金属烟热、滑囊炎（限于井下工人）、股静脉血栓综合征、股动脉闭塞症或淋巴管闭塞症（限于刮研作业人员）

（二）职业病的发病条件

1. 有害因素的性质 职业性有害因素的基本结构和理化性质决定了职业人群是否发生职业健康损害以及损害的严重程度。如铬盐中六价铬的致癌性最强；有机磷酸类农药中，R 基团为乙氧基时毒性要比甲氧基大。

2. 有害因素的浓度和强度 在确诊大多数职业病时，必须要有量（作用浓度或强度）的估计。一般作用剂量是接触浓度或强度与接触时间的乘积。

3. 个体健康状况 虽然职业有害因素的剂量-效应关系是一个普遍规律，但从事者的个体差异导致在同一作业环境中机体损害程度差异较大。如血清 α-抗胰蛋白酶缺陷的个体，一旦接触刺激性气体，容易发生中毒，且易引起肺水肿等严重后果。性别对毒作用的反应亦存在差异，如女性对化学物的敏感性一般高于男性。

（三）职业病的特点

1. 病因有特异性 职业病有明确的病因，即相应的职业性有害因素，在控制这些因素接触后可以消除或降低职业病的发生和发展。

2. 病因大多可以检测 由于职业性有害因素的明确，可通过检测评价职业人员的接触水平，并在一定范围内判定剂量-反应关系。

3. 不同接触人群的发病特征不同 在不同职业性有害因素的接触人群中，由于接触情况和个体差异的不同，其发病特征不同。

4. 早期诊断，合理处理，预后较好 但仅只治疗病人，无助于保护仍在接触人群的健康。

5. 大多数职业病目前尚缺乏特效治疗 应着眼于保护健康人群的预防措施。如矽肺病人的肺组织纤维化是不可逆转的，只有采用有效的防尘措施、依法实施卫生监督管理、加强个人防护和健康教育，才能减少、消除矽肺的发生发展。

（四）　职业病的诊断

职业病的诊断是一项政策性和科学性很强的工作，涉及劳保待遇、国家和企业的利益。故在诊断上有别于一般疾病，需具有职业病诊断权的机构诊断。职业病诊断，应当依据以下因素进行综合判断。

1. 职业史是职业病诊断的重要前提　职业史包括现职工种、工龄、接触职业性有害因素的种类、生产工艺、操作方法、防护措施以及既往工作经历等。

2. 现场调查是职业病诊断的重要依据　通过现场调查，了解病人所在岗位的生产工艺过程、劳动过程、职业性有害因素的强度、预防措施，还应了解同一环境中的其他职业人员是否有类似的发病情况。

3. 症状与体征应详细询问　分析临床表现与所接触职业性有害因素的毒作用性质是否相符；职业病的程度与其接触强度是否相符；各种症状体征发生的时间顺序及与接触职业性有害因素的关系，需特别注意早期症状与典型症状；还要考虑职业病与非职业病的鉴别诊断。

4. 实验室检查对职业病的诊断有重要意义　根据职业性有害因素毒作用特点，针对性地进行生物标志物、效应生物标志物、易感性生物标志物的检测。

没有证据否定职业病危害因素与病人临床表现之间的必然联系的，应当诊断为职业病。职业病诊断证明书应当由参与诊断的取得职业病诊断资格的执业医师签署，并经承担职业病诊断的医疗卫生机构审核盖章。

三、职业相关疾病

广义地看，职业病亦属于职业相关疾病范畴。一般所称的职业相关疾病要与法定的职业病区分。职业病是某特定职业性有害因素所致的疾病，含有法律意义。而职业相关疾病多与工作有联系，但也可见于非职业人群。职业相关疾病的病因是多因素的，促使潜在的疾病显露或已患的疾病加重，接触人群中某些常见病的发病率增加。在不同的国家、地区，在经济发展不同的阶段，某些职业相关疾病也可定为职业病。常见的职业相关疾病如下：

1. 行为（精神）和身心疾病　如精神焦虑、忧郁、神经衰弱综合征，常由于工作繁重、各种类型的职业紧张、饮食失调、过量饮酒、吸烟等因素引起。

2. 非特异性呼吸系统疾病　包括慢性支气管炎、肺气肿和支气管哮喘等；生产环境中的化学、生物有害因素主要经呼吸道进入体内，而许多物理因素又可影响呼吸系统的功能。

3. 心脑血管疾病与代谢性疾病　生产环境中的各种有害因素能影响血压、心率、血脂和血糖等系列改变，进而加快心脑血管疾病、糖尿病的发生和死亡。

4. 其他　如消化性溃疡、腰背痛、骨骼肌肉系统疾病等，常与某些工作有关，不仅严重降低职业生命质量和劳动效率，而且也降低生活质量和增加疾病负担。

四、早期健康损害

职业性有害因素对人体的作用可以在分子、细胞、组织、器官、个体及人群水平上表现出来，而职业性有害因素与机体内的各种分子（如 DNA、蛋白质等）的交互作用导致了健康损害的早期效应。职业有害因素进入人体，引起氧化应激、炎性反应和免疫应答等一系列反应，是机体积极的、重要的防御反应。如果有害因素过强或机体反应异常，就会出现各种早期健康损害，如血压、血脂、血糖的不良改变，心率变异性下降，遗传损伤增加等。因此，对职业有害因素所致早期健康损害的定期检测和制定科学预防策略至关重要。

第三节　职业病与公共卫生

一、职业病引起的公共卫生问题

职业病危害已经成为我国重大的公共卫生问题之一。我国经过 40 年的高速发展，经济总量已达世界第二位，但经济发展水平不平衡，传统的职业危害与新出现的职业卫生问题共存。据统计，截至 2018 年底，全国累计报告职业病 97.5 万例，每年有近 3 万人诊断为职业病，约有 1200 万家企业存在职业病危害，超过 2 亿劳动者接触各类职业病有害因素。目前我国职业卫生引发的公众健康问题主要表现如下：

（一）职业有害因素分布广、种类多

我国经济 40 年的飞速发展，出现了一大批科技含量高和生产水平先进的产业、生产工艺和产品，同时许多落后的产业、生产工艺和产品仍大量存在。因此，当前我国不仅有发展中国家落后生产方式普遍存在的职业有害因素，还有发达国家存在的高科技、高技术生产带来的新的职业有害因素，如纳米材料的职业卫生问题。

（二）"进城务工人员"等特殊人群职业卫生问题严重

随着经济的快速发展，第二产业和第三产业的比例逐步增加，需要大量劳动力，农村的大量劳动力进入工业和服务业，被称之为"进城务工人员"。由于他们文化水平较低，缺乏职业卫生和安全知识，自我防护能力差等原因，在这个特殊人群中出现了许多职业卫生问题，甚至群体性职业卫生事件，导致在一些农村地区大量存在劳动者因职业病返贫、致贫的情况。

各种条件的不断改善，职业从事者的寿命逐渐延长，随之工作寿命也相应增加。不少人超过退休年龄后仍在工作，或是从单位退休后在别的单位找到新的工作，而大部分是在缺乏技术力量而职业卫生条件相当差的乡镇或个体企业重新就业。进入老年期，生理功能的逐渐衰退，不但会出现一些老年性疾病，对职业性有害因素的抵御能力也会降

低，更容易罹患职业性病损。

（三） 职业紧张和心理障碍发生率上升

随着信息技术的高度发展，一些工种特别是危险作业采用遥控进行生产，为职业安全创造了许多有利条件。但生产自动化程度的提高、高新技术的广泛应用，生产效率的不断提高，重复、单调、紧张、节奏快、高脑力低体力逐渐成为主要生产方式。职业心理负荷、脑力疲劳加重，就业的激烈竞争，对就业人员的素质和能力的要求越来越高，由此导致就业状态不稳定，角色更迭和人际冲突。这些因素都可使职业人员产生"职业紧张"，引起不良的心理行为效应和精神紧张效应，以至于诱发紧张有关疾患、过劳死等，已然成为职业卫生的突出问题。

（四） 职业卫生突发事件频发

近年来，职业伤害与职业卫生突发事件频发，常见的有：设备泄露和爆炸导致的群体急性化学性中毒、大型生产事故、核电厂泄露、煤矿瓦斯中毒、瓦斯爆炸、煤尘爆炸等。职业卫生突发事件可在较短时间内造成大量人员职业性损伤、中毒甚至死亡，结果严重，可被认为是最严重的群发性职业损伤，也可将其称为灾害性职业卫生突发事件。我国近年来职业伤害和职业卫生突发事件呈上升趋势，不但造成严重的人员伤亡和经济损失，而且造成恶劣影响。所以严格预防和控制职业伤害和职业卫生突发事件是职业卫生工作者的重要任务。

二、职业卫生的公共卫生策略

职业卫生是公共卫生的分支，必须遵循公共卫生的基本原则，以群体为目标，以预防、干预、教育、促进为手段，从源头上消除或控制职业性有害因素的接触，构建卫生安全的作业场所。要逐步建立政府监督、部门协调、行业管理、企业负责、职工参与、社会服务的职业病防治工作体制，实施预防为主、防治结合、标本兼治、重在治本、统筹规划、分步实施的原则。明确和理顺政府相关部门在防治工作中防、治、保三个主要环节的监管职责。

（一） 加强三级预防

职业卫生工作者，不仅要重视职业性有害因素所引起的职业病，而且也应该高度重视职业相关疾病；坚持预防为主、防治结合的方针，贯彻落实三级预防。

1. 一级预防 通过采用工程技术措施、组织措施和卫生保健措施来消除或减少职业病危害因素，使劳动者尽可能不接触职业性有害因素，合理安排劳动过程、及时发现职业禁忌证等。

2. 二级预防 早期发现病损，采取补救措施，防止病变进一步发展；定期对生产环境进行监测，发现问题立即采取防制对策。

3. 三级预防 对患者做出正确诊断，及时处理，防止病情恶化和并发症，促进康复，对不适宜继续从事原工作的患者，应当调离原岗位，并妥善安置。

（二） 加强职业卫生服务

职业卫生服务（occupational health service，OHS）的概念 1959 年由 ILO 提出，1985 年对定义进行了修改，2002 年由 WHO/EURO 职业卫生合作中心提出"到 2015 年世界所有劳动者都享有基本职业卫生服务（BOHS）"，其中一项重要任务就是劳动者的健康监护。原卫生部在 2006 年提出了适合我国经济发展的基本职业卫生服务的模式、监督管理模式和保障机制，并承诺 2014 年在全国范围内推行 BOHS 政策。可见保护劳动者的健康及相关权益，已经成为全球职业卫生工作者关注的问题。

（三） 加强职业安全管理

"安全第一、预防为主、综合治理"作为我国安全生产管理的方针，为政府和企业的生产安全管理提供了宏观的策略导向。《中华人民共和国安全生产法》2002 年 6 月 29 日公布，于 2014 年 8 月 31 日人大常委会通过第 2 次修订，并于同年 12 月 1 日起施行。其目的在于加强安全生产监督管理，防止和减少生产安全事故，保障群众的生命和财产安全，促进经济发展。

（四） 加强职业卫生法律法规与监督管理

《职业病防治法》确立了我国职业病防治工作坚持预防为主、防治结合的原则，建立用人单位负责、行政机关监管、行业自律、职工参与和社会监督的机制，实行分类管理、综合治理，明确了用人单位在职业病防治中的职责和义务，突出了劳动者健康权益的法律保护，规定了政府行政部门在职业病防治监管中的职责，以及职业卫生技术服务机构的职能和各法律关系主体违反《职业病防治法》的法律责任，并规定"工会组织依法对职业病防治工作进行监督，维护劳动者的合法权益"。

第四节　几种常见职业病

一、铅中毒

（一） 理化特性

铅（lead，Pb），灰白色重金属，密度 11.3g/cm³，熔点 327℃，当加热至 400～500℃时会逸出大量的铅蒸气，与空气发生氧化反应生成氧化亚铅并凝集成铅烟。金属铅不溶于水，易溶于稀盐酸、碳酸与有机酸。

（二） 接触机会

在生产环境中铅多以粉尘或烟尘的形态污染空气。

1. 铅矿开采及冶炼　铅矿主要为方铅矿（硫化铅）、碳酸铅矿（白铅矿）及硫酸铅矿。铅的冶炼时，混料、烧结、还原及精炼过程均可接触。

2. 熔铅作业　金属铅质地较软，易延展，常用于铅丝、铅皮、铅箔、铅管等的制造；制造电缆；焊接用的焊锡；废铅回收等。

3. 铅化合物　蓄电池制造、桥梁工程、船舶制造与拆修、放射性防护材料制造、食品行业、油漆生产、颜料行业、塑料工业等。

（三）毒理

1. 吸收　铅及其化合物主要以粉尘、烟、蒸气的形态经呼吸道进入体内，少量从消化道摄入。吸入的氧化铅中约40%入血液循环，其余由呼吸道排出体外。消化道吸收的铅，主要由被污染的工作场所中进食、饮水、吸烟等；消化道摄入中5%~10%通过胃肠道吸收。铅及无机铅化合物不能通过完整皮肤，但四乙基铅可以通过皮肤和黏膜吸收。

2. 分布　进入血液的铅90%以上与红细胞结合，其余在血浆中。早期以可溶性的磷酸氢铅形式随血液循环，主要分布于肝、肌肉、皮肤、结缔组织，其次为肺、肾、脑。数周后，体内90%~95%的铅以不溶性磷酸铅形式蓄积在骨骼内，比较稳定。骨铅与血液、软组织中的铅保持着动态平衡。

3. 代谢　铅的体内代谢与钙相似，故影响钙的储存与排泄的因素，均能影响铅的代谢。当机体缺铁、缺钙及高脂饮食时可增加胃肠道对铅的吸收；当缺钙、感染、外伤、饮酒、饥饿等造成体内酸碱平衡紊乱或骨疾病（如骨质疏松、骨折）时，可引发储存在骨内的磷酸铅转化成磷酸氢铅进入血液，引起铅中毒急性症状。

4. 排泄　体内的铅主要通过肾脏随尿排出，少量随粪便、汗液、乳汁、月经等排出。乳汁中的铅可影响婴儿，血铅可通过胎盘进入胎儿体内而影响子代。

5. 毒作用机制　铅中毒机制尚未完全阐明。目前铅中毒机制研究中，铅对卟啉代谢和影响血红素合成的研究最深入，并认为出现卟啉代谢紊乱是铅中毒重要、较早的变化之一。

（四）临床表现

铅中毒分为急性和慢性中毒。急性中毒多见于服用大量铅化合物所致，表现为胃肠道症状，如恶心、呕吐、腹绞痛等，少数出现中毒性脑病。工业生产中急性中毒少见。职业性铅中毒大多为慢性中毒，早期表现为疲乏、关节肌肉酸痛、口中有金属味、抽筋、胃肠道症状等。

1. 神经系统　主要表现为类神经症、周围神经病。类神经症是早期和常见症状，如头晕、头痛、乏力、失眠、记忆力减退等。周围神经病分为3类，即感觉型、运动型和混合型。感觉型表现为肢端麻木，四肢远端呈手套、袜套样感觉障碍。运动型表现为握力减退，伸肌无力，重者可出现肌肉的"铅麻痹"，甚至出现"腕下垂"或"足下垂"。严重时可出现中毒性脑病，如头痛、高热、嗜睡、精神障碍、昏迷等症状。

2. 消化系统　主要表现为口腔内金属味、食欲减退、恶心、隐性腹痛、腹胀、腹泻、便秘等。腹绞痛是慢性铅中毒急性发作的典型症状，为突然发作，发作前常有腹胀或顽固性便秘，部位多在脐周；因疼痛患者面不苍白、烦躁、冷汗、弯腰卷曲，疼痛呈持续性伴阵发性加重，每次发作持续数分钟至数小时，一般止痛药不易缓解。

3. 血液及造血系统　可出现轻度贫血，多呈低色素正常细胞型贫血，出现点彩红细胞、网织红细胞增多等。

4. 其他　口腔卫生不良者，可在齿龈与牙齿交界处出现硫化铅颗粒沉淀形成暗蓝色的"铅线"。部分病人出现肾脏损害，表现为近曲小管损伤引起的 Fanconi 综合征，伴有氨基酸尿、糖尿和磷酸盐尿，少数较重病人可出现蛋白尿、尿中红细胞、管型及肾功能减退。女性患者出现月经失调、不孕不育、流产和早产等；男性病人精子数目减少、活动力降低和畸形率增加。

（五）　诊断

根据确切的职业史及以神经、消化、造血系统为主的临床表现与有关实验室检查，参考作业环境调查，进行综合分析排除其他原因引起的类似疾病，方可诊断职业性铅中毒。具体规定依据我国现行的《职业性慢性铅中毒的诊断》（GBZ37-2015）。

1. 轻度中毒

（1）血铅 $\geqslant 2.9\mu mol/L$（600$\mu g/L$），或尿铅 $\geqslant 0.58\mu mol/L$（120$\mu g/L$），且具有下列一项表现者：①尿 δ-氨基-γ-酮戊酸 $\geqslant 61.0\mu mol/L$（8mg/L、8000$\mu g/L$）；②红细胞锌原卟啉（ZPP）$\geqslant 2.91\mu mol/L$（13.0$\mu g/gHb$）；③有腹部隐痛、腹胀、便秘等症状。

（2）络合剂驱排后尿铅 $\geqslant 3.86\mu mol/L$（800$\mu g/L$）或 4.82$\mu mol/24h$（1000$\mu g/24\ h$）。

2. 中度中毒　在轻度中毒的基础上，具有下列一项表现者：①腹绞痛；②贫血；③轻度中毒性周围神经病。

3. 重度中毒　在中度中毒的基础上，具有下列一项表现者：①铅麻痹；②中毒性脑病。

（六）　处理原则

1. 驱铅疗法　首选药物是依地酸钠钙（CaNa$_2$-EDTA）。具体用法是每日 1.0g 静脉注射或加于 25% 葡萄糖液静脉滴注。一般 3~4 日为一疗程，间隔 3~4 日，根据病情使用 3~5 个疗程。此外也可静脉注射二巯基丁二酸钠（Na-DMSA）或口服二巯基丁二酸（DMSA）胶囊。

2. 对症疗法　有类神经症者给以镇静剂，腹绞痛发作者可静注葡萄糖酸钙或皮下注射阿托品。

3. 支持疗法　适当休息、合理营养和补充维生素等。

急性中毒时：①口服中毒者，可立即给予催吐或导泻，然后给予牛奶、蛋清、豆浆以保护胃黏膜；②对腹痛者可用热敷或口服阿托品；③对昏迷者应及时清除口腔内异物，保持呼吸道的通畅，防止异物误入气管或呼吸道引起窒息。

（七） 预防措施

1. 降低铅浓度 用无毒或低毒物代替铅；加强工艺改革；加强通风；控制熔岩温度、减少铅蒸气逸出。

2. 加强个人防护和卫生操作制度 铅作业工人应穿防护服，戴过滤式防烟尘口罩，严禁在车间进食、吸烟，坚持湿式清扫，下班后沐浴。

3. 定期健康体检及就业前体检 对铅作业者进行就业前体检与就业后定期健康检查，严格实行职业禁忌管理。

二、汞中毒

（一） 理化特性

汞（mercury，Hg）俗称水银，原子量 200.6，比重 13.6，熔点 –38.9℃，沸点 356.6℃。汞是唯一的液态金属，呈银白色。汞在常温下即可蒸发，且温度越高，蒸发量越大，空气流动快时蒸发更多。汞的表面张力大、黏度小，生产生活过程中流散或溅落，立即形成许多小汞珠，增加蒸发的表面积并成为二次污染源。汞的吸附性很强，粗糙的桌面、墙面、地面缝隙、衣物等持续污染亦可成为二次毒源。汞易溶于类脂质、硝酸、热浓硫酸，不溶于水和有机溶剂。

（二） 接触机会

1. 采矿开采与冶炼天然矿物 主要是硫化汞，俗称朱砂。传统的土法火式炼汞，除了职业接触外，还严重污染空气、土壤和水源。

2. 电工器材、仪器仪表制造和维修 如温度计、气压表、石英灯、荧光灯、交通信号的自动控制器等。

3. 工业用途 汞作阴极电解食盐生产烧碱和氯气，塑料、染料工业用汞作催化剂，用于鞣革、印染、涂料等。

4. 汞齐的生产及应用 工业上用汞齐法提取金、银等贵重金属，用金汞齐镀金及镏金，口腔科用汞齐补牙。

5. 汞化合物作防腐剂 如铬酸汞植物种子防腐剂，硫柳汞疫苗防腐。

6. 其他 含汞偏方治白癜风、癣、痣等使用不当、误服汞的无机化合物（如升汞、甘汞、醋酸汞等）和接触美白化妆品等；用雷汞制造雷管做起爆剂；在原子能工业中用汞作反应堆冷却剂等。

（三） 毒理

1. 吸收 主要以蒸气的形式经呼吸道进入体内。由于汞蒸气的高脂溶性，可迅速弥散，透过肺泡壁吸收，吸收率高达 85%。汞也可经皮肤吸收；金属汞难经消化道吸收，但汞盐及有机汞化合物易被消化道吸收。

2. 分布　汞及其化合物进入机体后，最初分布于红细胞及血浆中，之后到达全身很多组织。最初集中在肝脏，随后转移至肾脏，主要分布在肾皮质，以近曲小管上皮组织内含量最多，导致肾小管重吸收功能障碍。汞亦可通过血脑屏障进入脑组织，并在脑中长期蓄积；也易通过胎盘进入胎儿体内，影响胎儿发育。

3. 代谢　汞在体内可诱发生成金属硫蛋白，这是一种低分子富含巯基的蛋白质，主要蓄积在肾脏，对汞在体内的解毒和蓄积以及保护肾脏起一定作用。

4. 排泄　主要经肾脏随尿排出，在未产生肾脏损害时，尿汞的排出量约占总排出量的70%，尿汞的排出很不规则，且较为缓慢，停止汞的接触后十多年，尿汞仍可超过正常值。少量可随粪便、呼出气、乳汁、唾液、汗液、毛发等排出。汞在人体内半减期约60天。

5. 毒作用机制　汞中毒机制尚不完全清楚。汞经氧化氢酶氧化为二价汞离子（Hg^{2+}）。Hg^{2+}与蛋白质的巯基（-SH）具有特殊亲和力，而巯基是细胞代谢过程中许多重要酶的活性部分，当汞与这些酶的巯基结合后，可干扰其活性甚至使其失活。

（四）临床表现

1. 急性中毒　短时间内吸入高浓度汞蒸气或摄入可溶性汞盐，大多是空气不流通的环境或意外事故造成。

（1）神经系统及全身症状　起病急，有头痛、头昏、乏力、失眠、发热等症状。

（2）口腔-牙龈炎　流涎带腥臭味、酸痛、牙龈红肿、牙根松动、糜烂、出血等表现。

（3）毒性皮炎　以头面部和四肢为主的红色斑丘疹，愈后遗有色素沉着。

（4）间质性肺炎　X线胸片检查可见广泛性不规则阴影。

（5）急性胃肠炎　恶心、呕吐、腹痛、腹泻等。

（6）肾功能损害　开始时多尿，继而出现蛋白尿、红细胞尿、肾衰。

2. 慢性中毒　较常见，典型临床表现为易兴奋症、震颤和口腔炎。

（1）神经系统症状　初期表现为类神经症，如头昏、乏力、健忘、失眠、多梦、易激动等；部分病例可有心悸、多汗等自主神经系统紊乱现象；病情继续发展则会发生性格改变，如急躁、易怒、胆怯、害羞、多疑等。震颤是神经毒性的早期症状，开始为手指、舌尖、眼睑等的细小震颤，多在休息时发生；进一步发展成前臂、上臂粗大震颤，也可伴有头部震颤和运动失调。汞中毒的震颤是意向性的，即震颤开始于动作时，在动作过程中加重，动作完成后停止，被别人注意、紧张或愈加以控制时，震颤程度常更明显加重。震颤、步态失调、动作迟缓等症候群，类似帕金森病，后期可出现幻觉和痴呆。部分病人出现周围神经病，表现为双下肢沉重、四肢麻木、烧灼感，四肢呈手套、袜套样感觉减退。慢性中毒性脑病以小脑共济失调表现多见，还可表现为中毒性精神病。

（2）口腔-牙龈炎　早期有流涎、酸痛、溃疡、糜烂、出血等。后发展为牙龈萎缩、牙齿松动，甚至脱落。口腔卫生不良者，可在牙龈缘出现蓝黑色汞线。

（3）肾脏损害 少数病人可发生，由于肾小管重吸收功能障碍出现 N-乙酰-β-D-葡萄糖苷酶（NAG）和 β_2-MG 和视黄醇结合蛋白（RBP）含量增高；随着病情加重，尿中出现高分子蛋白、管型尿甚至血尿，可见水肿。

（4）其他 胃肠功能紊乱、脱发、皮炎、免疫功能障碍、生殖功能异常。

（五）诊断

根据接触金属汞的职业史、相应的临床表现及实验室检查结果，参考职业卫生学调查资料，进行综合分析，排除其他病因所致类似疾病后，方可诊断。具体诊断标准参见《职业性汞中毒诊断标准》（GBZ 89-2007）。

（六）处理原则

急性中毒迅速脱离现场，脱去污染衣服，静卧，保暖；驱汞治疗，用二巯基丙磺酸钠或二巯基丁二酸钠治疗；对症治疗。

慢性中毒应调离汞作业及其他有害作业；驱汞治疗，用二巯基丙磺酸钠、二巯基丁二酸钠、二巯基丁二酸治疗；对症治疗。

（七）预防措施

1. 改进工艺及生产设备。控制工作场所空气汞浓度为防止汞蒸气的蒸发，敞开容器的汞液面可用甘油或5%硫化钠液等覆盖；车间地面、墙壁、天花板、操作台采用不吸附汞的光滑材料，操作台和地面应有一定倾斜度；可用 $1g/m^3$ 的碘加酒精点燃熏蒸，使空气中的汞生成不易挥发的碘化汞。对排出的含汞蒸气，应用碘化或氯化活性炭吸附净化。

2. 加强个人防护。建立卫生操作制度穿工作服，佩戴防毒口罩或用2.5%~10%碘处理过的活性炭口罩。

3. 定期健康体检及就业前体检。

三、苯中毒

（一）理化特性

苯（benzene）是最简单的芳香族有机化合物，常温下为带特殊芳香味的无色液体，分子量78，沸点80.1℃，极易挥发，蒸气比重为2.77，燃点为562.22℃。微溶于水，易溶于乙醇、氯仿、乙醚、丙酮、二硫化碳等有机溶剂。

（二）接触机会

①作为有机化学合成中常用的原料，如制造苯乙烯、药物、农药、合成橡胶、塑料、染料、合成纤维等；②作为溶剂、萃取剂和稀释剂；③苯的制造，如焦炉气、石油

裂解生产苯；④用作燃料，如工业汽油中苯的含量可高达 10%以上。

（三） 毒理

1. 吸收　主要以蒸气形式经呼吸道进入人体，经皮肤吸收量很少，虽经消化道完全吸收，但实际意义不大。

2. 分布　主要分布于含类脂质较多的组织和器官。骨髓中含量最多，约为血液中的 20 倍。一次性大量吸入高浓度的苯，大脑、肾上腺与血液中的含量最高；中等量或少量长期吸入时，骨髓、脂肪和脑组织中含量较多。

3. 代谢及排泄　主要在肝内代谢。约 30%的苯氧化成酚，并与硫酸、葡萄糖酸结合随尿排出。吸收入体内的苯中 40% ~ 60%以原形经呼气排出，经肾排出极少。

4. 中毒机制　急性中毒是由于苯的亲脂性，附于神经细胞表面，抑制生物氧化，影响神经递质，麻醉中枢神经系统。慢性毒作用主要是苯代谢产物被转运到骨髓或其他器官，可能表现为骨髓毒性和致白血病作用。目前认为慢性毒作用机制主要涉及：干扰细胞因子对骨髓造血干细胞的生长和分化的调节作用；氢醌与纺锤体纤维蛋白共价结合，抑制细胞增殖；损伤 DNA，诱发基因突变或染色体损伤；癌基因的激活。

（四） 临床表现

1. 急性中毒　主要表现为中枢神经系统的症状。轻者表现为兴奋、头晕、头痛、恶心、呕吐等。重者剧烈头痛、复视、嗜睡、幻觉、肌肉痉挛、强直性抽搐、昏迷。严重者可因呼吸和循环衰竭而死亡。

2. 慢性中毒

（1）神经系统　患者有非特异性神经衰弱综合征表现，如头痛、头昏、失眠、记忆力减退等，有的伴有自主神经系统功能紊乱，如心动过速或过缓，皮肤划痕反应阳性，个别病例有肢体痛、触觉减退或麻木表现。

（2）造血系统　是慢性苯中毒的主要特征。近 5%的轻度中毒者无自觉症状，但血象检查可发现异常。重度中毒者因感染而发热，齿龈、鼻腔、黏膜、视网膜常见出血。最早和最常见的血象异常表现是持续性白细胞计数减少，主要是中性粒细胞减少。严重中毒者有明显的骨髓造血系统受损，甚至出现再生障碍性贫血、骨髓增生异常综合征，少数可转化为白血病。

（3）其他　皮肤可脱脂，变干燥、脱屑以至皲裂，有的出现过敏性湿疹、脱脂性皮炎。苯还可以损害生殖系统，引起染色体畸变。

（五） 诊断

参见《职业性苯中毒的诊断》（GBZ 68-2013）。

（六） 处理原则

1. 急性中毒　应迅速移至空气新鲜处，立即脱去受污染的衣服，用肥皂水清洗被污染的皮肤；可用葡萄糖醛酸，忌用肾上腺素。

2. 慢性中毒 尚无特效解毒药，对症治疗为主。

（七） 预防措施

1. 生产工艺改革和通风排毒。

2. 以无毒或低毒的物质取代苯。

3. 卫生保健措施。对苯作业现场进行定期劳动卫生学调查，监测空气中苯的浓度。注意个人防护，佩戴防苯口罩或使用送风式面罩。

4. 职业禁忌证。血象指标低于或接近正常值下限者；各种血液病；严重的全身性皮肤病；月经过多或功能性子宫出血。

四、生产性粉尘与矽肺

（一） 生产性粉尘

生产性粉尘指在生产活动中产生的能够较长时间漂浮于生产环境中的固体颗粒物，是污染作业环境、损害劳动者健康的重要职业性有害因素，可引起包括尘肺病在内的多种职业性肺部疾患。

尘肺病是在职业活动中长期吸入生产性矿物性粉尘并在肺内潴留而引起的肺组织弥漫性纤维化为主的疾病。

（二） 矽肺

矽肺（silicosis）是由于在生产过程中长期吸入游离二氧化硅粉尘而引起的以肺组织弥漫性纤维化为主的全身性疾病。矽肺是我国尘肺总病例中位居第二位，占比约40%，是尘肺中危害最严重的一种。大自然中，95%的矿石中均含有游离 SiO_2（俗称矽尘），且石英中的游离 SiO_2 含量达99%，故常以石英作为矽尘的代表。通常将接触含有10%以上游离 SiO_2 粉尘的作业，称为矽尘作业。

1. 接触游离二氧化硅粉尘的主要作业 接触游离 SiO_2 粉尘的作业遍及许多领域，范围非常广泛。如：各种金属、非金属、煤炭等矿山；采掘作业中的凿岩、掘进、爆破、运输等；机械制造业铸造车间的原料粉碎、配料、喷砂等生产过程；陶瓷厂、珠宝加工、石器加工等均能产生大量含游离 SiO_2 粉尘。

2. 影响矽肺发病的主要因素 矽肺的发病与所接触粉尘中的游离二氧化硅含量、理化特性（类型、粉尘浓度、分散度、接尘时间）、防护措施以及接尘者个体因素等有关。粉尘中游离 SiO_2 含量越高，发病时间越短，病变越严重。石英的类型不同致纤维化能力不同。

分散度是指粉尘颗粒大小的组成，以粉尘粒径大小的数量（粒子分散度）或质量组成百分比（质量分散度）来表示。粉尘空气中粉尘浓度越高，分散度越大，接尘工龄越长，再加上防护措施差，吸入并蓄积在肺内的粉尘量就越大，越易发生矽肺，病情越严重。

接尘者的个体因素如年龄、遗传、个体易感性、营养、个人卫生习惯及呼吸系统疾病对尘肺的发生也起到一定作用。

3. 矽肺的发病类型 根据发病速度矽肺可以分为慢性矽肺、速发型矽肺、晚发型矽肺三种，临床以慢性矽肺最为常见。矽肺发病一般比较缓慢，大多数慢性矽肺接触较低浓度游离 SiO_2 粉尘 15~20 年才发病，发病后即使脱离粉尘作业，病变仍可继续发展。

少数由于持续吸入高浓度、高游离 SiO_2 含量的粉尘，经 1~2 年即发病者，称为"速发型矽肺"。还有些接尘者，虽接触较高浓度矽尘，但在脱离粉尘作业时 X 线胸片未发现明显异常，或发现异常但尚不能诊断为矽肺，在脱离接尘作业若干年后被诊断为矽肺，称为"晚发型矽肺"。

4. 矽肺的病理改变 根据病理形态，可分为结节型、弥漫性间质纤维化型、矽性蛋白沉积、团块型。矽肺的基本病理改变是矽结节形成和弥漫性间质纤维化，矽结节是矽肺特征性病理改变。

（1）结节型矽肺 肉眼观矽结节稍隆起于肺表面呈半球状，大小为 1~5mm。典型矽结节横断面以葱头状。

（2）弥漫性间质纤维化矽肺 在肺泡、肺小叶间隔及小血管和呼吸性细气管周围，纤维组织呈弥漫性增生，有时形成大块纤维化。

（3）矽性蛋白沉积 肺泡腔内有大量蛋白分泌物，称之为矽性蛋白；多见于短期内接触高浓度、高分散度的游离二氧化硅粉尘的年轻工人，又称急性矽肺。

（4）团块型矽肺 肉眼观病灶为黑或灰黑色，索条状，呈圆锥、梭状或不规则形，界限清晰，质地坚硬；切面可见原结节轮廓、索条状纤维束、薄壁空洞等病变。

5. 矽肺的临床表现与诊断

（1）症状和体征 肺的代偿功能很强，即使 X 线胸片上已呈现显著的矽肺影像，患者也可能在相当长的时间内没有明显地自觉症状。随着病情进展，或伴有并发症时，会出现胸闷、胸痛、气短、咳嗽、咳痰、心悸等症状，无特异性，并逐渐加重，但症状的多少和轻重与 X 线胸片表现的严重程度并不一定呈平行关系。

（2）X 线胸片表现 ①圆形小阴影：是矽肺最常见和最重要的 X 线表现形态，其病理基础以结节型矽肺为主，呈圆或近似圆形，边缘整齐或不整齐。②不规则形小阴影：多数为接触游离 SiO_2 含量较低的粉尘所致，病理基础主要是肺间质纤维化。表现为粗细、长短、形态不一的致密阴影。③大阴影：是晚期矽肺的重要 X 线表现，病理基础是团块状纤维化，形状有长条形、圆形、椭圆形或不规则形。④胸膜变化：胸膜粘连增厚，呈"天幕状"阴影。⑤肺气肿：多为弥漫性、局限性、灶周性和泡性肺气肿。⑥肺门和肺纹理变化：早期肺门阴影扩大、密度增高、边缘模糊不清，肺纹理增多或增粗变形；晚期肺门上举外移，肺纹理减少或消失。

（3）肺功能改变 早期即有肺功能损害，但临床肺功能检查指标多属正常。肺组织纤维化进一步加重，肺弹性下降，可出现肺活量等肺功能指标降低；伴肺气肿和慢性炎症时，最大通气量减少，故矽肺患者的肺功能以混合性通气功能障碍多见。

（4）并发症　常见并发症有肺结核、肺及支气管感染、自发性气胸、肺心病等。出现并发症，病情进展加剧，甚至死亡。其中，最为常见和危害最大的是肺结核。矽肺如果合并肺结核，矽肺的病情恶化，结核难以控制，矽肺合并肺结核是病人死亡的最常见原因。

（5）诊断　依据《职业性尘肺病的诊断》（GBZ 70-2015），诊断原则为根据可靠的生产性矿物性粉尘接触史，以技术质量合格的 X 射线高千伏或数字化摄影（DR）后前位胸片表现为主要依据，结合工作场所职业卫生学、尘肺流行病学调查资料和职业健康监护资料，参考临床表现和实验室检查，排除其他类似肺部疾病后，对照尘肺病诊断标准片，方可诊断。

劳动者临床表现和实验室检查符合尘肺病的特征，没有证据否定其与接触粉尘之间必然联系的，应当诊断为尘肺病。

6. 矽肺病人的治疗　目前尚无根治办法。大容量肺泡灌洗术是目前尘肺治疗的一种探索性方法，可排出一定数量的沉积于呼吸道和肺泡中的粉尘及尘细胞，一定程度上缓解病人的临床症状，延长尘肺病的进展，但由于存在术中及术后并发症，因而存在一定的治疗风险，远期疗效也有待于继续观察研究。尘肺病人应根据病情需要进行综合治疗，积极预防和治疗肺结核及其他并发症，以期减轻症状、延缓病情进展、提高病人寿命、提高病人生活质量。

7. 预防措施　我国综合防尘和降尘措施概括为八字方针"革、水、密、风、护、管、教、查"。①"革"即进行生产工艺和设备的技术革新和技术改造；②"水"即采用湿式作业；③"密"是密闭尘源；④"风"是加强作业场所的抽风除尘；⑤"护"即加强个人防护；⑥"管"是加强管理，建立完善管理制度和防尘设备的维护、维修制度；⑦"教"是进行宣传教育，增强自我保护意识；⑧"查"即对接触粉尘的作业人员进行健康检查，监测生产环境中粉尘的浓度，加强执法监督的力度，督促用人单位采取防尘措施，改善劳动条件。

五、刺激性气体

刺激性气体（irritant gases）是指对眼、呼吸道黏膜和皮肤具有刺激作用，引起机体以急性炎症、肺水肿为主要病理改变的一类气态物质。刺激性气体包括常态下的气体以及常态下并非气体，但能通过蒸发、升华或挥发后形成蒸气或气体的液体或固体物质。常见的刺激性气体有氯、氨、氮氧化物、光气、二氧化硫、氟化氢等。

（一）毒理

刺激性气体主要以局部损伤为主，引起眼、呼吸道黏膜及皮肤不同程度的炎性病理反应，刺激作用过强时可引起喉头水肿、肺水肿及全身反应。

病变程度取决于吸入刺激性气体的浓度和接触时间。病变部位取决于气体的水溶性程度，水溶性高的如氯化氢、氨等，易溶解附着在湿润的眼部和呼吸道黏膜局部，接触后立即产生刺激作用，出现呛咳、咽痒、流泪、流涕等症状；中等水溶性如氯、二氧化硫等，作用部位与其浓度有关，浓度低只侵犯眼和上呼吸道，浓度高时则可侵犯全呼吸道；低水溶性如二氧化氮、光气，易进入呼吸道深部，可对肺组织产生刺激和腐蚀，引起化学性肺炎或肺水肿。

（二）临床表现

1. 急性刺激作用 表现出眼和上呼吸道刺激性炎症，如流泪、畏光、结膜充血、流涕、咽疼、呛咳、胸闷等。吸入较高浓度的刺激性气体可引起中毒性咽喉炎、气管炎、支气管炎和肺炎；浓度高时可引起喉头痉挛或水肿，严重者可窒息死亡。

2. 中毒性肺水肿 吸入高浓度刺激性气体后所引起的肺泡内及肺间质过量的体液潴留为特征的病理过程，最终可导致急性呼吸功能衰竭，是刺激性气体所致的最严重的危害和职业病常见的急症之一。中毒性肺水肿的发生主要决定于刺激性气体的毒性、浓度、作用时间、水溶性以及机体的应急能力。

3. 急性呼吸窘迫综合征（acute respiratory distress syndrome，ARDS） 刺激性气体中毒、创伤、休克、烧伤、感染等心源性以外的各种肺内外致病因素所导致的急性、进行性呼吸窘迫、缺氧性呼吸衰竭。主要病理特征为肺毛细血管通透性增高而导致的肺泡渗出液中富含蛋白质的肺水肿及透明膜形成，并伴有肺间质纤维化。此病死亡率可高达50%。刺激性气体所致中毒性肺水肿与 ARDS 之间的概念、致病机制、疾病严重程度以及治疗和预后存在着量变到质变的本质变化。

4. 慢性影响 长期接触低浓度刺激性气体，可能成为引起慢性结膜炎、鼻炎、咽炎、慢性支气管炎、支气管哮喘、肺气肿的综合因素之一。

（三）诊断

诊断原则依据 GBZ 73-2009，根据短期内接触较大量化学物的职业史，急性呼吸系统损伤的临床表现，结合血气分析和其他检查所见，参考现场劳动卫生学调查资料，综合分析，排除其他病因所致类似疾病后，方可诊断。

（四）防治原则

大部分刺激性气体中毒因意外事故所致。积极防治肺水肿和 ARDS 是抢救刺激性气体中毒的关键，需及时纠正缺氧，合理氧疗（氧浓度为50%）。应尽早、足量、短期应用肾上腺皮质激素，常用大剂量地塞米松，以减轻肺部炎症反应，减少或阻止胶体、电解质及细胞液等向细胞外渗出，维持气道通畅。ARDS 应严格控制输入液体量，保持体液负平衡。为减轻肺水肿，可酌情使用少量利尿剂等。还可使用去泡沫剂二甲硅酮、氢溴酸东莨菪碱等改善弥散功能、微循环。

工作场所应建立经常性的设备检查、维修制度和严格执行安全操作规程；采用技术措施防止生产过程中的跑、冒、滴、漏；选用针对性的耐腐蚀防护用品，穿聚氯乙烯、橡胶等制品的工作服；佩戴橡胶手套和防护眼镜；碱石灰、活性炭作吸附剂的防毒口罩等。

六、农药中毒

农药（pesticides）是指用于防止、控制或消灭一切虫害的化学物质或化合物。《中华人民共和国农药管理条例》明确，农药是用于预防、消灭或者控制危害农业、林业的病、虫、草和其他有寄生物以及有目的地调节植物、昆虫生长的化学合成或者来源于生物、其他天然物质的一种或者几种物质的混合物及其制剂。

有机磷酸酯类农药（organophosphorus pesticides）是我国目前生产和使用最多的一类农药，除单剂外，也是许多多元混剂的主要成分，在农药的职业健康危害中占重要地位。有机磷农药的品种较多，除用于杀虫剂外，少数品种还用于杀菌剂、杀鼠剂、除草剂和植物生长调节剂，个别还用作战争毒剂。本节主要以有机磷农药中毒为例说明农药中毒的防制措施。

（一）理化特性

有机磷农药的基本化学结构如下：

$$\begin{array}{c} R_1 \\ \diagdown \\ P \\ \diagup \diagup \\ R_2 \quad X \end{array} \!\!\! \text{O (S)}$$

粗略分为磷酸酯类（P＝O）和硫代磷酸酯类（P＝S）两大类。再根据 X 的结构特征分为磷酸酯类、硫代磷酸酯类、磷酰胺及硫代磷酰胺类、焦磷酸酯、硫代焦磷酸酯和焦磷酰胺等。

有机磷农药纯品一般为白色结晶，工业品为淡黄色或棕色油状液体，大多有类似大蒜或韭菜的特殊臭味。一般难溶于水、石油醚和脂肪烃类，易溶于芳烃、乙醇、氯仿等有机溶剂。因常温下的蒸气压力较低，故无论液体或固体，在常温下都有蒸气逸出，易造成中毒。

（二）毒理

有机磷农药的毒性高低不一，与其化学结构中取代基团有关。如结构式中 R 基团为乙氧基时，毒性较甲氧基大；X 基团为强酸根时，毒性较弱酸根大。

1. 吸收 有机磷农药可经胃肠道、呼吸道以及完好的皮肤或黏膜吸收。经呼吸道或胃肠道进入体内时，吸收较为迅速而完全，而皮肤吸收则是急性中毒的主要途径。

2. 分布 吸收后迅速随血液及淋巴循环分布到全身各器官组织，其中以肝脏含量最高，肾、肺、脾次之，具有氟、氨等基团的有机磷，可通过血脑屏障。有的还能通过胎盘屏障到达胎儿体内。脂溶性高的有机磷农药能少量储存于脂肪组织中延期释放。

3. 代谢、排泄 有机磷农药在体内的代谢途径及代谢速率因种属而异，取决于联结在其基本结构上的替代化学基团种类。有机磷首先经过氧化和水解两种方式生物转化；氧化使毒性增强，水解可使毒性降低。有机磷在体内经代谢转化后排泄很快，一般数日内可排完。主要通过肾脏排出，少部分随粪便排出。

4. 中毒机制 有机磷农药急性中毒的主要机制是抑制胆碱酯酶的活性。有机磷与胆碱酯酶结合，形成磷酰化胆碱酯酶，使胆碱酯酶失去催化乙酰胆碱分解作用，导致乙酰胆碱在体内聚集，而产生毒蕈碱样、烟碱样、中枢神经系统症状。

（三） 临床表现

1. 急性中毒 皮肤吸收中毒者潜伏期较长，可在 12 小时内发病，但多在 2~6 小时开始出现症状。呼吸道吸收中毒时潜伏期较短，发病越快，病情越重。

（1）毒蕈碱样症状 早期即可出现，主要表现为腺体分泌亢进、平滑肌痉挛、瞳孔缩小、心血管抑制。

（2）烟碱样症状 可出现血压升高及心动过速，可掩盖毒蕈碱样作用下的血压偏低及心动过缓。运动神经兴奋时，表现肌束震颤、肌肉痉挛，进而由兴奋转为抑制，出现肌无力、肌肉麻痹等。

（3）中枢神经系统症状 早期出现头晕、头痛、倦怠、乏力等，随后可出现烦躁不安、言语不清及不同程度的意识障碍。严重者可发生脑水肿，出现癫痫样抽搐、瞳孔不等大等。甚至呼吸中枢麻痹死亡。

（4）其他症状 严重者可出现许多并发症状，如中毒性肝病、急性坏死性胰腺炎、脑水肿等。一些重症病人可出现中毒性心肌损害。少数病人主要在急性中毒后第 1~4 天，胆碱能危象症状基本消失后，出现中间肌无力综合征。部分病人在急性中毒恢复期出现迟发性神经病变。

2. 慢性中毒 多见于农药厂工人，症状一般较轻，部分出现毒蕈碱样症状，偶有肌束颤动、瞳孔变化、神经肌电图和脑电图变化。长期接触对健康的影响主要表现为免疫系统功能、生殖功能的不良作用。

3. 致敏作用和皮肤损害 有些有机磷农药具有致敏作用，引起支气管哮喘、过敏性皮炎等。

（四） 诊断

根据短时间接触大量有机磷杀虫剂的职业史，以自主神经、中枢神经和周围神经系统症状为主的临床表现，结合全血胆碱酯酶活性测定，参考职业卫生调查资料，排除其他类似疾病后做出诊断。参见《职业性急性有机磷杀虫剂中毒诊断标准》（GBZ 8-2002）。

（五） 处理原则

1. 急性中毒

（1）清除毒物 立即脱离中毒现场，脱去污染衣服，用肥皂水（忌用热水）彻底清洗污染的部位，如眼部受污染，迅速用清水或 2% 碳酸氢钠溶液冲洗。

（2）特效解毒药 轻度中毒者可单独给予阿托品；中度或重度中毒者，需要阿托品及胆碱酯酶复能剂（如氯解磷定、碘解磷定）两者并用。

（3）对症治疗 治疗过程中应注意保持呼吸道通畅。如出现呼吸衰竭或呼吸麻痹时，立即给予机械通气，必要时做气管插管或切开。

2. 慢性中毒 脱离接触后主要采取对症和支持疗法。在症状、体征基本消失，血液胆碱酯酶活性恢复正常1~3个月后，可安排原来工作。

（六）预防措施

1. 严格执行农药管理规定 农药生产必须进行产品登记和申领生产许可；农药经营必须实行专营制度，避免农药的扩散和随意购买。

2. 积极向有关人员宣传、落实预防农药中毒管理办法 严格执行农药登记的使用范围限制，开展安全使用农药的教育，提高防毒知识与个人卫生防护能力。

3. 改进农药生产工艺及施药器械 防止跑、冒、滴、漏；加强通风排毒措施，用机械化包装替代手工包装。

4. 遵守安全操作规程 农药运输应专人、专车，不与粮食、日用品等混装、混堆。配药、拌种使用专门的容器和工具，严格按照说明书正确配制浓度；喷药时遵守操作规程，防止农药污染皮肤和吸入中毒；容器、工具用完后，要在指定的地点清洗，防止污染水源等。

5. 医疗保健、预防措施 生产工人要进行就业前和定期体检，施药人员要给予健康指导。

6. 合理存放农药 农药应贮放在阴凉、通风干燥处；禁止与粮食、化肥、种子等混放在一起，也不能存放在人、畜经常出入的地方。

7. 其他措施 研发低毒或无毒类农药。在高毒类农药中加入警告色或恶臭剂等，避免错误的用途。

第五节 职业卫生服务

一、职业卫生服务的概念与意义

职业卫生服务是整个卫生服务体系的重要组成部分，是以职业人群和工作环境为对象的针对性卫生服务，是WHO"人人享有卫生保健"全人类卫生服务目标在职业人群中的具体体现。职业卫生服务是通过预防和控制工作场所可能对健康和安全造成危害的因素和条件，以保护和促进工人健康为目的的服务措施。

二、职业卫生服务的原则和内容

（一）职业卫生服务的原则

实施职业卫生服务的过程中，应遵循以下原则。

1. 适应性原则 为所有劳动者提供的基本服务，覆盖面要广，能反映当地需求、与当地条件相适应。

2. 和谐关系原则　这种服务应该是服务提供者与服务对象都能够承担的，即劳动者和用人单位都能接受的服务。

3. 责任与便利原则　由用人单位组织，为劳动者服务。劳动者能方便获得服务。

4. 社会服务原则　对于个体劳动者和非正式工作环境的劳动者，职业卫生服务由社会公共卫生机构组织实施。

（二）　职业卫生服务的内容

职业卫生服务包括7个方面的内容：①工作场所的健康需求评估；②职业人群健康监护；③职业危险健康风险评估；④工作场所危害告知、健康教育和健康促进；⑤职业病和工伤的诊断、治疗和康复服务；⑥实施与作业者健康有关的其他初级卫生保健服务；⑦工作场所突发公共卫生事件的应急处理。其中职业健康监护是职业卫生服务的重要内容。

职业健康监护是以预防为目的，对职业人群进行各种检查，连续性地监测职业从事者的健康状况，以便早期发现职业从事者健康损害征象的一种健康监控方法和过程。主要包括职业健康检查、离岗后健康检查、应急健康检查和职业健康监护档案管理等内容。

1. 职业健康检查　通过医学手段和方法，针对劳动者所接触的职业病危害因素可能产生的健康影响和健康损害进行临床医学检查，了解受检者健康状况，早期发现职业病、职业禁忌证和可能的其他疾病和健康损害的医疗行为。

（1）上岗前健康检查　用人单位对准备从事某种作业人员在参加工作以前进行的健康检查。目的在于掌握其作业人员就业前的健康状况及有关健康的基础资料，发现职业禁忌证。

（2）在岗期间定期健康检查　用人单位按一定时间间隔对已从事某种作业的职业从事者的健康状况进行检查。

（3）离岗或转岗时的健康检查　职业从事者调离当前工作岗位时或改换为当前工作岗位前所进行。

（4）应急健康检查　当发生急性职业病危害事故时，对遭受或可能遭受急性职业病危害的职业从事者，及时组织的健康检查。

2. 职业健康监护信息管理

（1）健康监护档案　职业健康监护档案是职业健康监护全过程的客观记录资料，是系统地观察职业从事者健康状况的变化，评价个体和群体健康损害的依据。

（2）健康状况分析　对职业从事者的健康监护资料应及时加以整理、分析、评价并反馈，使之成为开展和做好职业卫生工作的科学依据。评价方法分为个体评价和群体评价。

（3）职业健康监护档案管理　健康监护档案管理是一项非常重要的工作，管理得好可以起到事半功倍的效果。用人单位应设立专门机构或专人管理职业健康监护工作，将职业健康监护工作由专门机构或专人依照法律、法规的要求确定监督对象、管理范围和监督职责。

三、中国职业卫生服务机构及其职能

依据《职业病防治法》和《职业病诊断与鉴定管理办法》的规定，劳动者可以选择用人单位所在地或本人居住地的职业病诊断机构进行诊断。此处的"居住地"是指劳动者的经常居住地。此处的"诊断机构"是指省级卫生行政部门批准的、具有职业病诊断条件并拥有一定数量的从事职业病诊断资格医师的医疗卫生机构承担。职业卫生技术服务机构依据原卫生部发布的《职业卫生技术服务机构管理办法》规定，是指为实施职业病防治法服务的职业卫生技术机构。

职业卫生技术服务包括：建设项目职业病危害评价、职业病危害因素的检测与评价、化学品毒性鉴定、放射卫生防护检测与评价、职业病防护设施与个人职业病防护用品效果评价、放射防护器材和含放射性产品检测等项目。

职业健康检查机构的职能包括：①在备案开展的职业健康检查类别和项目范围内，依法开展职业健康检查工作，并出具职业健康检查报告；②履行疑似职业病的告知和报告义务；③报告职业健康检查信息；④定期向卫生健康主管部门报告职业健康检查工作情况，包括外出职业健康检查工作情况；⑤开展职业病防治知识宣传教育；⑥承担卫生健康主管部门交办的其他工作。

四、中医药防治职业病

中医药是中华民族的传统医药，是五千多年文明的结晶，不仅在全民健康中发挥着重要作用，在职业卫生领域里也起着独有的贡献。早在公元 10 世纪，我国已经有了职业有害因素与健康危害的认识。孔平仲在《谈苑》中写道："贾谷山采石人，石末伤肺，肺焦多死。"不仅指出采石职业，还指出石末为职业有害因素，损害肺脏，症状是"肺焦"直至死亡。至明清时期，随着纺织、印染等手工业的发达，各种职业病开始增多引起了人们的注意，医者们也逐渐积累了若干职业病知识和防治经验。正气虚弱和病邪的入侵，是中西医公认的发病因素。在职业病中，正是由于各种有害的职业因素入侵人体后，正邪相搏而出现了职业病的一系列实证与虚证。"实则泻之，虚则补之"这一治则已广泛应用于职业病临床中。中医对职业病各种实证所采用的泻法主要有清热、利尿、解毒、活血祛瘀、软坚散结等；对虚证，中医采用扶阳、滋阴、益气、补血等补法。

（一）中医药对尘肺的防治作用

防治肺纤维化是防治尘肺病，提高患者生活质量的关键。实验和临床试验证实，许多中药具有较好的抗炎作用，且无严重的毒副作用，如三七、大黄素、汉防己、丹参、刺五加、生地黄、麦冬、银杏叶、牛磺酸、当归、黄芪等及养肺活血汤煎剂、补气通肺饮等，均能改善肺纤维化患者症状，缓解病情。

（二） 中药对职业中毒性疾病的防治作用

许多职业性中毒常常导致血液系统以及肝脏、肾脏、心脏等脏器损害。有关研究和临床实例表明，中医药对职业中毒引起的损害有显著的防治作用，如甘草对氯仿中毒引起的肝功能障碍有明显保护作用；大蒜可使尿铅减少；土茯苓有一定程度驱汞作用；黄芩可使四氯化碳中毒症状缓解；金钱草用于铅中毒病人；曼陀罗可治疗有机磷农药中毒。

（三） 中医药对职业相关疾病的防治作用

1. 对咽炎的防治作用　有研究表明，经常饮用或含服某些中药对咽喉有保健作用，如舌下含服西洋参饮片，或用藏青果、太子参、麦冬、黄芪、胖大海等中药泡茶饮用。另外，如罗汉果茶、橄榄茶、大海生地茶、二绿女贞茶等按一定方法和剂量经常饮用，有养阴润喉、利咽作用，适用于慢性咽炎伴有声音嘶哑者。

2. 对腰、颈椎疾病的防治作用　长期以坐姿工作的职业人群易患腰、颈椎疾病，如办公室文员、出租车司机等。实践证明，正规的中医穴位刺激、按摩和手法整复是颈椎病的主要防治方法。另外，练习太极拳及五禽戏等对缓解腰颈椎疾病有一定好处。

第四章　食物因素与健康 ▷▷▷▷

　　食物是人类赖以生存的物质基础，供给人体必需的各类营养素。不同的食物所含营养素的数量与质量不同，因此，膳食中的食物组成是否合理，及提供营养素的数量与质量是否适宜，其比例是否合适，对于维持机体的生理功能、生长发育、促进健康及预防疾病至关重要。不合理的膳食结构，将会产生疾病，甚至威胁生命。

第一节　营养素与能量

　　营养（nutrition）指人体摄取、消化、吸收和利用食物中的营养物质，以维持生长发育、组织更新和良好健康状态的动态生物学过程。营养素（nutrient）是指食物中可为人体提供能量、构成机体成分和修复组织以及调节生理功能的化学物质。食物中的营养素种类繁多，根据人体对各种营养素的需要量或体内含量多少，可将营养素分为宏量营养素和微量营养素。宏量营养素主要包括蛋白质、脂肪和碳水化合物，微量营养素主要包括维生素和矿物质。

　　营养素的主要生理功能：①提供能量，以维持体温并满足各种生理活动及体力劳动的需要；②构成机体组织成分，以满足生长发育与新陈代谢的需要；③调节机体生理活动。

一、宏量营养素与能量

（一）蛋白质

　　蛋白质是组成人体细胞、组织的重要成分，是完成各种生理功能不可缺少的物质。蛋白质是人体氮的唯一来源，占人体重量的 16%~19%。人体蛋白质处于不断分解和不断合成的动态平衡中，一般成人体内每天约有 3% 的蛋白质被更新。蛋白质缺乏会导致生长发育迟缓、贫血、机体抵抗力下降，严重的会导致脏器功能衰竭而危及生命。

1. 基本概念

　　（1）必需氨基酸（essential amino acid，EAA）　指人体自身不能合成或合成速度不能满足机体需要，必须由食物供给的氨基酸。包括异亮氨酸、亮氨酸、赖氨酸、蛋氨酸、苯丙氨酸、苏氨酸、色氨酸和缬氨酸 8 种。对婴幼儿而言，组氨酸也是必需氨基酸。半胱氨酸和酪氨酸在体内可分别由蛋氨酸和苯丙氨酸转变而成，称为条件必需氨基酸。富含必需氨基酸的蛋白质称为优质蛋白质。

（2）**氨基酸模式** 指蛋白质中各种必需氨基酸的构成比例。通常是将色氨酸的含量定为1，其他必需氨基酸和色氨酸相比得到的一系列比值，即为氨基酸模式。食物与人体的蛋白质氨基酸模式越接近，其蛋白质营养价值越高。人体蛋白质及几种常见食物蛋白质的氨基酸模式见表4-1。

表4-1 人体蛋白质及几种常见食物蛋白质的氨基酸模式

氨基酸	人体	全鸡蛋	大豆	面粉	大米
异亮氨酸	4.0	3.2	4.3	3.8	4.0
亮氨酸	7.0	5.1	5.7	6.4	6.3
赖氨酸	5.5	4.1	4.9	1.8	2.3
蛋氨酸+半胱氨酸	3.5	3.4	1.2	2.8	2.3
苯丙氨酸+酪氨酸	6.0	5.5	3.2	7.2	3.8
苏氨酸	4.0	2.8	2.8	2.5	2.9
缬氨酸	5.0	3.9	3.2	3.8	4.8
色氨酸	1.0	1.0	1.0	1.0	1.0

（3）**限制氨基酸** 食物蛋白质中一种或几种必需氨基酸含量相对较低，导致其他必需氨基酸在体内不能被充分利用，造成其蛋白质营养价值降低，这些含量相对较低的必需氨基酸称为限制氨基酸。其中含量最低的称第一限制氨基酸，余者以此类推，如粮谷类中的赖氨酸。

（4）**蛋白质互补作用** 为提高植物蛋白质的营养价值，常将两种及以上的食物混合食用，达到以多补少的目的，提高膳食蛋白质的营养价值，这种不同食物间相互补充必需氨基酸的作用称为蛋白质互补作用。如肉类和大豆蛋白可弥补米、面蛋白质中赖氨酸的不足。为充分发挥蛋白质的互补作用，在调配膳食时应遵循三个原则：①食物的生物学种属愈远愈好；②搭配的种类愈多愈好；③食用时间愈近愈好，同时食用最好。

2. 蛋白质的生理功能

（1）**构成和修复机体组织** 机体蛋白质处于不断分解和合成的动态平衡过程中，因此膳食蛋白质的充足摄入对维持组织更新具有重要作用。

（2）**调节生理功能** 人体许多具有重要生物学功能的物质其化学本质均为蛋白质，如酶、激素、抗体、免疫球蛋白、血红蛋白等。

（3）**供给能量** 1g蛋白质在体内完全氧化可供给机体16.7kJ（4.0kcal）的热能。

3. 食物蛋白质营养学评价 由于不同食物蛋白质含量、氨基酸组成不同，蛋白质的消化、吸收和利用程度也不同，所以主要从食物蛋白质的含量、被消化吸收的程度和被人体利用的程度三方面进行食物蛋白质营养学评价。

（1）**蛋白质含量** 是评价食物蛋白质营养价值的基础。通常用微量凯氏定氮法测定食物中的含氮量，再乘以6.25得出食物粗蛋白含量。

（2）**蛋白质消化率** 指蛋白质可被消化酶分解的程度。消化率越高，该蛋白质被吸收利用的程度越高。根据是否考虑内源粪代谢氮，蛋白质消化率可分为真消化率和表观消化率。粪代谢氮指消化道脱落的黏膜细胞和肠道微生物及由肠黏膜分泌的消化液随粪便排出所含的氮。成人24小时内粪代谢氮一般为0.9~1.2g。

$$蛋白质真消化率（\%）=\frac{食物氮-（粪氮-粪代谢氮）}{食物氮}\times100\%$$

$$蛋白质表观消化率（\%）=\frac{食物氮-粪氮}{食物氮}\times100\%$$

（3）蛋白质利用率 指食物蛋白质被消化吸收后在体内被利用的程度。衡量食物蛋白质利用率的指标很多，常用的指标如下。

①生物价（biological value，BV）：是反映食物蛋白质消化吸收后被机体利用程度的指标，生物价的值越高，其被机体利用的程度越高。

$$生物价=\frac{储留氮}{吸收氮}\times100\%$$

$$吸收氮=食物氮-（粪氮-粪代谢氮）$$

$$储留氮=吸收氮-（尿氮-尿内源性氮）$$

尿内源性氮为机体不摄入蛋白质时尿中所含的氮，主要来源于组织分解。生物价对指导肝、肾病人的膳食有很多意义。生物价高，表明食物蛋白质中氨基酸主要用来合成人体蛋白，可减少肝肾负担。

②蛋白质净利用率（net protein utilization，NPU）：是反映食物中蛋白质被利用程度的指标，它将食物蛋白质的消化和利用两方面结合起来，评定蛋白质的营养价值，因而更为全面。

$$蛋白质净利用率=消化率\times生物价=\frac{储留氮}{食物氮}\times100\%$$

③蛋白质功效比值（protein efficiency ratio，PER）：是用处于生长阶段中的幼年动物，在实验期内体重增加和摄入蛋白质的量的比值来反映蛋白质营养价值的指标。该指标被广泛用于婴幼儿食品蛋白质的评价。

$$蛋白质功效比值=\frac{同期动物增加体重（g）}{实验期间动物摄入蛋白质（g）}$$

④氨基酸评分（amino acid score，AAS）：指食物蛋白质中EAA和参考蛋白质或理想模式中相应的EAA的比值，它反映了蛋白质构成和利用率的关系。氨基酸评分方法简单，但没有考虑食物蛋白质的消化率。

$$氨基酸评分=\frac{被测蛋白质每克氮（或蛋白质）中氨基酸含量（mg）}{参考蛋白质每克氮（或蛋白质）中氨基酸含量（mg）}$$

4. 参考摄入量 蛋白质的生理需要量一般是通过观察机体摄入氮与排泄氮的平衡状态——氮平衡确定的。能维持机体氮平衡状态（最好增加5%）的蛋白质量即为蛋白质生理需要量。当膳食蛋白质供应适当时其氮的摄入量和排出量相等称为总氮平衡。儿童、孕妇及初愈病人，其氮的摄入量大于排出量，称为正氮平衡。

蛋白质和/或能量摄入不足常引起蛋白质-能量营养不良，主要表现为水肿型、消瘦型和混合型，多见于儿童，常伴有其他营养素的缺乏。蛋白质摄入过量，会增加心血管疾病的风险，同时也加重肾脏负担，加速骨钙丢失，易产生骨质疏松症。

我国成年人蛋白质推荐摄入量为 1.16g/（kg·d）；按能量计算，成人蛋白质摄入占膳食总能量的 10%~15%，其中优质蛋白质摄入比例要大于 1/3，对于老人、儿童、病人等特殊人群，要求达到 1/2。

5. 食物来源 蛋白质广泛存在于动植物性食物中。优质蛋白质来源于动物性食物和大豆类，植物性食物所含蛋白质一般不如动物性蛋白质好，由于摄入量高，仍是中国居民膳食蛋白质的重要来源，如大米、面粉等主食提供人体所需一半的蛋白质。

（二）脂类

脂类（lipids）包括脂肪和类脂。脂肪又称甘油三酯，是体内重要的储能和供能物质，约占体内脂类总量的95%。类脂主要包括磷脂和固醇类，约占全身脂类总量的5%，是细胞膜、机体组织器官，尤其是神经组织的重要组成成分。

1. 脂肪酸的分类 依据脂肪酸碳链的长短、饱和程度和空间结构不同，脂肪酸可以有不同的分类方法。①按碳链长度可分为短链脂肪酸、中链脂肪酸和长链脂肪酸。②按饱和程度可分为饱和脂肪酸、单不饱和脂肪酸和多不饱和脂肪酸。膳食中最主要的多不饱和脂肪酸是亚油酸和α-亚麻酸，主要存在于植物油中。深海鱼富含二十五碳五烯酸（EPA）和二十二碳六烯酸（DHA），可促进胎儿大脑和视网膜的发育，还有降低血脂、抑制血小板凝集及防治冠心病等作用。③按空间结构不同可分为顺式脂肪酸和反式脂肪酸。自然状态下，绝大多数不饱和脂肪酸均为顺式脂肪酸。反式脂肪酸的主要来源于部分氢化处理的植物油，如氢化油脂、人造黄油等。反式脂肪酸摄入过多会增加动脉粥样硬化和冠心病的发病风险。

2. 脂类的生理功能

（1）**储存、提供能量** 人体摄入能量过多不能被利用时，就转变为脂肪贮存起来。当机体需要时，脂肪细胞中的甘油三酯可分解进入血液循环，与膳食脂肪一起分解供能，1g 脂肪产生能量约 37.9kJ（9kcal）。

（2）**机体构成成分** 脂类是组成机体细胞特定结构并赋予细胞特定生理功能必不可少的物质。磷脂、糖脂是细胞膜的结构成分，固醇类则是合成具有重要生理活性的各种类固醇激素的前体。

（3）**节约蛋白质作用** 脂肪在体内代谢分解的产物，可以促进碳水化合物的能量代谢，使其更有效地释放能量。充足的脂肪可保护体内蛋白质不被用来作为能源物质，而使其有效地发挥其他生理功能，脂肪的这种功能被称为节约蛋白质作用。

（4）**提供必需脂肪酸** 必需脂肪酸（essential fatty acid，EFA）指机体生理需要，体内不能合成，必须由食物供给的多不饱和脂肪酸，包括亚油酸和α-亚麻酸。EFA 的主要生理功能为磷脂的主要成分、参与胆固醇代谢、合成前列腺素的前体等。缺乏 EFA 可致皮肤湿疹样病变、脱发、婴幼儿生长迟缓等。

（5）**促进脂溶性维生素吸收** 食物脂肪本身除了提供脂溶性维生素外，还是脂溶性维生素在肠道吸收必不可少的载体。

（6）其他 改善食物感官性状、增进食欲、维持饱腹感、维持体温正常等。

3. 食物脂肪的营养学评价 食物脂肪的营养价值主要依据脂肪的消化率、必需脂肪酸的含量、脂溶性维生素的含量、各种脂肪酸的比例等方面进行评价。

（1）脂肪的消化率 食物脂肪的消化率与其熔点密切相关。一般植物脂肪的消化率要高于动物脂肪。植物脂肪熔点低，消化率可高达 97%~98%。

（2）必需脂肪酸含量 一般植物油（椰子油除外）中亚油酸和 α-亚麻酸含量高于动物脂肪，其营养价值优于动物脂肪。

（3）脂溶性维生素含量 脂溶性维生素含量高的脂类其营养价值也高。植物油富含维生素 E，动物皮下脂肪几乎不含维生素，动物肝脏脂肪中含有丰富的维生素 A 和 D。

（4）各种脂肪酸比例 机体对饱和脂肪酸、单不饱和脂肪酸和多不饱和脂肪酸的需要比例接近于 1∶1∶1。脂肪中各种脂肪酸含量和比例适宜，尤其是 DHA、EPA、花生四烯酸等具有特殊生理功能的脂肪酸含量和比例适宜，则营养价值就高。

4. 参考摄入量 脂肪摄入过多，易引起超重和肥胖，增加心血管疾病、高血压和某些癌症（乳腺癌、大肠癌等）的发病风险，因此预防此类疾病发生的重要措施就是降低脂肪的摄入量。中国营养学会推荐成人脂肪摄入量应占总能量摄入的 20%~30%；必需脂肪酸的摄入量应不少于总能量的 3%；ω-3 与 ω-6 脂肪酸摄入比为 1∶（4~6）较适宜。此外，饱和脂肪酸、单不饱和脂肪酸和多不饱和脂肪酸的最佳比例为 1∶1∶1。

5. 食物来源 人类膳食脂肪主要来源于动物脂肪、肉类及植物的种子。畜禽等动物脂肪含饱和脂肪酸较多，水产品富含不饱和脂肪酸，如深海鱼、贝类富含 EPA、DHA。植物油富含不饱和脂肪酸，普遍含有亚油酸和 α-亚麻酸，是人体必需脂肪酸的主要来源。胆固醇主要存在于动物性食物，以动物内脏和蛋黄含量较高，植物性食物不含胆固醇。

（三）碳水化合物

碳水化合物（carbohydrate）又称糖类，由碳、氢、氧三种元素组成，可分为糖、寡糖和多糖。碳水化合物是最早被发现的营养素之一，广泛存在于动植物中，是人类膳食能量的主要来源，对人类营养有着重要作用。

1. 生理功能

（1）提供能量 糖类是人体最经济、最主要的能量来源，通常 50% 以上的膳食能量由糖类提供。肝糖原和肌糖原是葡萄糖在体内的储存形式，当需要时可迅速分解为葡萄糖释放进入血液。1g 碳水化合物在体内氧化可供给 16.736kJ（4kcal）能量。

（2）机体的重要组成成分 碳水化合物是构成机体组织的重要物质，参与细胞的组成，主要以糖脂、糖蛋白、蛋白多糖的形式存在，同时也是核糖核酸、脱氧核糖核酸的重要组成成分。

（3）节约蛋白质和抗生酮作用 当摄入足够的碳水化合物时，可以防止体内和膳食中的蛋白质转变为葡萄糖，避免机体蛋白的消耗，这种作用称为节约蛋白质作用。当碳水化合物不足时，脂肪酸则不能被彻底氧化分解而产生过多酮体，大量酮体可导致酮症酸中毒。人体每天至少需要 50~100g 碳水化合物才可防止酮血症的发生，这种碳水化合物防止酮体过多的作用称为抗生酮作用。

（4）增强肝脏的解毒功能　经糖醛酸途径生成的葡萄糖醛酸是体内重要的结合解毒剂，在肝脏能与很多有害物质结合，排出体外，起到解毒作用。

（5）增强肠道功能　这一作用主要通过膳食纤维来实现。膳食纤维（dietary fiber，DF）指不能被人体胃肠道消化酶所消化、吸收、利用的具有刺激和增强肠道蠕动、排泄功能的多糖，主要包括纤维素、半纤维素、木质素、果胶等。根据其水溶性不同，膳食纤维可分为可溶性膳食纤维和不溶性膳食纤维。膳食纤维的主要功能有：①促进排便；②控制体重；③降低血糖和血胆固醇；④预防结肠癌。膳食纤维摄入过多可影响钙、磷、铁、镁的吸收，产生肠胀气等不适现象。

2. 参考摄入量　中国营养学会推荐我国居民的碳水化合物的适宜摄入量（AI）为占总能量的 50%~65%，膳食纤维特定建议值 25~30g/d。

3. 食物来源　膳食中碳水化合物主要来源于粮谷类和薯类食物，粮谷类一般含碳水化合物 60%~80%，薯类含量为 15%~29%。膳食纤维主要存在于谷、薯、豆类及蔬菜水果等植物性食物中。

（四）能量

人体维持各种生命活动和从事体力劳动都需要消耗能量，维持机体能量代谢平衡对于维护生命健康至关重要。人体所需要的能量来源于食物中碳水化合物、脂肪和蛋白质三大营养素在体内的氧化。这三种营养素在体内氧化过程中都可以产生能量，故统称为"产能营养素"。营养学上所使用的能量单位通常为卡（calorie）、千卡（kilocalorie，kcal）或者焦耳（Joule，J）、千焦耳（kiloJoule，kJ）。两种能量单位的换算如下：1 kcal=4.184kJ，1 kJ=0.239kcal。

1g 产能营养素在体内氧化产生的能量称为能量系数。三种产能营养素在体内氧化实际产生能量为：1g 碳水化合物提供 16.81kJ（4.0kcal）；1g 脂肪提供 37.56 kJ（9.0kcal）；1g 蛋白质提供 16.74kJ（4.0kcal）。

1. 人体的能量消耗　成人能量消耗主要用于维持基础代谢（basal metabolism，BM）、体力活动和食物热效应（thermic effect of food，TEF）三方面。此外，儿童的生长发育、患者受损组织修复也需要能量。

（1）基础代谢　基础代谢是维持人体最基本生命活动所必需的能量消耗，占人体总能量消耗的 60%~70%。即人体经过 12 小时空腹和良好睡眠、清醒仰卧、恒温条件下（一般 22~26℃），无任何身体活动和紧张的思维活动，全身肌肉放松时的能量消耗。此时仅用于维持体温、心跳、呼吸、各器官组织和细胞基本生理功能的需要。基础代谢的水平用基础代谢率（basal metabolic rate，BMR）来表示，即指单位时间内人体基础代谢所消耗的能量，表示单位为 kJ/（m²·h）或 kcal/（m²·h）。BMR 是估算成年人能量需要量的重要基础，受体型、机体构成、年龄、性别、内分泌等因素影响。年龄愈小，基础代谢率愈高；男性的基础代谢率比女性要高；甲状腺素分泌多者比分泌少者高；寒冷、大量摄食、体力过度消耗以及精神紧张均可增高基础代谢水平。而禁食、饥饿或少食时，基础代谢能量消耗相应降低。

（2）体力活动 体力活动是除基础代谢外影响人体能量消耗的主要因素。通常情况下，由各种体力活动所消耗的能量占人体总能量消耗的15%~30%，随人体活动量的增加，其能量消耗也增加。体力活动所消耗的能量与劳动强度、活动频率、持续时间、工作熟练程度、劳动者的肌肉发达程度及体重有关。其中劳动强度为主要影响因素。WHO将职业劳动强度分为轻、中、重三个等级，具体见表4-2。各种活动的能量消耗见表4-3。

表4-2 体力活动水平分级表

活动水平	职业工作时间分配	工作内容举例
轻	75%时间坐或站立	办公室工作、售货员、修理电器钟表等
	25%时间站着活动	酒店服务员、实验操作、讲课等
中	25%时间坐或站立	学生日常活动、机动车驾驶、电工安装等
	75%时间特殊职业活动	车床操作、金工切割等
重	40%时间坐或站立	非机械化农业劳动、炼钢、舞蹈、体育等
	60%时间特殊职业活动	运动、装卸、采矿等

表4-3 各种活动的能量消耗（每公斤体重每小时所需的热量）

活动项目	所需能量（kcal）	活动项目	所需能量（kcal）
走路（慢步）	2.0	跳舞	3.8
走路（快步）	3.4	打乒乓球	4.4
走路（极快）	8.3	高声读书	0.4
跑步	7.0	唱歌	0.8
骑自行车（快）	7.6	游泳	7.9
骑自行车（慢）	2.5	体操	3.1
滑冰	3.5	打字	1.0
乘汽车	0.6	看书学习	0.32
坐着休息	0.3	洗碗、盘	1.0
穿衣、脱衣	0.7	扫地（轻）	1.4
吃饭	0.4	扫地（重）	1.7
洗衣服	1.3	缝衣	0.9
擦地	1.2	写字	0.4
熨衣	2.0	洗涤	1.0
整理床铺	0.8	闲谈	0.36
个人卫生	0.9	上下楼梯	3.3
睡醒静卧	0.1	站立	0.6

（3）食物的热效应 食物热效应又称食物特殊动力作用（specific dynamic action，SDA），指人体因摄食而引起的额外能量消耗，是由食物的代谢性消耗引起的，包括营养物质的一系列消化、吸收、转运、营养素和其代谢产物之间相互转化、储存等过程所消耗的能量。通常 SDA 占碳水化合物的 5%~6%、占脂肪的 4%~5%、占蛋白质的 30% 以上，如进食混合膳食，这种多消耗的能量约为原基础代谢的 10%。由此可见，这种由进食而引起的能量消耗的现象与食物营养成分有关。膳食蛋白质含量高，所消耗的能量也高。

（4）特殊生理阶段的能量消耗 特殊生理状态下，如孕妇和乳母需要额外提供胎儿生长、母体组织储备和授乳等所需能量；婴幼儿、儿童和青少年的生长发育需要额外消耗能量；恢复期病人的组织修复也需要能量。每增加 1g 体重所需要的能量因个体不同而异，在 4.9~8.2kcal/g 之间。

2. 膳食能量需要量 中国营养学会推荐我国成年人膳食中碳水化合物供能占总能量的 50%~65%、蛋白质占 10%~15%、脂肪占 20%~30% 为宜。

3. 食物来源 能量主要来源于食物中的碳水化合物、脂肪和蛋白质，其普遍存在于各种食物中。粮谷类和薯类含量丰富的碳水化合物，是最经济最廉价的膳食能量来源；油料作物脂肪含量较高；鱼、禽、肉、蛋、奶等动物性食物富含蛋白质和脂肪；蔬菜和水果含能量较少。

二、微量营养素

（一）矿物质

机体内除碳、氢、氧、氮外，其余元素统称为矿物质（mineral），亦称无机盐。其共同特点是：①矿物质在体内不能合成，必须由食物和饮水提供；②矿物质在体内分布极不均匀，如钙和磷主要分布在骨骼和牙齿；③矿物质之间存在着协同或拮抗作用，如摄入过量的锌可以抑制铁的吸收；④某些微量元素生理剂量与中毒剂量范围较窄，易导致中毒，如我国居民氟的 AI 为 1.5mg/d，而 UL 为 3.0mg/d。

矿物质不能提供热能，但它是构成机体组织和维持正常生理功能所必需的，参与维持机体组织的渗透压，参与调节体内的酸碱平衡，维持神经、肌肉的兴奋性。另外，矿物质还是机体酶系统或蛋白系统的关键成分，可激活人体新陈代谢中多种物质的活性（如酶的辅基、蛋白质、激素等），调节人体的生理机能。

人体内矿物质总量占体重的 4%~5%。按照其在体内含量的多少，通常将含量大于体重 0.01% 的称宏量元素或常量元素，包括钙、磷、钾、钠、镁、硫和氯；含量小于体重 0.01% 者为微量元素，目前公认的人体必需微量元素有铁、碘、锌、硒、铜、钼、铬、钴、锰和氟。我国居民比较容易缺乏的主要是钙、铁、锌、碘等矿物质。实施食盐加碘强化工作后，我国碘缺乏病发生率明显降低。

1. 钙 钙（calcium，Ca）是人体含量最多的无机元素，占成人体重的 1.5%~2.0%。人体 99% 的钙集中在骨骼和牙齿，其余 1% 的钙分布于软组织、细胞外液和血液中，统称为混溶钙池。混溶钙池与骨骼钙维持着动态平衡。

（1）生理功能　①构成骨骼和牙齿的主要成分：钙多以羟磷灰石 $[Ca_{10}(PO_4)_6(OH)_2]$ 或磷酸钙 $[Ca_3(PO_4)_2]$ 的形式存在，体内骨骼的钙与混溶钙池中的钙保持着动态平衡。②维持神经与肌肉正常功能：钙可以调节膜的离子通透性，参与调节神经肌肉的兴奋性、神经冲动的传导及心脏的正常搏动。若血钙下降，则使神经肌肉的兴奋性增高，可发生抽搐，血钙过高可导致心脏和呼吸衰竭。③调节酶的活性和凝血过程：钙可以激活体内许多参与细胞代谢的酶，如三磷酸腺苷酶、琥珀酸脱氢酶、鸟苷酸环化酶、蛋白质分解酶、凝血酶等。④维持细胞组织结构的完整性：钙与细胞膜上的磷脂结合，维持其结构的完整性与通透性；钙还可与细胞外液的某些蛋白质结合，在细胞间起粘连作用；在细胞内，钙与核酸结合维持染色体结构的完整。

此外，钙还参与激素的分泌、体液酸碱平衡的调节，钙缺乏还与高血压有关。

（2）参考摄入量　钙主要在酸性较高的小肠上段和十二指肠内被吸收。钙的吸收受年龄影响，随年龄增长吸收率降低。维生素D、乳糖、某些氨基酸可促进钙的吸收，粮谷类食物及蔬菜中含有的草酸、植酸及膳食纤维等不利于钙的吸收。

中国营养学会推荐成人钙的RNI为800mg/d，孕妇、乳母的生理需要量增加200mg/d，钙的UL为2000mg/d。

（3）食物来源　奶类及其制品含钙丰富、吸收率高，是最理想的钙来源；大豆及其制品、某些蔬菜、小虾皮、芝麻酱、发菜和海带等食品含钙亦很丰富，食用骨粉也是补钙的很好方式。膳食中的草酸盐、植酸盐、膳食纤维可在肠道与钙结合为难以吸收的复合物而干扰钙的吸收。

（4）缺乏与过量　在婴幼儿期缺钙易导致佝偻病，成年人缺钙易导致骨质软化症和骨质疏松症，血清钙水平降低可能出现手足抽搐症；钙摄入过量会增加肾结石的患病危险，还可明显抑制铁、镁、磷的吸收及降低锌的生物利用率。

2. 铁　铁（iron，Fe）是人体含量最多的必需微量元素，一般成人体内铁总量为4~5g。其中60%~75%存在于血红蛋白，3%在肌红蛋白，1%为含铁酶类，这些铁称为功能性铁；其余25%~30%的为储存铁，以铁蛋白和含铁血黄素形式存在于肝、脾和骨髓中。

（1）生理功能　铁是血红蛋白和肌红蛋白的构成成分，参与体内氧气及二氧化碳的转运和交换；铁也是细胞色素氧化酶、过氧化物酶、过氧化氢酶等的组成成分，在组织呼吸、生物氧化过程中作为电子载体起重要作用；维持正常的免疫功能；参与催化 β-胡萝卜素转化成维生素A、嘌呤与胶原的合成、脂类在血液中转运以及药物在肝脏的解毒作用。

（2）参考摄入量　当体内铁的需要量增大或贮存量减少时，铁的吸收增加，反之则减少。维生素C、维生素A、维生素 B_2、维生素 B_{12}、某些氨基酸（如半胱氨酸等）以及有机酸，可促进铁的吸收。膳食中存在的磷酸盐、植酸、草酸、膳食纤维等可阻碍铁的吸收。中国营养学会推荐成人铁的RNI为男性12mg/d、女性为20mg/d，UL为42mg/d。

（3）食物来源　食物中铁的良好来源为动物肝脏、动物全血、畜禽瘦肉和鱼类等。某些蔬菜，如香菇、木耳、海带和绿色蔬菜等含铁也较丰富。一般动物性食品的吸收率高于植物性食品。蛋类含铁虽多，但因与卵黄磷蛋白结合而吸收率不高。奶类属贫铁食物，故对婴儿应及时增加含铁丰富的辅食，防止缺铁性贫血发生。

（4）缺乏与过量 机体长期缺铁将导致缺铁性贫血，这是目前世界范围内最常见的营养性疾病之一，多见于婴幼儿、孕妇及乳母。铁缺乏可造成儿童免疫力低下、心理活动和智力发育不全等。铁长期摄入过量，在体内储存过多会损伤肝脏，可引起肝纤维化、肝脏肿瘤，也是促发动脉粥样硬化的危险因素。

3. 锌 锌（zinc，Zn）是人体必需的微量元素之一，成人体内含锌为 2~2.5g，主要分布于肌肉、骨骼和皮肤。

（1）生理功能 ①锌是体内许多酶的组成成分或激活剂：锌参与超氧化物歧化酶、碱性磷酸酶、乳酸脱氢酶、RNA 多聚酶、DNA 多聚酶、反转录酶等 200 多种酶的组成或激活，在组织呼吸、能量代谢、核酸代谢及抗氧化过程中发挥着重要作用。②促进生长发育和组织再生：锌参与蛋白质合成、细胞分裂和生长等过程。锌缺乏可引起蛋白质的合成障碍，细胞分裂减少，导致生长停止。③促进性器官和性功能发育：锌参与促黄体激素、促性腺激素等有关内分泌激素的代谢，影响胎儿的生长发育和生殖功能。④保护皮肤和视力：缺锌可引起皮肤粗糙和上皮角化。

此外，锌还参与维持正常的味觉、促进食欲；可影响体内维生素 A 的代谢及参与机体的免疫功能等。

（2）参考摄入量 锌的吸收主要在十二指肠和空肠，动物性食物中锌的利用率高于植物性食物。维生素 D_3、高蛋白、葡萄糖可促进锌的吸收，膳食纤维以及过多的铜、钙和亚铁离子可抑制锌的吸收，人体自身对锌的需要量增加时，锌的吸收率升高。

中国营养学会推荐成人锌的 RNI 为男性为 12.5mg/d，女性为 7.5mg/d。

（3）食物来源 动物性食物是锌的主要来源，不仅含量高而且吸收率高。贝壳类海产品（如牡蛎）、红色肉类及其内脏均是锌的良好来源，蛋类、豆类、谷类胚芽等也富含锌，蔬菜、水果锌含量较低。

（4）缺乏与过量 儿童缺锌主要表现为食欲减退或异食癖、生长发育停滞、男孩性腺小，严重时导致侏儒症；孕妇缺锌可导致胎儿畸形；成人长期缺锌导致性功能减退、精子数减少、皮肤粗糙、免疫功能降低等。锌过量可损害免疫器官，影响免疫功能，影响体内铜、铁和其他微量元素的代谢。

其他常见矿物质的功能、缺乏症状、食物来源和推荐摄入量见表 4-4。

表 4-4 其他常见矿物质的功能、缺乏症状、食物来源和推荐摄入量

分类	生理功能	缺乏症状	食物来源	推荐摄入量
硒（Se）	抗氧化作用；保护心血管、心肌的功能；增强免疫；解毒作用	克山病；大骨节病	海产品、内脏及肉类	成人 RNI：60μg/d UL：400μg/d
铬（Cr）	参与葡萄糖耐量因子的形成；预防动脉粥样硬化；参与蛋白质代谢	生长停滞、血脂增高、葡萄糖耐量异常	肉类、肝脏、海产品等	成人 AI：30μg/d
铜（Cu）	抗氧化作用；与胶原的结构有关；参与超氧化物歧化酶的形成；与儿茶酚胺、黑色素的形成有关	低色素小红细胞性贫血；肝豆状核变性	贝类、动物内脏及坚果类、豆类等	AI：0.8mg/d UL：8mg/d

（二）维生素

维生素（vitamin，Vit）是维持机体生命活动过程所必需的一类微量的低分子有机化合物，在机体物质和能量代谢过程中起重要作用。根据其溶解性可分为脂溶性维生素和水溶性维生素。脂溶性维生素包括维生素 A、D、E、K，主要储存于脂肪组织，摄入过量易引起中毒。水溶性维生素包括 B 族维生素和维生素 C，体内仅少量储存，摄入不足，易出现缺乏症。

维生素具有共同的特点：①需要量很小，常以 mg 或 μg 计，一旦缺乏就会引起相应的疾病；②大多数维生素不能在体内合成或合成数量不能满足需要，必须由食物供给；③一般是以本体形式或以能被机体利用的前体形式存在于天然食物中；④维生素不参与机体组成也不提供热能，但在机体物质和能量代谢过程中起重要作用。

1. 维生素 A　是指具有视黄醇结构及其生物活性的一大类物质，包括视黄醇、视黄醛和视黄酸，主要来源于动物体内。存在于植物中的类胡萝卜素（如 α、β 和 γ-胡萝卜素等）可以在体内转变成维生素 A 原，其中最重要的是 β-胡萝卜素。

（1）生理功能　构成视觉细胞内感光物质，维持正常视觉；调节上皮细胞的增殖和分化，维持上皮细胞的正常结构和功能；增强免疫功能；促进生长发育；防癌抗癌。

（2）参考摄入量与食物来源　我国居民膳食维生素 A 的 RNI 为成年男性 800μg RAE/d、女性 700μg RAE/d，UL 为 3000μg RAE/d。维生素 A 最好的食物来源是动物肝脏、鱼肝油。植物性食物只能提供类胡萝卜素，主要存在于深绿色或红黄橙色蔬菜水果中，如胡萝卜、西兰花等。

（3）缺乏与过量　维生素 A 缺乏的早期症状是暗适应能力降低，进一步发展可致夜盲症、眼干燥症，甚至失明；还会引起不同组织上皮干燥、增生及角化，出现皮肤干燥、毛囊丘疹、易感染等。过量摄入维生素 A 可引起中毒及致畸毒性。

2. 维生素 D　是类固醇的衍生物并具有维生素 D 活性的化合物，主要包括 D_2（麦角钙化醇）与 D_3（胆钙化醇），前者是植物中麦角固醇经紫外光照射后转变而来，后者是动物皮肤中 7-脱氢胆固醇经紫外光照射后的产物。吸收后的维生素 D 在肝脏、肾脏中转化为其活性形式 1,25-$(OH)_2D_3$ 发挥其功能。

（1）生理功能　促进钙磷吸收，调节钙磷代谢，促进骨骼和牙齿的生长。

（2）参考摄入量与食物来源　我国居民膳食维生素 D 的 RNI 为成人 10μg/d，老年人为 15μg/d。维生素 D 主要存在于海水鱼（如沙丁鱼）、肝、蛋黄等动物性食物和鱼肝油制剂中。奶中维生素 D 含量较低，蔬菜、谷类和水果几乎不含维生素 D。经常晒太阳是人体获得维生素 D_3 的最好来源。

（3）缺乏与过量　维生素 D 缺乏，在儿童导致佝偻病；孕妇、乳母和成人主要表现为骨质软化病；老年人可引起骨质疏松。过量摄入维生素 D 可引起高钙血症、高钙尿症、肾结石等，严重者可致中毒死亡。

3. 维生素 E　又称生育酚，是所有具有 α-生育酚生物活性化合物的总称，包括生育酚和三烯生育酚两类共 8 种化合物，其中 α-生育酚的活性最高。

（1）生理功能　抗氧化作用；预防衰老；维持生殖功能；调节血小板的黏附力和聚集作用；增强机体免疫功能和抑制肿瘤发生。

（2）参考摄入量与食物来源　我国居民维生素 E 的 AI 为成人 14mg α-TE/d，孕妇与乳母分别为 14mg α-TE /d、17mg α-TE /d。维生素 E 含量丰富的食物有植物油、坚果、豆类和谷类。肉、蛋、鱼等动物性食品和蔬菜、水果中含量较少。

（3）缺乏与过量　维生素 E 在食物中广泛存在，一般不会缺乏。维生素 E 毒性相对较小，但大剂量摄入可引起中毒，补充维生素 E 制剂不宜超过 400mg/d。

4. 维生素 B₁　又称硫胺素、抗脚气病因子，主要以焦磷酸硫胺素（thiamine pyrophosphate，TPP）的形式参与体内的物质代谢和能量代谢。

（1）生理功能　作为脱羧酶辅酶催化 α-酮酸的氧化脱羧反应，保证糖酵解及三羧酸循环的顺利进行；作为转酮基酶的辅酶，参与磷酸戊糖途径；促乙酰胆碱合成，维持神经、消化、肌肉、循环的正常生理功能。

（2）参考摄入量与食物来源　我国成人维生素 B₁ 的 RNI 男性为 1.4mg/d、女性为 1.2mg/d。维生素 B₁ 广泛存在于天然食物中，谷类、豆类及干果类、动物内脏、瘦肉等含量丰富。烹调加工不当会导致损失，如粮谷类精加、烹调加碱和高温油炸等均可使维生素 B₁ 损失。

（3）缺乏与过量　维生素 B₁ 缺乏可导致脚气病，主要损害心血管、神经系统。脚气病可分为干性脚气病（以多发性神经炎症状为主）、湿性脚气病（以水肿和心脏症状为主）和混合型脚气病。维生素 B₁ 过量中毒很少见，超过 RNI 100 倍以上的剂量有可能出现头痛、惊厥、心律失常等。

5. 维生素 B₂　亦称核黄素，体内活性形式为黄素腺嘌呤二核苷酸（FAD）和黄素单核苷酸（FMN）。

（1）生理功能　FAD 和 FMN 为黄素酶的辅酶，参与体内生物氧化和能量代谢；参与烟酸、维生素 B₆ 的代谢；参与体内的抗氧化防御系统；与体内铁的吸收、储存与动员有关。

（2）参考摄入量与食物来源　我国居民膳食维生素 B₂ 的 RNI 为成年男性 1.4mg/d、女性 1.2mg/d。维生素 B₂ 广泛存在于动植物食物中，动物性食物含量较植物性食物高。动物肝脏、肾脏、心脏、乳汁及蛋类中含量尤为丰富；植物性食品以绿色蔬菜、豆类含量较高，谷类含量较少。

（3）缺乏与过量　维生素 B₂ 缺乏主要表现为"口腔-生殖综合征"，即眼、口腔、生殖器官和皮肤的非特异性炎症；可导致缺铁性贫血，影响生长发育；妊娠期缺乏可致胎儿骨骼畸形。维生素 B₂ 一般不会引起过量中毒。

6. 维生素 C　又称抗坏血酸，具有酸性和强还原性，极易氧化，在酸性条件下稳定。食物中维生素 C 有还原型与氧化型两种形式，人血浆中主要以还原型存在。

（1）生理功能　抗氧化作用；作为羟化过程底物和酶的辅助因子；改善铁、钙和叶酸的利用；促进类固醇的代谢；清除自由基；参与合成神经递质；增加抵抗力，促进排毒等。

（2）参考摄入量与食物来源　我国居民膳食维生素 C 的 RNI 成人为 100mg/d。维生素 C 主要来源于新鲜蔬菜和水果。一般叶菜类含量比根茎类多，酸味水果比无酸味水果含量多。含量较丰富的蔬菜有辣椒、油菜、西兰花等，含量较多的水果有柑橘、柠檬、草莓等。

（3）缺乏与过量　维生素 C 缺乏可致坏血病，表现为毛细血管脆性增加、牙龈肿胀出血、四肢关节或皮下出血、伤口愈合不良等；还可出现贫血、骨质疏松等。维生素 C 摄入过量会出现腹泻、腹胀，增加尿路结石的危险。

其他水溶性维生素的功能、缺乏症状、食物来源和推荐摄入量见表 4-5。

表 4-5　其他水溶性维生素的功能、缺乏症状、食物来源和推荐摄入量

分类	生理功能	缺乏症状	良好食物来源	推荐摄入量
叶酸	作为一碳单位的载体参与代谢；参与嘌呤和嘧啶的合成；参与血红蛋白的合成；参与神经递质的合成	巨幼红细胞贫血、高半胱氨酸血症、胎儿神经管畸形	动物肝脏、豆类、绿叶蔬菜、水果、坚果和酵母等	400μg DFE/d
维生素 B₃（烟酸，尼克酸）	NAD、NADP 的辅酶，参与细胞内生物氧化还原过程；参与脂肪、类固醇等的生物合成；是葡萄糖耐量因子的组成成分	癞皮病、腹泻、皮炎、痴呆	海鱼、动物肝脏、鸡胸脯肉、牛肉、蘑菇	男：15 NE /d 女：12 NE /d
维生素 B₆（吡哆醇、吡哆胺）	参与多种酶反应；在营养素代谢中起到重要作用；参与机体能量转化、核酸代谢；影响免疫系统	皮炎、舌炎、抽搐和神经精神症状	豆类、畜禽类、肝脏、鱼类等	1.4mg/d
维生素 B₁₂（钴胺素）	以辅酶形式参与生化反应；促进蛋白质合成；维持造血系统正常	巨幼红细胞贫血、高半胱氨酸血症	肉类、鱼类、贝壳、家禽、奶类	2.4μg/d

第二节　合理营养与膳食指导

第五次全国膳食营养调查显示，我国城乡居民膳食营养状况有了明显改善，营养不良和营养缺乏患病率持续下降。但膳食结构失衡、膳食成分搭配不合理的现象依然严峻，营养失调性疾病呈上升趋势，超重或肥胖已成为中国经济较发达地区居民的现实营养问题。因此，对城乡居民进行合理营养与平衡膳食指导尤为重要。

一、合理营养与平衡膳食

合理营养（rational nutrition）是指全面而平衡的营养，即满足机体对各种营养素及能量的需要，各营养素种类齐全、数量充足、比例适宜，并使机体处于良好健康状态。

平衡膳食（balanced diet）是指提供给机体种类齐全、数量充足、比例合适的能量和各种营养素，并与机体的需要保持平衡，进而达到合理营养、促进健康、预防疾病的膳食。

合理营养是维持人体正常生长发育和保持良好健康状态的物质基础。平衡膳食是实现合理营养的根本途径，没有平衡膳食，就谈不上合理营养和健康。合理营养的基本要求是：①膳食应供给足量的能量及各种营养素；②各种营养素之间要保持数量上的平衡；③食物的储存、加工、烹调手段合理；④合理的膳食制度和良好的饮食习惯，三餐定时定量，比例合适；⑤食物应对人体无毒无害，不含致病微生物和有毒化学物质等。

膳食营养素参考摄入量（dietary reference intakes，DRIs）是在推荐膳食营养素供给量（RDA）基础上发展起来的一组每日平均膳食营养素摄入量的参考值，主要包括以下四个指标。

（1）平均需要量（estimated average requirement，EAR）　指满足某一特定性别、年龄和生理状况群体中 50% 个体需要量的摄入水平。

（2）推荐摄入量（recommended nutrient intake，RNI）　指满足某一特定性别、年龄和生理状况群体中 97%~98% 个体需要量的摄入水平。RNI 是个体适宜营养素摄入水平的参考值，是健康个体膳食摄入营养素的目标值。

（3）适宜摄入量（adequate intake，AI）　指通过观察或实验获得的健康人群对某种营养素的摄入量。一般采用膳食调查中营养素摄入量的中位数值。

（4）可耐受最高摄入量（tolerable upper intake level，UL）　是平均每日摄入营养素的安全上限，是一个健康人群中几乎所有个体都不会产生毒副作用的最高摄入水平。主要用于检查个体摄入量过高的可能，避免发生中毒。见图 4-1。

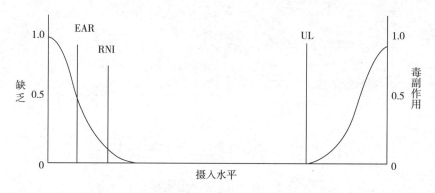

图 4-1　营养素摄入过多或过少的危险性

二、膳食指南与膳食宝塔

（一）中国居民膳食指南

膳食指南（dietary guideline）是根据营养科学原则和人群健康需要，结合国家或地区食物生产供应及人群生活实践，给出的膳食指导意见。我国于 1989 年首次发布了《中国居民膳食指南》，经过 1997 年、2007 年及 2016 年三次修订，并于 2016 年发布最新版《中国居民膳食指南（2016）》。该指南包括一般人群膳食指南和特定人群膳食指南。

1. 一般人群膳食指南　适用于 2 岁以上的健康人群，提出 6 条核心推荐条目。

（1）食物多样，谷类为主　食物多样是平衡膳食模式的基本原则。每天的膳食应包括谷薯类、蔬菜水果类、畜禽鱼蛋奶类、大豆坚果类等食物。建议平均每天摄入 12 种以上食物，每周 25 种以上。谷类为主是平衡膳食模式的重要特征，每天摄入谷薯类食物 250~400g，其中全谷物和杂豆类 50~150g，薯类 50~100g；膳食中碳水化合物提供的能量应占总能量 50% 以上。

（2）吃动平衡，健康体重　体重是评价人体营养和健康状况的重要指标。各个年龄段人群都应该坚持天天运动、维持能量平衡、保持健康体重。推荐每周应至少进行 5 天中等强度身体活动，累计 150 分钟以上；坚持日常身体活动，平均每天主动身体活动 6000 步；尽量减少久坐时间，每小时起来动一动。

（3）多吃蔬果、奶类、大豆　蔬菜、水果、奶类和大豆及制品是平衡膳食的重要组成部分，坚果是膳食的有益补充。蔬菜水果是维生素、矿物质、膳食纤维和植物化学物的重要来源，奶类和大豆类富含钙、优质蛋白质和 B 族维生素。提倡餐餐有蔬菜，推荐每天摄入 300~500g，深色蔬菜应占 1/2。天天吃水果，推荐每天摄入 200~350g 的新鲜水果，果汁不能代替鲜果。吃各种奶制品，摄入量相当于每天液态奶 300g。经常吃豆制品，适量吃坚果。

（4）适量吃鱼、禽、蛋、瘦肉　鱼、禽、蛋和瘦肉要适量摄入，每周吃鱼 280~525g，畜禽肉 280~525g，蛋类 280~350g，平均每天摄入鱼、禽、蛋和瘦肉总量 120~200g。优先选择鱼和禽类，少吃肥肉、烟熏和腌制肉制品。

（5）少盐少油，控糖限酒　清淡饮食，少吃高盐和油炸食品，成人每天食盐不超过 6g，每天烹调油 25~30g。控制添加糖的摄入量，每天摄入不超过 50g，最好控制在 25g 以下。足量饮水，成人每天 7~8 杯（1500~1700mL），提倡饮用白开水和茶水，不喝或少喝含糖饮料。儿童少年、孕妇、乳母不应饮酒；成人如饮酒，男性一天饮酒的酒精量不超过 25g，女性不超过 15g。

（6）杜绝浪费，兴新食尚　勤俭节约，珍惜食物，按需备餐，提倡分餐不浪费。选择新鲜卫生的食物和适宜的烹调方式。食物制备生熟分开、熟食二次加热要热透。学会阅读食品标签，合理选择食品。多回家吃饭，享受食物和亲情。传承优良饮食文化，兴饮食文明新风。

2. 特定人群膳食指南　特定人群包括孕妇、乳母、婴幼儿、儿童青少年、老年人及素食人群，根据这些人群的生理特点和营养需要，制定了相应的膳食指南，以更好地指导孕妇乳母营养、婴幼儿科学喂养和副食添加、儿童青少年生长发育增长时期的合理饮食，以及适应老年人生理和身体变化的膳食安排。

（1）中国孕妇、乳母的膳食指南　备孕妇女膳食指南：①调整孕前体重至适宜水平；②常吃含铁丰富的食物，选用碘盐，孕前 3 个月开始补充叶酸；③禁烟酒，保持健康生活方式。

孕期妇女膳食指南：①补充叶酸，常吃含铁丰富的食物，选用碘盐；②孕吐严重者，可少量多餐，保证摄入含必要量碳水化合物的食物；③孕中晚期适量增加奶、鱼、禽、蛋、瘦肉的摄入；④适量身体活动，维持孕期适宜增重；⑤禁烟酒，愉快孕育新生命，积极准备母乳喂养。

哺乳期妇女膳食指南：①增加富含优质蛋白质及维生素A的动物性食物和海产品，选用碘盐；②产褥期食物多样不过量，重视整个哺乳期营养；③愉悦心情，充足睡眠，促进乳汁分泌；④坚持哺乳，适度运动，逐步恢复适宜体重；⑤忌烟酒，避免浓茶和咖啡。

（2）中国婴幼儿喂养指南　6月龄内婴幼儿母乳喂养指南：①产后尽早开奶，坚持新生儿第一口食物是母乳；②坚持6月龄内纯母乳喂养；③顺应喂养，建立良好生活规律；④生后数日开始补充维生素D，不需补钙；⑤营养配方奶是不能纯母乳喂养时的无奈选择；⑥监测体格指标，保持健康生长。

7~24月龄婴幼儿母乳喂养指南：①坚持母乳喂养，满6月龄起添加辅食；②从富含铁的泥糊状食物开始，逐步添加达到食物多样；③提倡顺应喂养，鼓励但不强迫进食；④辅食不加调味品，尽量减少糖和盐的摄入；⑤注重饮食卫生和进食安全；⑥定期监测体格指标，追求健康生长。

（3）中国少年儿童膳食指南　学龄前儿童膳食指南：①规律就餐，自主进食不挑食，培养良好饮食习惯；②每天饮奶，足量饮水，正确选择零食；③食物应合理烹调，易于消化，少调料、少油炸；④参与食物选择和制作，增进对食物的认知和喜爱；⑤经常户外活动，保障健康生长。

学龄儿童膳食指南：在一般人群膳食指南的基础上，推荐如下5条：①认识食物，学习烹饪，提高营养科学素养；②三餐合理，规律进餐，培养健康饮食行为；③合理选择零食，足量饮水，不喝含糖饮料；④不偏食节食，不暴饮暴食，保持适宜体重增长；⑤保证每天至少活动60分钟，增加户外活动时间。

（4）中国老年人膳食指南　本指南适用于65岁以上的人群，是在一般人群膳食指南基础上对老年人膳食指导的补充说明和指导。①少量多餐细软，预防营养缺乏；②主动足量饮水，积极户外活动；③延缓肌肉衰减，维持适宜体重；④摄入充足食物，鼓励陪伴进餐。

（二）中国居民平衡膳食宝塔

为了更好地传播和实践膳食指南的内容和思想，中国营养学会进一步提出了更直观的《中国居民平衡膳食宝塔（2016）》。平衡膳食宝塔是膳食指南量化和形象化的表达，也是人们在日常生活中贯彻膳食指南的便捷工具。"宝塔"共分五层，包含每天应摄入的主要食物种类，利用各层位置和面积的不同反映了各类食物在膳食中的地位和应占的比重，如图4-2所示。

平衡膳食宝塔应用基本原则：确定合适的能量水平；根据个体能量需要确定食物需要；同类互换，调配丰富多彩的膳食；因地制宜。"宝塔"建议的各类食物摄入量范围适用于一般健康人，应用时要根据个人年龄、性别、身高、体重和劳动强度等情况适当调整。

中国居民平衡膳食宝塔（2016）

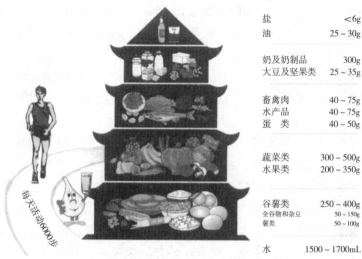

盐	<6g
油	25～30g
奶及奶制品	300g
大豆及坚果类	25～35g
畜禽肉	40～75g
水产品	40～75g
蛋　类	40～50g
蔬菜类	300～500g
水果类	200～350g
谷薯类	250～400g
全谷物和杂豆	50～150g
薯类	50～100g
水	1500～1700mL

每天活动6000步

图4-2　中国居民平衡膳食宝塔（2016）

三、中医饮食与健康

中医饮食疗法已有数千年历史，历代医家的著作中饮食疗法均有论述，积累了丰富的理论知识和经验，是中国营养学独具特色的组成部分，为我国居民健康做出了很大贡献。中医认为正常饮食是构成人体形质，以及维持人体生命活力的气、血、精、津等生命必须物质的本源，又把饮食失宜视为导致疾病的重要病因。中医饮食保健以人为本，以脾胃为饮食保健之本，注重饮食保健的个体针对性，强调无病强身、既病首重食疗。

（一）饮食调养原则

中医饮食调养是在中医药理论指导下，利用食物的性能与健康的关系，通过饮食调养达到保健、强身、预防或治疗疾病以及延缓衰老的目的。《素问·脏气法时论》指出："五谷为养，五果为助，五畜为宜，五菜为充，气味合而服之，以补益精气。"强调各种食物合理搭配方能扶助人体正气，这与现代营养学提出的平衡膳食、合理营养的要求是一致的。元代忽思慧在其《饮膳正要》中说："春气温，宜食麦以凉之；夏气热，宜食菽以寒之；秋气燥，宜食麻以润其燥；冬气寒，宜食黍以热性治其寒。"强调饮食顺应四时气候变化的自然规律。另外，饮食调养还要求饮食生熟冷热有度，饮食营养要适应环境，要因时、因地、因人而异。必须根据不同的个体体质与疾病特点，选用相应的食物，进行灵活取舍，合理搭配，以符合人体健康需求。运用饮食调补时，需注意调整阴阳、协调脏腑、三因制宜、辨证施食和五味调和这些问题。

（二） 食物性味

西医注重食物的营养成分；中医注重食物的性、味等方面特质。四气与五味是食物性能中最重要的内容，由于饮食物的五味属性不同，其进入人体后，对人体的脏腑经络就有选择性，因而饮食五味在充养脏腑之气时，就有一个分配的规律性，如酸味入肝，苦味入心，甘味入脾，辛味入肺，咸味入肾。若五味和调，则各脏腑功能正常。中医饮食调补就是利用食物不同的性味来调整人体气血阴阳，祛邪扶正，使阴平阳秘，恢复健康。

1. 四气 又称四性，即寒性、凉性、温性和热性，连同不寒不凉的平性，共为五性。能够治疗热证的药物大多属于寒性或凉性；能够治疗寒证的药物，大多是温性或热性。凡寒性或凉性食品，如绿豆、芹菜、柿子、梨、香蕉、冬瓜、丝瓜、西瓜、鸭肉、金银花、胖大海等，都具有清热、生津、解暑、止渴的作用，对热性病证或者阳气旺盛、内火偏重者为宜。反之，对虚寒体质，阳气不足之人则忌食。同理，食品中的羊肉、狗肉、雀肉、辣椒、生姜、茴香、砂仁、肉桂、红参、白酒等热性或温性食物，多有温中、散寒、补阳、暖胃等功效，对阳虚怕冷，虚寒病症，食之为宜，热性病及阴虚火旺者忌食之。了解和掌握食物之性，是掌握和熟练运用饮食宜忌原理的基础。

2. 五味 指饮食物的辛、甘、酸、苦、咸五味，也包括淡味、涩味，习惯上把淡附于甘味，把涩附于咸味。中医理论认为，肺主气，心主血脉，肝主筋，脾主肉，肾主骨，饮食五味用之适宜，对人体则有益，若因过分偏嗜则可发生疾病。五味调和，脏腑得益，人体健康；五味偏嗜，或不遵宜忌，将导致五脏失调，形成疾病。

（三） 饮食配伍

各种食物都有其各自的性能，它们在配合食用时，会产生各种变化。食物与食物之间的配伍关系主要有相须、相使、相畏（相杀）、相恶、相反等。

1. 相须 是指性能作用相类似的两种食物配合应用，可以起到协同作用，增强其效用，如人参与母鸡配伍食用，能明显地增强其补益强壮的作用。

2. 相使 是指两种食物配合使用，而以一种食物为主，另一种食物为辅，以提高主要食物的保健作用。配伍的两种食物之间的性能可以不同，如姜糖饮，温中和胃的红糖，增强了生姜温中散寒的功效。

3. 相畏（相杀） 是指两种食物配伍使用时，一种食物能减轻或消除另一种食物的副作用，如食用螃蟹常配用生姜，主要是以生姜减轻螃蟹的寒性，并解蟹毒。

4. 相恶 是指两种食物配伍使用时，一种食物能降低另一种食物的作用，甚至相生抵消，如人参恶萝卜，因萝卜耗气，会降低人参补气的作用。

5. 相反 是指两种食物配伍使用时，能产生副作用或毒性反应，属配伍禁忌，如虾不可与富含维生素 C 的食物同食，易中毒；豆腐与蜂蜜同食易腹泻。

（四）饮食禁忌

1. 配伍禁忌　配伍禁忌是指两种食物在配伍使用时，可降低食物的养生或食疗效果，甚至对人体产生有害的影响，也即俗称的食物相克。食物的配伍禁忌主要有相恶和相反两种情况。有关食物配伍禁忌的内容在历代有关文献中有较多的论述。如猪肉反乌梅、桔梗（《本草纲目》）；狗肉恶葱（《本草备要》）；羊肉忌南瓜（《随息居饮食谱》）；鳖肉忌苋菜、鸡蛋（《本草备要》）；螃蟹忌柿、荆芥（《本草纲目》）；葱忌蜂蜜（《千金方·食治》）；人参恶黑豆（《药对》）、忌山楂（《得配本草》）、忌萝卜、茶。以上配伍禁忌在膳食配方时应避免或禁止使用。

2. 发物禁忌　所谓发物，是指特别容易诱发某些疾病，尤其是旧病宿疾或加重已发疾病的食物。发物禁忌在饮食养生和饮食治疗中都具有重要意义。在通常情况下，发物也是食物，适量食用对大多数人不会产生副作用或引起不适，只是对具有特殊体质以及与其相关的某些疾病才会诱使发病。发物的范围很广，在我们的日常生活中，属于发物类的食物按其来源可分为以下几类：

（1）海腥类　主要有带鱼、黄鱼、鲳鱼、蚌肉、虾、螃蟹等水产品。这类食品大多咸寒而腥，对于体质过敏者，易诱导过敏性疾病发作，如哮喘、荨麻疹等。同时，也易催发疮疡肿毒等皮肤疾病。

（2）食用菌类　主要有蘑菇、香菇等。这类食物多为高蛋白食品，过食易致动风升阳，触发肝阳头痛、肝风眩晕等宿疾。此外，有皮肤宿疾者，食之也多易复发。

（3）蔬菜类　主要有竹笋、芥菜、南瓜、菠菜等，这类食物易诱发皮肤疮疡肿毒。

（4）禽畜类　主要有公鸡、鸡头、猪头肉、鹅肉、鸡翅、鸡爪等，这类食物主动而性升浮，食之易动风升阳，触发肝阳头痛、肝风眩晕等宿疾。

（5）果品类　主要有桃子、杏等。前人曾指出，桃多食生热，发痈、疮、疖、痢；杏多食生痈疖、伤筋骨。

此外，属于发物类的还有猿肉、腐乳、酒及葱、椒、蒜等。现代临床研究证实，忌食发物在外科手术后减少创口感染和促进创口愈合方面具有重要意义。发物能诱发或加重某些疾病，但另一方面，由于发物具有的催发或透发作用，食疗上还用于治疗某些疾病。如麻疹初期，疹透不畅，食用蘑菇、竹笋等发物，可起到助其透发，缩短病程的作用。又如多食海腥发物以催发牛痘等，都是利用了发物具有的透发作用。

第三节　食品安全

"民以食为天，食以安为先"，食品安全是关系到人民健康和国计民生的重大问题。食物在种植、养殖、生产、加工、储运、销售直到消费的各个环节都可能存在不安全因素，造成食品卫生质量降低与食品品质缺陷，引起危害人体健康等一系列食品安全问题。近年来食品中的致病菌及有害化学物质对健康的危害越来越引起人们的关注，如三聚氰胺奶粉事件、瘦肉精事件、疯牛病等食品安全事件被频频曝光。食品安全不仅危及人民群众的身体健康和生命安全，而且对政府、国家的形象和社会经济发展造成严重影响。因此加强食品安全的监督管理尤为重要。

一、食品安全概述

（一） 食品安全的概念

食品安全（food safety）的内涵可概括为两个方面，一是食品数量安全，二是食品质量安全。食品数量安全指的是必须保证居民有足够的食品食用；食品质量安全是指食品本身对消费者的安全性，即食品中不应含有可能损害或威胁人体健康的有毒有害物质或因素，不应导致消费者急性或慢性毒害或感染疾病或产生危及消费者及其后代健康的隐患。2015 年 10 月 1 日修订实施的《中华人民共和国食品安全法》对食品安全的定义为："食品安全，指食品无毒、无害、符合应当有的营养要求，对人体健康不造成任何急性、慢性和潜在性的危害。"该定义强调了食品的质量安全，并提示食品营养、食品卫生均是食品安全的重要组成内容。食品安全危害是指损害或影响食品的安全和质量，以及食用食品后可能对人体健康和生命安全造成危害的因素。

（二） 食品安全的主要危害因素

食品（食物）在种植、养殖、加工、包装、贮藏、运输、销售直至消费的所有环节都存在着各种各样影响人类健康的不安全因素。影响食品安全的诸多因素可归纳如下。

1. 生物因素 无论是发达国家还是发展中国家，生物性危害均是影响食品安全的最主要因素，其中食品的微生物污染最常见而且危害较大。细菌、病毒、真菌、寄生虫等生物自身及其代谢产物（如毒素等）污染食品可引起各种各样的食品安全问题，包括多种食物中毒、食源性寄生虫病，甚至致畸、致癌等。此外，由于现代食品生产、加工方式的变化，食品贸易全球化趋势，居民生活方式的改变，以及与食物有关的微生物自身的耐药性、适应性及基因变异等，对食源性疾病传播提供了更适宜的条件；近年来新的致病微生物引起的食源性疾病以及开始涌现；这些均表明食品中的微生物危害在未来很长时间内仍然是一个重要的公共卫生问题。

2. 化学因素 食品的化学性污染物种类繁多，来源复杂，被污染的食品外观无明显改变，不易鉴别，污染物性质稳定不易消除，污染物蓄积性强，对健康会造成多方面的危害。某些食品自身固有有毒有害化学物质，或有毒有害化学物质经多种途径、多种方式（如环境污染、农药和兽药残留、不合理的食品添加剂及食品包装材料的使用等）进入食物，人食用后可引起各种食品安全问题。食品中的有害化学物质包括天然有毒物质（如马铃薯中的龙葵素等）；环境污染物（如农药或兽药残留、重金属、N-亚硝基化合物、多环芳烃类化合物等）；食品容器、包装材料中的有害金属或有害塑料单体溶入食品；滥用各种食品添加剂；食品加工、贮存过程中产生的物质；掺假、制假过程中加入的物质等。

3. 物理因素 引起食品安全问题的物理因素主要包括杂质和放射性污染。杂质是由原材料及加工过程中设备、操作人员等原因带来的某些外来物质，如灰尘、昆虫、金属、石块、塑料及玻璃等。食品中的放射性物质有的来自天然本底，也有的来自人为污染。

4. 现代生物技术 现代生物和食品加工技术丰富了食品资源，但也存在着很多不确定因素。如转基因、益生菌、辐照食品、新资源食品的开发等新技术在食品中的应用给食品安全带来了许多新问题。辐照食品可杀灭有害微生物和寄生虫、延长食品的贮藏时间等，但剂量过大的射线辐射有可能产生致癌物诱变剂等有害物质，且可能使食品营养成分破坏。转基因食品可增加食品原料的产量、改良食品营养价值与风味、去除食品不良特性、延长食品储存期限，但其生物安全性问题、对生态环境是否无害、对人类健康的远期效应等，都有待于进一步研究证实。

（三）安全食品的种类

安全食品有广义和狭义之分，广义的安全食品是指长期正常使用不会对身体产生阶段性或持续性危害的食品；狭义的安全食品则是指按照一定的规程生产，符合营养、卫生等各方面标准的食品。狭义的安全食品可分为以下四类，安全级别依次升高。

1. 常规安全食品 是指在一般生态环境和条件下生产或加工的产品，经卫生部门或质检部门检验，达到了国家现行有关卫生标准的食品或已通过食品质量安全认证，并取得"食品生产许可证"的食品。常规安全食品约占整个食品消费量的90%以上，是目前我国居民消费的主要食品。

2. 无公害食品 是指产地环境、生产过程和最终产品符合无公害食品标准和规范，经专门机构认定，许可使用无公害农产品标识（图4-3）的食品。无公害农产品生产过程中允许限量、限品种、限时间使用人工合成的安全的化学农药、兽药、渔药、肥料、饲料添加剂等。

3. 绿色食品 是指遵循可持续发展原则，按照特定生产方式生产，经中国绿色食品发展中心认定，许可使用绿色食品标志（图4-3），无污染的安全、优质、营养的食品，其特征是无污染、安全、优质、营养。绿色食品分为A级和AA级两类，后者的安全级别更高一些，其主要区别是在生产过程中，AA级不使用任何农药、化肥和人工合成激素；A级则允许限量使用限定的农药、化肥和合成激素。

4. 有机食品 亦称生态食品，是一种国际通称。国家环保局有机食品发展中心（OFDC）认证标准中有机食品的定义是：来自有机农业生产体系，根据有机认证标准生产、加工并经独立的有机食品认证机构认证的农产品及其加工品等。包括粮食、蔬菜、水果、奶制品、禽畜产品、蜂蜜、水产品、调料等。有机食品标志见图4-3。

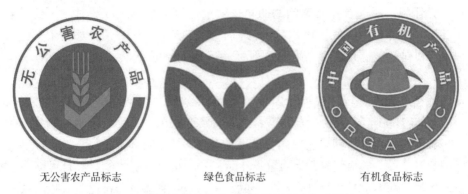

无公害农产品标志　　　　绿色食品标志　　　　有机食品标志

图4-3　我国无公害食品、绿色食品及有机食品标志

（四）食品添加剂

食品添加剂（food additives）指为改善食品品质、色、香、味以及防腐和加工工艺的需要而加入食品中的化学合成或天然物质。正确认识和合理使用食品添加剂，有助于最大限度地保证食品安全，防止损害消费者健康。

1. 食品添加剂的种类　根据我国2014年颁布的《食品添加剂使用标准》（GB2760-2014）规定，食品添加剂按其主要功能作用不同分为酸度调节剂、抗结剂、消泡剂、抗氧化剂、漂白剂、膨松剂、着色剂、护色剂、乳化剂等22个功能类别。

2. 食品添加剂的作用　①改善和提高食品色、香、味及口感等感官指标；②保持和提高食品的营养价值；③有利于食品保藏和运输，延长食品的保质期；④增加食品的花色品种；⑤有利于食品加工操作；⑥满足不同人群的需要；⑦提高经济效益和社会效益。

3. 食品添加剂的安全性　食品添加剂特别是化学合成的食品添加剂本身大都有一定的毒性，如糖精可引起皮肤瘙痒、日光性皮炎；香料中多种物质可引起支气管哮喘、荨麻疹等，所以使用时要严格控制使用量。另外，超范围使用食品添加剂、使用未经批准的添加剂或以掺假、伪造为目的使用添加剂等，均会给食品带来新的污染并引起食品安全问题，如超量使用亚硝酸盐、漂白剂、色素等会引起急性或慢性中毒；用人造蛋白制造假奶粉会引起"大头婴儿"等。因此，只有按要求使用食品添加剂才是安全的，使用时必须遵循食品添加剂的使用原则。

4. 食品添加剂的使用原则　食品添加剂的使用必须符合《食品安全国家标准 食品添加剂使用标准》（GB2760-2014）、《复配食品添加剂通则》（GB26687-2011）、《食品安全法》或国家卫生行政部门规定的品种及其适用范围和使用量。具体使用原则为：①经食品毒理学安全性评价，在其使用限量内长期使用对人安全无害；②食品添加剂在达到预期效果的前提下尽可能降低在食品中的使用量；③不影响食品自身的感官性状和理化指标，对营养成分无破坏作用；④在达到一定使用目的后，经加工、烹调或贮存时，能消除或破坏；⑤使用食品添加剂不得以掩盖食品腐败变质或掺杂、掺假、伪造为目的；⑥进入人体后，最好能参加人体正常的物质代谢，或能被正常解毒过程解毒后全部排出体外，或因不能被消化道吸收而全部排出体外；⑦未经卫生行政部门允许，婴儿及儿童食品不得加入食品添加剂。

（五）食品安全标准

食品安全标准是对食品中具有与人类健康相关的质量要素和技术要求及其检验方法、评价程序等所做的规定。食品安全标准是判定食品是否符合安全卫生要求的重要技术依据，对食品安全监督管理有重要意义。

1. 分类 按适用对象可分为：食品原料与产品安全标准；食品添加剂使用标准；营养强化剂使用标准；食品容器与包装材料标准；食品中农药最大残留限量标准；食品中霉菌与霉菌毒素限量标准；食品中污染物限量标准；食品中激素（植物生长素）、抗生素及其他兽药限量标准；食品企业生产卫生规范；食品标签标准；辐照食品安全标准；食品检验方法标准；其他等 13 类。

2. 主要技术指标

（1）严重危害人体健康的指标 如致病性微生物与毒素、有毒有害化学物质、放射性污染物等。

（2）反映食品可能被污染及污染程度的指标 如菌落总数、大肠菌群等。

（3）间接反映食品安全质量发生变化的指标 如水分、含氮化合物、挥发性盐基总氮等。

（4）营养指标 各种营养素、能量等。

（5）商品质量指标 能说明商品卫生状况和杂质含量等。如酒中乙醇含量、汽水中二氧化碳含量可协助评价防腐作用；食盐中氯化钠含量可以协助判断食品有无掺假、掺杂。

3. 安全购买食品的注意事项 ①注意经营者是否有营业执照，其主体资格是否合法。②注意食品包装标识是否齐全，注意食品外包装是否标明商品名称、配料表、净含量、厂名、厂址、电话、生产日期、保质期、产品标准号等内容。③注意食品的生产日期及保质期限，注意食品是否超过保质期。④注意产品标签，注意区分认证标志。⑤注意食品的色泽，不要被外观过于鲜艳、好看的食品所迷惑。⑥注意散装食品经营者的卫生状况，注意有无健康证、卫生合格证等相关证件执照，有无防蝇防尘设施。⑦注意同类同种食品的市场比价，理性购买"打折""低价""促销"食品。⑧购买肉制品、腌腊制品最好到规范的市场、"放心店"购买，慎购游商（无固定营业场所、推车销售）销售的食品。⑨妥善保管好购物凭据及相关依据，以便发生消费争议时能够提供维权依据。

二、食品污染

食品污染（food contamination）指在各种条件下，导致有毒有害物质进入食品，或食物成分本身发生化学反应而产生有毒有害物质，从而造成食品安全性、营养性和（或）感官性状发生改变的过程。食品受到污染一方面会影响食品的感官性状，降低营养价值，另一方面也会对人体健康造成威胁，导致急性中毒、慢性危害，以及致癌、致畸、致突变作用。食品污染按其性质可分为生物性污染、化学性污染和物理性污染三类。

（一）生物性污染

食品的生物性污染主要包括微生物、寄生虫和昆虫的污染。微生物污染主要有细菌及其毒素、真菌及其毒素、病毒等污染，其中细菌、真菌及其毒素对食品的污染最常见、最严重。近年来病毒污染食品事件也日益受到人们的关注，如轮状病毒、诺如病毒、禽流感病毒等。寄生虫和虫卵污染主要是病人、病畜的粪便直接污染食品或通过水体或土壤间接污染食品。昆虫污染主要有螨类、蛾类、蝇等。

（二）化学性污染

食品的化学性污染涉及范围较广，种类较多。主要包括农药、兽药残留；有毒金属污染；滥用食品添加剂；在食品加工、储存过程中产生的有害物质，如腌制、烟熏、烘烤食物产生的亚硝胺、多环芳烃、杂环胺；掺假、制假过程中加入的物质，如在乳粉中加入三聚氰胺等。

（三）物理性污染

食品的物理性污染主要有食品的杂物污染及食品的放射性污染。食品的杂物污染主要来自食品生产、加工、储藏、运输、销售等过程的污染物，如粮食收割时混入的草籽等。食品的放射性污染主要来自放射性物质的开采、冶炼、生产及意外事故造成的食品污染。

三、食源性疾病

食源性疾病是当今世界上分布最广泛、最常见的疾病之一，也是一个日趋严重的公共卫生问题。由于食物中的致病因子存在广泛，从食品的生产到消费的任何环节均可进入食物中，因此食源性疾病发病频繁，波及的面广人多，对人体健康和社会经济发展影响较大。

（一）食源性疾病的概念

WHO对食源性疾病给出定义为"通过摄入食物进入人体的各种致病因子引起的、通常具有感染或中毒性质的一类疾病"。根据WHO的定义，食源性疾病包括三个基本要素：①食物是携带和传播病原物质的媒介；②导致人体罹患疾病的病原物质是食物中所含有的各种致病因子；③临床特征为急性、亚急性中毒或感染。随着人们对疾病认识的深入和发展，食源性疾病的范畴也在不断扩大。它既包括传统的食物中毒，也包括经食物而感染的肠道传染病、食源性寄生虫病、人兽共患传染病、食物过敏，以及由食物中有毒、有害污染物所引起的慢性中毒性疾病。

（二） 食源性疾病的致病因子

能引起人类食源性疾病致病因子非常复杂、种类繁多，主要包括生物性、化学性和物理性三大因素。

1. 生物性因素

（1） *细菌及其毒素* 细菌及其毒素是引起食源性疾病最重要的病原物，大约有2/3的食源性疾病为致病性细菌及其毒素所致。主要包括细菌性食物中毒的病原菌、人类肠道传染病的病原菌和人畜共患病的病原菌。

（2） *寄生虫和原虫* 可引起人兽共患寄生虫病，以绦虫、旋毛虫、华支睾吸虫等较为常见。

（3） *病毒和立克次体* 通过污染食物而传播的致病性病毒，可引起腹泻或肠道传染病，如轮状病毒、冠状病毒、诺如病毒、甲型肝炎病毒等。

（4） *有毒动物及其毒素* 有毒的鱼类，如河豚体内的河豚毒素；有毒的贝类，如石房蛤毒素等；还包括动物性食物储存时产生的毒性物质，如青皮红肉鱼腐败时所形成的组胺。

（5） *有毒植物及其毒素* 包括毒蕈和其他有毒植物，如苦杏仁及木薯中的氰苷类；四季豆中的皂素；鲜黄花菜中的类秋水仙碱；马铃薯芽根处的龙葵素等。

（6） *毒素* 常见的有黄曲霉毒素、伏马菌素、脱氧雪腐镰刀菌烯醇、玉米赤霉烯酮、T-2毒素以及展青霉毒素等。

2. 化学性因素 主要包括农药残留；兽药残留；有毒有害化学物质，如重金属和类金属及其化合物；食品加工过程中产生的有毒化学物质，如反复高温加热油脂产生的油脂聚合物、烘烤或烟熏动物性食物产生的多环芳烃类；不符合要求的食品生产工具、容器、包装材料以及非法添加剂等。

3. 物理性因素 主要来源于放射性物质的开采、冶炼、废物不合理排放及意外泄漏，并通过食物链污染食品，可引起人体慢性损害及远期损伤效应。

四、食品安全引起的公共卫生问题及其防控策略

食品安全是世界各国都非常关注的重大问题，也是一个重要的公共卫生问题，不仅关系到各国居民的健康，而且还会影响各国社会经济发展、国际贸易、国家声誉及政治的稳定。由于全球经济一体化、跨国贸易频繁、交通便利快捷，一个地区或一个国家发生的食品安全问题将迅速波及其他国家和地区。因此食品安全问题受到了国际有关组织和各国政府的高度重视。目前我国存在的主要食品安全问题为微生物引起的食源性疾病；农药残留、兽药残留、重金属、天然毒素、有机污染物等引起的化学性污染；非法使用食品添加剂。

（一） 食品安全引起的公共卫生问题

1. 食品微生物污染引发的公共卫生问题 在过去的20年中，食品微生物污染引起

的食源性疾病在许多国家发病率显著上升，已成为当前重要的公共卫生问题。在发达国家，每年有约 1/3 的人群感染食源性疾病，全世界每年有 220 万～1000 万人因患食源性疾病而丧生。美国是世界上食品安全管理最严格的国家，但食物中毒事件亦呈上升趋势。目前美国每年约有 7200 万人发生食源性疾病，造成 3500 亿美元的损失。发展中国家食源性疾病发生的情况更加严重，但由于报告体系不健全，尚缺乏详细的数据。我国食源性疾病发生的主要原因也是由于微生物污染造成的。近年来新的致病菌引起的食源性疾病不断出现，如肠出血性大肠埃希菌（O157：H7）、空肠弯曲菌、单核细胞增生李斯特菌、诺如病毒、新型肝炎病毒等。居民生活方式的改变以及与食物有关的微生物自身的耐药性、适应性及基因变异等，这些事实表明食品中的微生物危害仍然是当前及未来重要的公共卫生问题。

2. 食品化学性污染引发的公共卫生问题　食品化学性污染形势依然严峻，严重危害人类健康，已成为各国政府与人民高度关注的另一个重要公共卫生问题。继 1999 年比利时首先发现二噁英鸡污染事件，并引起世界范围恐慌之后，又相继发现了在食品生产加工过程中产生的氯丙醇、丙烯酰胺等新的污染物。其共同特点是在食品中含量少，但毒性大，甚至有明确的或潜在的致癌性，已引起国际有关组织、世界各国政府管理部门以及消费者的高度关注与忧虑。农药与兽药的滥用、食品添加剂违规使用、工业"三废"排放，导致食品高残留污染的形势依然严峻；环境持久性有机污染物对人类健康的危害依然存在。另外，长期低剂量同时暴露多种有害因素对机体的联合毒性也是一个值得关注的食品安全问题。

3. 食品安全在国际贸易中引发的公共卫生问题　食品贸易的全球化促进了经济的发展，提高了人们的生活水平。但是新技术食品的生产、流通方式的改变，全球化与科学技术的发展以及农业和食品工业的一体化导致的食品安全问题对公共卫生提出了前所未有的挑战。食品的全球性流通、跨国贸易的开展，导致一个国家或地区生产的食品一旦被污染，可同时威胁其他国家乃至整个世界消费者的健康。在某一地区发生的单一污染源可能引发全球性暴发（如禽流感事件）；食品和饲料集约性生产、异地市场销售的形式也为食源性疾病的传播流行创造了条件（如二噁英事件）；城市化使食品供应链加长，成品、半成品性食品的消费量剧增，户外进食机会增多，对储存食品的依赖性加强。这些都增加了食品安全的风险。

4. 食品新技术的应用带来的食品安全问题　近年来生物技术和一些高尖端化工技术应用于食品的生产、加工，产生了许多新型食品，如转基因食品、酶工程食品、辐照食品、微胶囊化食品、膜分离食品、超高压食品等。这些新技术可能给新型食品带来新的食品卫生和安全问题，但目前还不清楚其对人体健康的影响，因此需要密切关注并加强该领域的研究。

（二）防控策略

充分认识食品安全对人类健康的危害，提高法制观念，全面贯彻落实《食品安全法》，加强食品卫生监督管理，控制食品污染，提高食品卫生质量。加大宣传教育，倡导合理营养，不断提高公民的卫生健康意识，可有效地预防食品安全事件的发生。

1. 减少食品污染　在生产经营过程中防止细菌、病毒、寄生虫、真菌及其毒素、有毒有害化学物和农药对食品的污染，控制食源性疾病。种植业选用高效、低毒、低残留的农药品种，积极推广使用无害的生物制剂农药。使用食品添加剂必须按食品添加剂使用卫生标准规定的品种、最大使用量，在规定的使用范围内使用。

2. 加强食品污染与食源性疾病的实验室和流行病学监测　建立全球性监测网络与信息平台，以便各国之间迅速交换信息，共同采取应对措施和建立国际标准。

3. 全面系统地评估食品污染物的危害性　《食品安全法》规定，国家建立食品安全风险监测制度和风险评估制度，需要对食品中存在的各种有害因素进行风险分析，构建和完善食品安全预警体系，以便建立科学合理的预防措施。

4. 倡导"从农田（或养殖场）到餐桌"的全过程管理　即以预防为主的原则来减少食源性危害，尤其在全过程中要全面贯彻和建立食品良好生产规范（good manufacturing practice，GMP）和 HACCP 系统。

5. 与国际食品卫生标准（CAC 标准）接轨　食品安全与卫生已被世界贸易组织纳入实施卫生与植物卫生措施协定（agreement on the application of sanitary and phytosanitary measures，SPS 协定）和技术性贸易壁垒协定（agreement on technical barriers to trade，TBT 协定）两个重要文件中。同时，WTO 还将 CAC 所制定的标准、准则和技术规范指定为国际贸易仲裁标准，并得到了越来越多国家的认同和采用。而以科学为基础的危险性分析更是 SPS 协定的重要内容，在解决重大食品安全问题和制定食品卫生标准中将会得到越来越多的应用。因此世界各国应该积极采纳这些 WTO 认可的原则，开展危险性评估，尽可能地多采纳国际食品法典委员会制定的标准。

第四节　食物中毒

食物中毒（food poisoning）系指摄入含有生物性、化学性有毒有害物质的食品或将有毒有害物质当作食品摄入后所出现的非传染性的急性、亚急性疾病。食物中毒不包括暴饮暴食引起的急性胃肠炎、食物过敏引起的腹泻、食源性肠道传染病和寄生虫病，也不包括因长期摄入含有有毒有害物质的食物引起的以慢性损害为主要特征的疾病。

一、食物中毒的特点

（一）食物中毒的发病特点

1. 暴发性　发病潜伏期短，来势急剧，呈爆发性，短时间内可有多人发病。

2. 发病与食物有关　病人有食用同一有毒食物史，流行波及范围与污染食物供应范围一致，停止污染食物供应后，流行即告终止。

3. 临床症状相似　临床表现相似，以恶心、呕吐、腹痛、腹泻等胃肠道症状为主。

4. 无传染性　患者不直接传染给其他人。

（二） 食物中毒的流行病学特点

1. 季节性 食物中毒的季节性与食物中毒的种类有关，细菌性食物中毒多发生在夏、秋季，化学性食物中毒则全年均可发生。

2. 地区性 多数食物中毒的发生有明显的地区性，如副溶血弧菌食物中毒多发生在东南沿海地区，肉毒杆菌食物中毒主要发生在新疆等地区，霉变甘蔗食物中毒多见于北方地区等。

3. 引起中毒的食品种类特点 我国食物中毒的统计资料表明，动物性食品引起食物中毒的次数和发病人数最多，其次是植物性食物。

4. 中毒原因分布特点 微生物是引起食物中毒的最主要原因，其次是有毒动植物性食物中毒和动物性食物中毒。

5. 中毒发生场所分布特点 食物中毒发生的场所多见于家庭、集体食堂和饮食服务单位。发生在家庭的食物中毒死亡人数最多，发生在集体食堂的中毒人数最多。

二、食物中毒的分类

食物中毒一般按病原物分为细菌性食物中毒和非细菌性食物中毒，其中非细菌性食物中毒包括真菌及其毒素食物中毒、有毒动植物食物中毒和化学性食物中毒。

三、细菌性食物中毒

细菌性食物中毒指因摄入被致病性细菌或其毒素污染的食品而引起的食物中毒，可分为感染型、毒素型和混合型食物中毒。感染型食物中毒指食用了被致病菌污染的食物引起以消化道感染为主要表现的中毒；毒素型食物中毒指食用因细菌大量繁殖产生毒素而污染的食品所引起的中毒；混合型食物中毒指污染食物的致病菌除引起肠道感染症状外，还产生肠毒素引起急性胃肠道症状。我国发生的细菌性食物中毒多以沙门菌和金黄色葡萄球菌食物中毒为主。

（一） 流行病学特点

1. 中毒发生有明显的季节性 通常夏秋季节高发，5~10 月较多。

2. 通常发病率较高而病死率较低 一般病程短、恢复快、预后良好。

3. 中毒食品以动物性食物为主 畜肉类及其制品居首位，其次为禽肉、鱼、乳、蛋类。植物性食物如剩米饭、米糕、米粉则易引起金黄色葡萄球菌、蜡样芽孢杆菌食物中毒。

4. 部分细菌性食物中毒有明显的地区性 如副溶血性弧菌多发生在沿海地区。

（二） 常见细菌性食物中毒

常见细菌性食物中毒及其临床表现见表 4-8。

表 4-8　常见细菌性食物中毒

名称	性质	病原	引起中毒食品	临床表现
沙门菌属食物中毒	感染型	沙门菌（革兰阴性杆菌，不耐热，100℃立即死亡。20~30℃条件下繁殖迅速，2~3小时即可达到引起中毒的细菌数量）	主要是畜、禽肉类，其次是蛋类、奶类及其他动物性食品	潜伏期12~36小时。主要症状为发热（38~40℃）、恶心、呕吐、腹痛、腹泻，黄绿色水样便、恶臭。有时可表现为类霍乱型、类伤寒型、类感冒型、败血症型。病程3~5天，预后良好
副溶血性弧菌食物中毒	混合型	副溶血弧菌（革兰阴性，"嗜盐"，不耐高温，90℃时1分钟即可杀灭。对酸敏感，在50%的食醋中1分钟即死亡），可产生耐热性溶血毒素	主要是海产食品和盐渍食品，其次是肉类、咸菜及凉拌菜	潜伏期一般6~10小时，发病急，主要症状为恶心、呕吐、频繁腹泻、阵发性剧烈腹绞痛、发热（37~40℃），洗肉水样便，重者为黏液便和黏血便，失水过多可引起虚脱。病程1~3天；一般预后良好，严重者可休克、死亡
葡萄球菌食物中毒	毒素型	金黄色葡萄球菌，革兰阳性兼性厌氧，可产生肠毒素。肠毒素有8个血清型，以A型毒力最强，耐热性较强，加热100℃持续2小时，可破坏	主要为乳类及其制品、肉类、熟鸡鸭制品、剩饭等	潜伏期一般2~5小时，主要症状为恶心、剧烈而频繁的呕吐、腹泻，吐物中常有胆汁、黏液和血，同时伴有腹部疼痛。体温正常或略高。病程1~2天，预后良好
致病性大肠埃希菌食物中毒	混合型	致病性大肠埃希菌，可产生肠毒素（肠毒素有两种，即60℃加热30分钟失活的LT不耐热性肠毒素和耐100℃加热30分钟的ST耐热性肠毒素，这两种肠毒素均能导致人体中毒）	主要以熟肉制品、水产品、豆制品及凉拌菜常见	①急性胃肠炎型：毒素型，潜伏期10~15小时，主要症状为发热、腹痛、呕吐和腹泻，呈米泔水样便。②急性菌痢型：为感染型，主要症状为腹痛、里急后重、黏液脓血便。③出血性肠炎型：表现为突发性剧烈腹痛、腹泻，严重者出现溶血性尿毒综合征
肉毒梭菌食物中毒	毒素型	肉毒梭菌（厌氧性革兰阳性杆菌，其芽孢对热抵抗力很强，干热180℃5~15分钟、湿热100℃5小时方能杀死），能产生肉毒毒素，是一种毒性很强的神经毒素	多为谷、豆的发酵食品（臭豆腐、豆酱、面酱等）；其次为罐头食品、腊肉、熟肉等	潜伏期一般为12~48小时。早期头痛、头晕、乏力、走路不稳，以后出现视力模糊、眼睑下垂、瞳孔放大等神经麻痹症状，重症出现咀嚼、吞咽、呼吸、语言困难，常因呼吸衰竭而死亡。体温、血压正常。病死率较高

（三）预防措施

1. 防止食品污染　改变生食、生熟食品混放等不良饮食习惯，定期消毒；严格遵守牲畜屠宰、食品加工、储存、销售的相关卫生要求；食品从业人员应认真执行就业前体检和定期体检的制度。

2. 控制细菌繁殖和产生毒素　食品在低温通风阴凉处储存，抑制细菌繁殖和产生肠毒素。

3. 加强卫生宣传教育　养成良好个人卫生习惯，食用前彻底加热，杀灭病原菌和破坏肠毒素。

4. 食品卫生质量检查和监督管理 食品卫生监督部门应加强对食堂、食品餐饮点、食品加工厂、屠宰场等相关部门的卫生检验检疫工作。

四、非细菌性食物中毒

（一）真菌及其毒素食物中毒

食用被真菌及其毒素污染的食物而引起的食物中毒。其流行病学特点为发病率、病死率均较高，发病具有明显季节性和地区性（如赤霉病多发生于多雨、气候潮湿地区）。赤霉病麦中毒主要表现为消化道症状和头昏、嗜睡、乏力等，少数较重者可有四肢酸软、步态不稳，形似醉酒，称之为"醉谷病"。污染甘蔗的甘蔗节菱孢霉可产生3-硝基丙酸，是一种强烈的嗜神经毒素，主要损害中枢神经系统，出现头昏、头痛、复视、抽搐等神经症状，甚至死亡。

预防措施：①防止霉变。加强收割前和贮存时的防霉措施，如及时脱粒、晾晒，降低水分含量至安全水分以下，贮存的粮食要勤翻晒，注意通风；甘蔗应成熟后再收割，贮存时间不宜过长，注意防焙、防冻。②去除或减少霉粒和毒素。③制定粮食中毒素的限量标准。④加强卫生管理，严禁出售霉变甘蔗。

（二）有毒动植物中毒

有毒动植物中毒指一些动物本身含有某种天然有毒成分或由于储存条件不当形成某种有毒物质，被人食用后所引起的中毒。有毒动物中毒有河豚毒素中毒、鱼类组胺中毒等，多发生在沿海地区，春夏季高发，河豚毒素中毒病死率较高。有毒植物中毒以毒蕈中毒最常见，春夏季高发，中毒表现有胃肠炎型、神经精神型、溶血型、脏器损害型、光过敏型，以脏器损害型病死率最高。

预防措施：①加强宣传教育，防止误食毒蕈及腐败变质鱼类食品。②要加强监督管理，严禁销售河豚，鱼类食品要在冷冻条件下贮藏和运输，防止组胺产生。③采用去毒措施。鱼体切开后冷水浸泡，烹调时加醋，可使组胺含量下降65%；通过去皮、蒸煮等方法可使氢氰酸挥发掉；四季豆煮熟煮透可破坏皂素和植物血凝素。④制定有毒成分最大允许含量标准。

（三）化学性食物中毒

化学性食物中毒指食用了被有毒有害化学物质污染的食品或误将有毒有害化学物质当作食品食用所引起的食物中毒。如亚硝酸盐食物中毒、农药中毒、甲醇引起的假酒中毒等。这类食物中毒的流行病学特点主要表现为：发病率和病死率均较高，但其发生没有明显的季节性和地区性。以亚硝酸盐食物中毒最常见，原因主要在于误将亚硝酸盐当作食盐食用、食品加工时过量加入或超范围使用亚硝酸盐或大量食用亚硝酸盐含量高的蔬菜。中毒的机制主要是引起高铁血红蛋白血症，而皮肤青紫是其特征性临床表现。亚硝酸盐食物中毒可以采用1%美蓝（亚甲蓝）小剂量口服或缓慢静脉注射进行治疗。

预防措施：①严格管理，防止亚硝酸盐污染食品或误食误用。②肉类食品要严格按国家食品添加剂使用标准规定添加硝酸盐、亚硝酸盐，肉制品中硝酸盐<0.5g/kg、亚硝酸盐<0.15g/kg。③吃新鲜蔬菜，勿食存放过久及腌制的蔬菜。

五、食物中毒的调查与处理

（一）目的

①确定中毒事件是否为食物中毒及中毒性质，查明食物中毒爆发事件发病原因。②确定中毒食物、致病因子及治病途径，控制中毒食物，阻止事故蔓延。③查明中毒原因，为病人急救治疗提供依据。④分析中毒发生的特点、规律，预防类似食物中毒发生。⑤收集对违法者实施处罚的证据。

（二）处理原则

1. 及时报告 依据《食品中毒事故处理办法》规定，发生食物中毒（或疑似）的单位以及接受食物中毒患者（或疑似）的治疗单位，应及时向当地卫生行政部门报告发生食物中毒的单位、时间、中毒人数、可疑食物等有关内容。

2. 对患者采取紧急处理 停止食用可疑食物；采集标本（呕吐物、血液等）以备检验；急救处理（催吐、洗胃及灌肠）；对症与特殊治疗。

3. 对引起中毒的食物处理 保护现场，封存可疑食品；对可疑食品进行送样检验；对确认的中毒食品进行无害化处理或销毁。

4. 中毒现场的消毒处理 根据不同中毒食品，对现场采取相应的消毒处理。

第五章 社会、心理行为因素与健康 ▷▷▷▷

社会、心理行为因素对健康影响研究始于 20 世纪 30 年代的"心身医学"（psycho-somatic medicine），是研究心理因素及社会因素对人体健康和疾病的作用，以及它们之间相互作用的科学。随着经济的快速增长和社会的急剧变迁，社会、心理、行为因素对健康的影响越来越引起人们的重视，尤其是不良的行为生活方式与疾病的关系。因此，了解心理活动和行为与健康的关系及其产生、存在及改变的原因对于健康和疾病的认识非常重要。

第一节 社会因素与健康

一、概述

社会因素（social factors）是社会各项构成要素的总称，包括环境、人口和文明程度。社会因素对健康影响具有广泛性、持久性、累积性和交互作用的特点，在疾病的发生、发展、转归及防治过程中起着非常重要的作用。

社会因素对个人的行为影响无处不在，本节主要讨论社会制度、经济、文化、人口、卫生系统、社会支持以及家庭对健康的影响。

二、社会制度与健康

社会制度是因社会的存在发展需要而确定的社会形态、社会结构与社会规范的总称，包括社会的经济、政治、法律、文化、教育等制度。社会制度分为 3 个不同的层次：①总体社会制度：如封建制度、社会主义制度。该层次的社会制度制约着社会行为的一切方面。②具体社会结构制度：如经济制度、法律制度、教育制度等。该层次的社会制度对健康行为也有深刻影响。如经济制度决定了社会财富分配，进而决定了社会成员是否拥有采取促进健康相关行为的资源。③具体社会规章制度，如作息制度、学习制度、考勤制度等。该层次的社会制度对健康行为有最具体的影响。如学校的作息制度和学习制度可直接约束学生的健康相关行为。在各种社会制度中，医疗保健制度与人们的健康相关行为最为密切。

三、社会经济与健康

经济是物质资料生产、分配、交换、消费关系的总和。人是一切经济活动的主体，经济是人类生存和保持健康的决定力量。社会经济与人群健康是辩证统一的关系，二者相互促进。

1. 经济发展对健康的促进作用　社会经济的发展为人类提供基本物质基础，可明显改善人群的生活条件和生活质量，如更丰富的食品、安全的饮水、清洁的居室、良好的教育等，促进居民健康水平的提高。同时，经济的发展有利于增加卫生投资，促进医疗卫生事业发展，卫生事业的发展直接关系到人群的健康状况，并通过教育提高居民文化素质间接影响人群健康。

2. 健康水平的提高促进经济的发展　人群健康水平的提高，可有助于提高人的体力、智力和劳动技能，降低病、伤、缺勤的损失，提高劳动效率，节约卫生资源，从而为社会创造更多的财富，促进社会经济的发展。

3. 经济发展带来的新问题　社会经济发展过程中也导致一些不利健康问题发生发展。主要表现为环境污染和破坏、生活方式的改变、现代社会病频发、心理健康问题的凸显、社会负性事件增多等。

四、社会文化与健康

社会文化指社会意识形态及与其相适应的文化制度和组织结构。不同文化类型对人群健康的作用模式不同，且具有无形性、本源性、软约束性、稳定性和民族性等特征。

1. 智能文化　包括科学技术知识、生产生活知识等，主要通过影响人类的生活环境和劳动条件作用于人群健康。

2. 规范文化　包括社会组织制度、法律、语言、教育、伦理道德、风俗习惯等，主要通过支配人类的行为生活方式来影响人群健康。

3. 思想文化　包括思想意识、观念形态、宗教信仰、文学艺术等。主要通过影响人们的心理过程和精神生活作用于人群健康。

4. 饮食文化　中国饮食文化博大精深，在涉及食源开发、食具研制、食品调理、营养保健和饮食审美等方面创造、积累丰富的物质和精神财富。

五、社会人口与健康

人口是一定区域内的全体居民，是社会存在和发展的最基本要素。在一定的经济和生产力发展水平条件下，人口发展即人口的数量、结构、质量、区域分布和再生产的速度，决定了人们的生活水平和健康水平。

1. 人口数量与健康　人口密度过大、增长过快，超出了环境的承载与负担能力，加重资源危机，不利于提高人群的健康水平。主要表现在：①加重社会负担，影响人群生活质量；②加重教育及卫生事业的负担，影响人口质量；③劳动力人口超过经济发展需要势必造成就业困难、失业人口增加，增加社会不安定因素，也为传染病流行创造条件；④加重环境污染和破坏，影响人群健康和社会经济的可持续发展。

2. 人口结构与健康　人口结构是指人口的性别、年龄、婚姻、职业、文化等结构，其中与健康最为密切的是性别和年龄结构。如性别比例失衡容易滋生社会问题；人口老龄化使人群健康模式和卫生服务需求发生重大变化。

3. 人口素质与健康 人口素质主要包括人的身体素质、科学文化素质和思想道德素质。身体素质是人口素质的基础，表现为人群健康整体水平；人口科学文化素质的提高有利于经济发展、社会进步从而促进健康；提高思想道德素质有利于促进健康教育的全面开展。

4. 人口流动与健康 人口流动对人群健康的影响程度及性质取决于社会环境、自然条件及人口特点，既可以给人群健康带来有利影响，也会产生新的健康问题。

六、卫生系统与健康

WHO 将卫生系统定义为所有致力于产生卫生行动的组织、机构和资源的总和。WHO 在其《人人有责：加强卫生系统，改善健康结果》报告中明确了卫生系统的 4 个总体目标：①改善健康水平和健康公平性；②卫生系统要响应人的期望与需要；③提供卫生支出的社会及资金保障；④提高效率，即从健康结果来看，资金投入要物有所值。

卫生系统对人群健康的作用主要表现为人们对卫生服务的可及性和公平性。在 WHO 提出的综合模型中，卫生系统被认为是社会决定因素中的中介变量，与卫生服务提供的组织密切相关。卫生系统可直接解决人们对卫生保健服务的公平性和可及性，同时通过部门间共同行动，如通过卫生系统的食物补贴以及交通政策和干预来克服人们对卫生服务地理可及性障碍，由此来改善人群的健康状况。其更重要的作用是调节疾病结局对人们生活的影响。卫生系统应保证健康问题不会导致人们社会状况的进一步恶化，帮助人们重新融入社会。例如，许多慢性病项目帮助人们恢复劳动能力，通过适宜的筹资方式避免人们由于医疗费用而陷入贫困。另外，卫生系统还可通过社会参与和民众赋权，使人们更多地参与到公平导向的卫生政策制定和卫生系统优先领域确定、资源投入的监督、评价和决策中。

底德里森认为卫生系统在改善健康不公平问题上有五种形式：①通过干预因贫致病的因素，改善营养、卫生条件、住房和工作条件，降低贫困人口的不公平状况；②降低人群对疾病的易感性，降低其不公平的接触机会、采用各种手段，如免疫、赋权和社会支持等；③通过治疗和康复某些可能导致社会经济状况差异的疾病和健康问题，进而降低人群的健康不公平状况；④加强政策背景因素，如社会资本等可改变贫困对健康的影响；⑤通过医疗保险受益包的设计和劳动力市场保护政策来防止人们不受疾病带来的社会和经济状况的影响。

七、社会支持与健康

社会支持是一种广泛存在的社会现象，指一个人来自社会网络给予的情感、物质和生活上的帮助。一定的社会支持可减少个体的负面情绪并能提供应对压力的策略，降低压力事件对个体身心健康的危害。

1. 社会支持的内容 目前一般认为社会支持有 4 个维度：①物质支持（material support）是指个人从社会网络中获得的实际的、具体的帮助，既包括物质的帮助，如金钱、食物，也包括其他的帮助形式，如帮助做家务和生病时获得的照顾等；②情感支持（emotional support）是指从社会网络中获得友谊、爱、关心、温暖等非物质的支持和体验，主要来自社会网络中关系较为密切的成员，如家人和密友，但在某些特定情况下也可能来自其他社会关系，如恶性肿瘤患者之间相互情感支持；③信息支持（informational support）是指从社会网络中获得知识和个人需要的信息；④评价性支持（appraisal support）是指从社会网络中获得对自己的价值观、信念、选择、行为等肯定性的看法和反馈。

2. 社会支持与健康 人生活在由一定社会关系构成的社会群体之中，包括家庭、邻里、朋友群、工作团体等，这些基本社会群体编织成社会关系网络。人在社会网络中的相互关系是否协调，是否相互支持，不仅是健康的影响因素，也是健康的基础。大多数研究已证实社会支持是有益于健康。社会支持对健康的保护作用方式有两种不同的理论假设模型：一个称为直接效应假设；另一个称为缓冲效应假设。前者认为不管是否存在较强的心理社会应激，社会支持都对健康有益。后者则认为当存在较强心理社会应激时，社会支持才表现出明显的保护作用，而没有应激的时候，作用可能不明显。社会支持影响健康的作用机制主要包括：①影响神经免疫内分泌系统；②满足情感上的需要；③影响自尊水平和应对方式；④影响健康相关行为。

八、家庭与健康

家庭是具有婚姻、血缘和经济供养（收养）关系的人们长期居住的共同群体，是人类最基本、最重要的一种制度和群体形式。家庭是以婚姻和血缘关系组成的社会基本单位。家庭的社会功能主要包括：生育功能、生产和消费功能、赡养功能、休息和娱乐功能。家庭环境是个体所处社会生活环境中最为具体的综合体现，对个体健康带来非常重要的影响。家庭的结构、功能和家庭关系处于完好状态的健康家庭有利于增进家庭成员的健康。反之，则可能危害家庭成员的健康。

1. 家庭结构与健康 家庭结构主要指家庭的人口构成情况。家庭结构的建立是以婚姻和血缘关系的确定为标志。最常见最基本的家庭类型是由父母和未成年子女所组成的核心家庭。由三代以上或两个以上的核心家庭构成的家庭称为扩大家庭。常见的家庭结构破坏及缺陷有离婚、丧偶、子女或同胞死亡等，这些因素可对家庭成员造成很大的心理压力和精神损害，使得他们感到孤独、焦虑，降低对疾病的抵抗能力而诱发各种健康问题。研究表明：父母亲情的长期剥夺与后代自杀、抑郁人格障碍等有关；父母离异会增加孩子们心理上的痛苦和人格上的缺陷；丧偶、离婚和独居者的死亡率均比结婚者要高。

2. 家庭功能与健康 家庭功能对健康的影响非常广泛。在生育方面，优生和优育有利于控制人口数量，提高人口质量；家庭经济状况良好、消费方式正确，可保障儿童健康生长发育，有利于防止营养不良、传染病及慢性病等；关怀照料老人及儿童是其身心健康的保障。家庭功能失调主要是通过破坏提供物质及文化生活的微环境对人的健康产生不良影响。家庭成员往往具有相似的生活习惯和行为方式，一些不良的生活习惯和行为方式明显影响家庭成员的健康，如高脂饮食、缺乏运动等；尤其是儿童及老年人在缺乏家庭支持的情况下，将出现诸多健康问题。

3. 家庭关系与健康　家庭中每个成员通常承担多种不同角色，形成错综复杂的家庭关系。在家庭发展周期的不同时期，具有不同的特点，需要不同的保健。协调家庭中各种关系，维持家庭的和谐气氛有利于家庭成员生理和心理调节控制处于稳定状态，促进身心健康。家庭关系失调主要表现为夫妻关系失调，父母与子女关系失调等。家庭关系失调可导致各类家庭暴力问题发生，直接或间接影响家庭成员的身心健康。

4. 家庭物质条件与健康　物质生活条件是影响健康最为重要的中介变量。家庭的物质生活条件包括住房、消费能力以及所处社区环境等。这些物质条件的状况直接影响到家庭成员的健康。住房条件是物质条件的重要指标，房屋的结构、内部条件如潮湿、寒冷、室内污染等以及房屋所处的邻里环境等对健康的影响越来越被人们重视。房屋内设施，如是否有冷热水供给、空调、单独的浴室和卫生间、室内或室外厕所等是物质条件的标志，与家庭成员疾病的发生有关。例如，过分拥挤的环境为许多疾病的传播提供了条件；家庭与邻居的关系、社区的卫生环境和治安状况等都会影响家庭成员的身心健康。

第二节　心理因素与健康

一、概述

心理因素（psychological factors）是运动、变化着的心理过程，如人的感觉、知觉和情绪等，常被称为事情发展变化的"内因"，包括心理过程与个性（人格）两个方面见图 5-1。

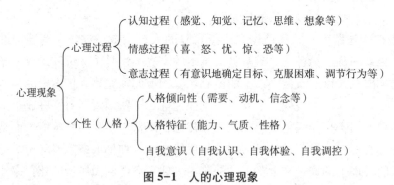

认知过程（感觉、知觉、记忆、思维、想象等）

心理过程　情感过程（喜、怒、忧、惊、恐等）

意志过程（有意识地确定目标、克服困难、调节行为等）

心理现象

人格倾向性（需要、动机、信念等）

个性（人格）　人格特征（能力、气质、性格）

自我意识（自我认识、自我体验、自我调控）

图 5-1　人的心理现象

以上心理现象可从不同方面、以不同的机制、在不同程度上影响人的行为。与健康关系密切的心理因素包括个性、情绪、心理社会应激等。目前认为社会心理因素致病机制是社会心理因素刺激通过中枢神经、内分泌和免疫系统对机体产生作用，从而影响健康。

二、个性心理特征与健康

1. 气质与健康 气质是人的典型的、稳定的心理特征，主要表现为个人心理活动过程的速度和稳定性、心理过程的强度以及心理活动的指向性。它是高级神经活动类型在后天行为活动中的表现，主要由遗传因素决定。通常将气质分为胆汁质、多血质、黏液质和抑郁质四种类型。胆汁质的人以情感和动作发生的迅速、强烈、持久为特征；多血质是以情感和动作发生的迅速、微弱、易变为特征；黏液质的人是以情感和动作缓慢、平稳、善于抑制为特征；而抑郁质的人则是以情感体验深而持久、动作迟缓为特征。气质主要表现为心理活动的动力和方式，并无好坏之分。研究表明，不同的气质类型对人的心身健康有不同影响，许多疾病有明显的气质分布。例如，对确诊为精神分裂病人的前期心理特征的研究表明，抑郁型气质者占被调查者的40%。

2. 性格与健康 性格是个体在社会实践活动中所形成的对人、对自己、对客观现实所持的稳定的态度以及与之相适应的习惯了的行为方式。许多研究表明性格与健康密切相关。自20世纪50年代，Friedman和Rosenmao等提出A型性格模型以来，关于它与冠心病的关系已有大量研究。结果表明，A型性格者冠心病发病率、复发率、死亡率均较高。A型性格的特征是：有雄心壮志，喜欢竞争，性情急躁，缺乏耐心，容易激动；有时间紧迫感，行动匆忙；对人有敌意。而把与此相反的性格，如不争强好胜，做事不慌不忙的性格称为B型性格。流行病学调查证明，A型性格被认为是与高胆固醇血症、吸烟及高血压并列的四项冠心病危险因子。C型性格是指情绪受压抑的抑郁性格，特征表现过分压抑负面情绪，行为退缩，常感觉无助、无望；C型性格者是癌症的易患人群。

三、情绪与健康

情绪是人对客观事物是否符合自身需要而产生的态度的体验。情绪有三个特征：①情绪不是固有的，是由客观现实的刺激引起的；②情绪是主观体验；③情绪的产生是以客观事物是否满足人的需要为中介。

情绪致病主要分两个方面，一是作为疾病发作或复发的诱发因素；二是直接作为致病因素或疾病的促发因素。现代医学研究证明，临床上常见的高血压、冠心病、恶性肿瘤、糖尿病、消化性溃疡、哮喘和偏头痛等多种疾病，都与不良情绪有关。如急剧的情绪变化被认为是心肌梗死、脑出血、精神病发作等的重要诱发因素。流行病学及实验医学研究证明消极情绪与多种疾病有密切关系。

四、应激与健康

应激（stress）亦称"压力""紧张"，是机体在各种内外环境因素及社会、心理因素刺激时所出现的全身性非特异性适应反应，又称为应激反应。

1. 应激原 引发非特异性反映的都称为应激原。一般分为生理性应激原、社会性应激原、心理性应激原、文化性应激原。

2. 应激的过程　机体感受刺激（应激原）→应激反应→行为。应激最直接的表现是精神紧张，包括生理反应和心理反应两大类。生理反应表现为交感神经兴奋、垂体和肾上腺皮质激素分泌增多、血糖升高、血压上升等；心理反应包括情绪反应与自我防御反应、应对反应等。

3. 应激与健康　应激对健康有双重作用。应激既可以有利于健康，也可以有害于健康。有利方面：可动员躯体的非特异性适应系统，提高人们的警觉水平，产生对疾病的抵抗，增强体质和适应能力。不利方面：适应机制失效会导致不同程度的心理、行为及身体障碍，产生焦虑、恐惧、抑郁等情绪。应激常与某些疾病的发生密切相关，如神经症、心因性精神障碍、心身疾病。

第三节　行为与健康

一、概述

行为（behavior）是指内外环境刺激下有机体为适应环境所产生的反应，也是有机体为了维持个体生存和种族延续，在适应不断变化的复杂环境时所做出的反应。

人的行为是指具有认知、思维能力并有情感、意志等心理活动的人对内外环境因素刺激所做出的能动的反应。人的行为既具有生物学，又具有社会性。从公共卫生和医学的角度，人的行为分为外显行为和内隐行为。外显行为即可以被他人直接观察到的行为，如言谈举止等。内隐行为则是不能被他人直接观察到的行为，如意识、思维活动等，即人内在的心理活动过程。一般情况下，可通过观察人的外显行为了解或推测其内隐行为。

健康相关行为（health behavior）是指人们为了预防疾病、增进健康、维护健康或促进健康而采取的各种行动。一般分为促进健康的行为（如充足的睡眠、合理的营养、适量运动、定期体检等）和危害健康的行为（如吸烟、酗酒、不良饮食习惯及无保护性行为等）。以下主要探讨常见危害健康的行为与健康的关系。

二、吸烟与健康

烟草流行是当今世界上最严重的公共卫生威胁之一。烟草使用危害健康是不争的医学结论。吸烟者中约半数会因吸烟相关疾病提前死亡。吸烟越多，危险性就越大。大量的证据表明，吸烟可引发多种疾病，包括心脏病、脑卒中、肺癌和其他癌症（喉、口腔、咽、食道、胰腺、膀胱、子宫颈、白血病）及慢性阻塞性肺部疾患。二手烟暴露能使非吸烟者的冠心病风险增加 25% ~30%，肺癌风险提高 20% ~30%。女性吸烟可以降低受孕概率，孕妇吸烟可影响胎儿的健康，造成异位妊娠、胎儿生长受限、低出生体重儿及婴儿猝死综合征等。吸烟还可导致男性勃起功能障碍。

吸烟是人类最大的可预防的致病致死因素，吸烟者减少吸烟量并不降低其发病和死亡风险，也不能获得健康益处，而戒烟才是降低吸烟对健康危害的唯一方法。与持续吸烟者相比，戒烟者的生存时间更长。戒烟可以降低肺癌、冠心病、慢性阻塞性肺疾病等多种疾病的患病风险。对于上述疾病的患者，戒烟可以延缓疾病的进展，改善预后。吸烟的女性在怀孕前或怀孕早期戒烟，可以降低多种妊娠风险。任何年龄戒烟均可受益。戒烟时间越长，健康获益越大。

三、饮酒与健康

饮酒与人类的健康关系密切。酒的种类很多，其中酒精含量越高，对人体危害越大。饮酒利弊主要在于饮酒的量，大量流行病学调查和实验研究已证明：适量饮酒有益于健康，但长期大量饮酒、过量饮酒、嗜酒对人体有害，而酗酒则有一定的社会危害性。

酗酒是指无节制地过量饮酒且对酒精依赖达到一定程度，使人不同程度地降低甚至丧失自控能力，实施某种有伤风化和违法犯罪的行为。酗酒对健康的危害分为急性和慢性危害两类。酒精入胃大约 5 分钟即可进入血液，然后输送到身体各部，主要作用于大脑，酗酒会损耗脑细胞，导致智力下降、记忆力减退，严重者会引起酒精中毒性精神病。短时间大量饮酒可导致急性酒精中毒，不仅对身体有直接损害，而且是车祸、犯罪、斗殴、家庭不和等的重要根源；长期过量饮酒会导致酒精综合征、食管炎、胃溃疡、肝硬化、心脑血管疾病、神经精神疾患、消化系统癌症等。酗酒还会引起精子和卵子质量下降，严重者可造成不育症。孕妇酗酒则会直接毒害胎儿，引起婴儿畸形或智力发育障碍。因此必须严格限制饮酒。

四、饮食行为与健康

饮食行为是指受有关食物和健康观念支配的摄食活动。人类为了生存和健康，需要从外界摄取营养物质，人类对营养物质的需求来源于各种各样的食物，由于种族、年龄、性别和体力活动的差异而不同。采取健康的饮食行为有助于控制慢性疾病的多种危险因素。健康饮食行为的目标是保持恒定理想体重、预防疾病和摄入充足、平衡的各种营养素。而不良饮食习惯如不吃早餐，过食丰盛晚餐，偏食，暴饮暴食，零食当正餐，喜食干、硬、烫食物，喜烧烤，饮料当水，咖啡成瘾，餐后吸烟，饮水不足等对健康产生不利影响。

五、身体活动与健康

身体活动也称为体力活动，指由于骨骼肌收缩引起机体能量消耗增加的所有活动。目前身体活动不足普遍存在。身体活动不足是造成高血压、糖尿病、心脑血管疾病、多种恶性肿瘤等慢性非传染疾病的重要危险因素之一。缺乏身体活动是造成全球范围内死亡的第四位危险因素，占全球死亡归因的 6%。过多的久坐行为显著增加全死因死亡、心血管疾病发病与死亡和 2 型糖尿病的发病风险。

身体活动对心血管、呼吸、代谢、骨骼、肌肉等器官和组织的功能改善和健康效益，有赖于长期坚持。合理选择有益健康的身体活动量，应遵循"动则有益、贵在坚持、多动更好、适度量力"的四项基本原则。如平常缺乏身体活动的人，如果能够经常（如每周 3 次以上）参加中等强度的身体活动，其健康状况和生活质量都可以得到改善。

六、不洁性行为与健康

不洁性行为是指一切可引起各种疾病的不安全或不卫生的性行为。如多个性伴侣、卖淫嫖娼、淫乱等。不洁性行为是艾滋病、梅毒、淋病、软下疳、尖锐湿疣、生殖器疱疹、性病淋巴肉芽肿、非淋菌性尿道炎和乙型病毒性肝炎等疾病的重要传播途径，也是性传播疾病（sexually transmitted diseases，STD）在全世界蔓延和流行的最重要途径。

七、吸毒与健康

吸毒是吸食鸦片、海洛因、甲基苯丙胺（冰毒）、吗啡、大麻、可卡因以及国家规定管制的其他能够使人形成瘾癖的麻醉品和精神药品的滥用行为。吸毒最大的特点是成瘾性和快速增长的耐药性。

吸毒是一种违法犯罪行为，严重影响人体健康。对个人而言，长期吸毒对人体有直接损害，表现为中枢神经系统和免疫功能损害，伴有机体其他器官功能失调和组织病理变化，表现为嗜睡、感觉迟钝、幻觉、妄想、思维障碍等，严重者人性泯灭，人格扭曲。突然终止吸毒或减少吸毒量后，会发生严重的戒断反应及各种并发症，常常会因痛苦难忍而自杀身亡。对家庭而言，吸毒会使家庭经济破产，亲属离散，甚至家破人亡。对社会而言，吸毒加剧诱发了各种违法犯罪活动，扰乱社会治安。

八、网络成瘾与健康

网络成瘾是指个体反复过度使用网络导致的一种精神行为障碍，表现为对网络的再度使用产生强烈欲望，停止或减少网络使用时出现戒断反应，同时可伴有精神及躯体症状。网络成瘾综合征（internet addiction disorder，IAD）：指由于长期过长时间使用电脑而引起的一系列以植物神经功能紊乱为主要症状的症候群，属于一种心身疾病。常见症状为：①眼睛：视物模糊、眼睛干涩；②神经系统：注意力不易集中、头晕、头痛、多梦、失眠、易受惊吓、易怒；③心血管系统：心悸、心律不齐、血压高；④胃肠系统：不思饮食、恶心、呕吐；⑤四肢：手脚麻木颤抖、可有盗汗、易累、耐力降低；⑥泌尿系统：尿频等。预防网络成瘾的措施主要有：理智控制上网时间，每次不应超过 2 小时；培养高尚的道德情操和文化认知，拒绝色情网站和信息；积极参与社会活动，进行正常的社会交往；有心理疾病者应积极求助心理医生；借助亲友及社会支持来帮助矫治。

第四节　心身疾病

一、概念

心身疾病（psychosomatic diseases），又称心理生理疾病，是一组发生、发展转归和预后均与心理-社会因素密切相关，但以躯体症状表现为主的疾病或综合征。广义的心身疾病指心理、社会和躯体等因素交互作用所引起的躯体器质性疾病和躯体功能性疾病；狭义的心身疾病指与心理-社会因素有密切关系或心理-社会因素作为明显致病因子所引起的躯体器质性疾病，如原发性高血压、溃疡病。

二、心身疾病判断依据

1. 心身疾病的危险因素 现代心身医学认为心身疾病是一种多因多果的疾病方式，即一种疾病可由多种原因引起，一种病因又可导致不同疾病的发生。主要危险因素包括以下几个方面。

（1）社会-心理因素 包括社会因素和心理因素。社会因素是指人生活、工作的环境。心理因素是指影响人健康的人格特征和情绪状态。人们对社会因素的应激可使血浆肾上腺素活性升高，如焦虑、紧张、陌生情况可增加肾上腺素分泌，恐惧、愤怒、挫折均可使血压升高，对高血压素质（生理始基）者，血压持续增高的倾向更强。人的心理活动通常与某种情绪活动相关联，如愤怒、恐惧、痛苦等情绪虽是适应环境的一种心理反应，但强度过大或时间过久超越个人承受能力时，就会使人心理活动失去平衡，导致神经系统功能失调，对健康产生不良影响。如心理应激会引起胃肠分泌增加。愤怒、激动、恐惧会使胃液分泌和酸度升高，而抑郁、悲伤可使胃液分泌减少和胃肠蠕动减慢，长期焦虑还可使充血的胃黏膜糜烂。

（2）生理始基 是指心身疾病患者在患病前的生理特点导致他们具有对不同心身疾病的易患性。研究发现，一些重大灾难过后，仅少数人罹患心身疾病，而且所患疾病也各不相同，其原因除了个体的人格特征和行为方式，主要取决于病人原有生理特点的差异。说明只有心身疾病的生理始基和社会-心理因素刺激共同作用的结果。目前发现的有，高甘油三酯血症是冠心病的生理始基，高尿酸血症是痛风症的生理始基，高蛋白结合碘是甲状腺功能亢进的生理始基。

（3）人格类型 研究表明，有些心身疾病具有特殊的人格特征。如 A 型行为类型与冠心病之间存在明确的关系；C 型行为类型是一种易发生的癌症行为模式，其特征为内向、抑郁、隐藏着愤怒和失望、过分克制和忍耐。

（4）遗传 患心身疾病如冠心病家族史中，患同类疾病的概率比一般人群高 10 倍，他们往往具有共同的性格和生理素质。此外，冠心病家族成员多有高脂肪膳食、吸烟、饮酒、缺少体力活动等相似的生活方式。

2. 心身疾病常见的发病机制 心身疾病的发病学机制是目前心理学领域亟待深入研究的中心课题之一。常见的有以下三种学说。

（1）心理动力理论 这一理论始终重视潜意识心理冲突在各种心身疾病发生中的作用。认为潜意识心理冲突是通过植物性神经系统功能活动的改变从而造成某些脆弱器官的病变而致病的。该学说的不足是夸大了潜意识的作用。

（2）心理生物学理论 该机制研究重点包括：有哪些心理社会因素，通过何种生物学机制作用于何种状态的个体，导致何种疾病的发生。主要内容包括：①心理神经中介途径、心理神经内分泌途径和心理神经免疫学途径是心理社会因素造成心身疾病的三项形态学意义上的心理生理中介机制。②不同种类的心理社会因素，如紧张劳动和抑郁情绪，可能产生不同的心身反应过程。因而不同心身疾病的发生也可能与特定的心理社会因素有关。③心理社会因素在不同遗传素质个体上的致病性的差异，例如，高胃蛋白酶原血症的个体在心理因素作用下更可能产生消化性溃疡，从而确认个体素质上的易感性在疾病发生中的重要作用。

（3）行为学习理论　某些社会环境刺激引发个体习得性心理和生理反应，如情绪紧张、呼吸加快、血压升高等，由于个体素质上的问题，或特殊环境因素的强化，或通过泛化作用，使得这些习得性心理和生理反应可被固定下来而演变成为症状和疾病。如紧张性头痛、过度换气综合征、高血压等心身疾病症状的形成，都可以此做出解释。

3. 常见的心身疾病

（1）原发性高血压　原发性高血压是最早被确认的心身疾病之一，躯体因素和心理因素都对高血压的发病起着重要作用，被强烈压抑的愤怒、不安全感、严重焦虑、紧张等常为诱发因素。

（2）冠心病　冠心病的发生、发展与许多生物行为和社会因素有关，包括遗传、高血压、高血脂、大量吸烟、肥胖、活动过少、A 型性格、人际关系紧张、焦虑、抑郁等，其中精神紧张刺激及个性特征在冠心病的发病中占有重要地位。

（3）消化性溃疡　消化性溃疡常与紧张的生活事件（如亲人分离、丧偶、失业和任务繁重、赶时间等）有关。

（4）糖尿病　糖尿病是一种典型的心身疾病，患者的情绪状况对本病的发生、发展与治疗，都有很大的影响。研究表明，糖尿病患者具有情绪压抑、自卑、心胸狭窄、倔强、急躁易怒等特点。

（5）恶性肿瘤　恶性肿瘤的发生和患者存活时间都与心理因素有密切关系。忧郁、失望和难以解脱的悲哀是癌症发生的重要原因，恶劣情绪可能是癌症的活化剂。

（6）妇科疾病　学习或工作过于紧张，或遇到紧张生活事件时，常发生痛经或经期紊乱，以致停经。对妊娠和分娩的影响也很明显，甚至有些不育症也与紧张情绪有关。

4. 心身疾病的诊断原则　①躯体有器质性变化或明确的病理性过程（如呕吐）。②疾病的发生以心理-社会因素为主，且随着病人情绪与人格特征的不同有明显的病征差别。③排除躯体疾病及神经症的诊断。④对该病用单纯生物学治疗，效果不佳。

5. 心身疾病的诊断程序　对心身疾病的诊断要重视病因中心理-社会因素的作用，兼顾躯体、心理、社会三方面，做出全面正确的评估与诊断。

（1）采集病史　除以临床各科病史采集相同外，还应注意收集患者社会心理方面的有关材料，尤其是患者起病前的心理状态。如心理发展情况、心理应激的来源、性质和程度、个性或行为特点、社会生活事件及人际关系、家庭支持程度等，从中初步寻找与心身疾病发生发展的有关线索。

（2）体格检查　与临床各科体检相同，但要注意观察患者心理行为反应方式如反应方式、情绪反应等，同时排除其他器质性疾病。

（3）心理学检查 对于初步疑为心身疾病者，应结合病史材料，采用交谈、座谈、行为观察、心理测量、心理生理检查等直至使用必要的心理生物学检查方法，对其进行较系统的医学心理学检查，以确定心理社会因素的性质、内容和在疾病发生、发展、恶化和好转中的作用。

（4）综合评估 根据以上程序收集的材料，结合心身疾病的基本理论，对是否患有心身疾病、罹患何种心身疾病、由哪些心理社会因素在其中起主要作用和可能的作用机制等问题做出全面恰当的评估，以便确诊。

三、心身疾病的防治

1. 心身疾病的治疗原则 心身疾病的治疗要兼顾病人的生物学和心理-社会两方面，不仅要采用有效的生物学手段处理躯体水平上的病理过程，而且必须在心理和社会水平上加以综合干预或治疗。

（1）消除心理-社会刺激因素 对患者的社会-心理刺激因素，如因某事件引发焦虑进而紧张性头痛发作，可通过心理支持、催眠疗法及认知疗法等，使其认识发生改变，减轻焦虑反应，必要时使用药物将疾病发作缓解于初始阶段。

（2）消除心理学病因 应在心理医师的指导下，视不同层次、不同方法、不同目的而决定采用适宜的心理干预手段和心理疏导措施。如有易怒、抑郁、孤僻倾向者应及早通过心理指导加强其健全个性的培养。

（3）消除生物学症状 主要通过心理学技术直接改变患者的生物学过程，提高身体素质，促进疾病的康复。例如采用长期松弛训练或生物反馈疗法治疗高血压病人能改善循环系统功能，降低血压。

（4）心、身同治原则 把病人看成躯体和精神的统一体。既强调躯体治疗，也重视心理治疗，两者并举，不可偏废。对于急性发病且躯体症状严重的病人，应以躯体对症治疗为主，辅之以心理治疗。例如，对于过度换气综合征的病人，在症状发作期必须及时给予对症处理，以阻断恶性循环，否则将会使症状进一步恶化，呼吸性碱中毒加重，出现头痛、恐惧甚至抽搐等。对于以心理症状为主、躯体症状为辅的疾病，或虽然躯体症状为主但已呈慢性病程表现的心身疾病，则可在实施常规躯体治疗的同时，重点安排好心理治疗。例如，更年期综合征和慢性消化性溃疡的病人，除了给予适当的药物治疗外，应重点做好心理和行为指导等各项工作。

2. 心身疾病三级预防

（1）一级预防 防止社会-心理因素长时间反复刺激并导致心理失衡的主要措施。培养比较完整的健康心理素质，提高应付危险因素的能力是预防心身疾病的基础。我国最早的一部医学经典《黄帝内经》提出"怒伤肝""思伤脾""恐伤肾""喜伤心""忧伤肺"等情志内伤学说，反映了中医学很早就阐明了讲究心理卫生、加强自我保健的深刻意义，即在社会-心理因素刺激的情况下不断进行自我调适，保持心理平衡，增加对社会的适应能力，不仅注意躯体健康，还应保持心身健康和社会适应能力的统一。

（2）二级预防　防止社会-心理因素导致的心理失衡阶段发展成为功能失调阶段的重要措施。因而早期诊断、早期治疗是二级预防的核心。中医学重视对心身疾病的早期诊断和治疗。在华佗的《青囊秘录》中早有记载，如"医者先医其心，而后医其身，其次医其病"的论述。二级预防的重点是对于明显行为问题者，如吸烟、酗酒、多食、缺乏运动及 A 型行为等，应利用心理学技术指导其进行矫正；对某些具有心身疾病遗传倾向如高血压家族史或者已经存在心身疾病先兆征象（如血压偏高）等情况者，则更应该注意加强心理预防工作。

目前接受心身疾病患者就诊的第一位医生往往不是心理医师，因此要求临床医生必须了解社会-心理因素可以导致心理失衡，进而导致功能失调，最后发展为躯体疾病的心身疾病规律，积极采取二级预防措施。通过临床心理咨询和治疗，及早帮助患者恢复失衡心理，及早调整患者的功能失调，阻断病情向躯体疾病方向转化。

（3）三级预防　是针对患者在经历心理失衡、功能失调进入躯体疾病阶段情况下防止病情恶化的重要措施。这个阶段不仅依靠有效的药物，还应充分评估心理咨询和心理治疗的作用。心理咨询和心理治疗工作要求医生有较高的医德修养，较广的医学知识，较娴熟的医学技能，医患之间建议起相互信任和相互合作的亲密关系。

第二篇 疾病的预防与控制

第六章 传染病的预防与控制 ▷▷▷▷

传染病（infectious disease）是由特异性病原体（病毒、细菌、立克次体、螺旋体、原虫和蠕虫等）或其毒性产物引起的具有传染性并可能造成流行的一类感染性疾病。随着人类对传染病的认识逐渐深入，并采取了有效的防控措施，使得许多曾经猖獗一时的传染病得到了有效控制。然而，传染病仍然是危害人类健康的重要原因之一，尤其在发展中国家。近年来，由于全球化进程加快、气候变暖、人类生态环境和行为方式的变化，各类新发、再发传染病不断出现，对人类健康构成了严重威胁，也对全球公共卫生提出了新的挑战。2020年新型冠状病毒肺炎的全球流行，再次让人们意识到传染病对人类的危害以及传染病预防和控制的重要性。

第一节 传染病的流行过程及其影响因素

传染病的流行过程（epidemic process）是指传染病在人群中发生和蔓延的过程。流行过程发生必须具备传染源、传播途径和易感人群三个基本环节，这三个环节相互依赖、相互联系，如果缺少其中任何一个环节，新的传染就不可能发生，传染病的流行过程势必终止。除了三个环节外，传染病的流行过程还受自然因素和社会因素的制约。若能正确认识各种传染病流行过程的三个环节，及时采取有效措施，阻断其中任一环节的链接，即可阻止传染病的流行，从而达到控制、消灭传染病的目的。

一、传染病流行过程的三个基本环节

（一）传染源

传染源（source of infection）是指体内有病原体生长、繁殖并且能排出病原体的人和动物。包括病人、病原携带者和受感染的动物。

1. 病人 病人体内通常存在大量病原体，又具有利于病原体排出的临床症状，如呼吸道传染病病人的咳嗽、喷嚏，肠道传染病病人的呕吐、腹泻等，均可排出大量病原体，增加了易感者受感染的机会，因此，病人是最重要的传染源。病人排出病原体的整个时期称为传染期，是决定传染病病人隔离期限的重要依据。传染期的长短可影响疾病的流行特征，传染期短的疾病，续发病例常成簇出现；传染期长的疾病，续发病例陆续出现，流行持续时间较长。

宿主感染病原体之后的病程，可分为潜伏期、临床症状期、恢复期三个阶段，因每个阶段是否排出病原体及排出量和频度各不相同，各期病人作为传染源的流行病学意义也不同。

（1）潜伏期　自病原体侵入机体到最早临床症状出现这一段时间称为潜伏期。不同传染病的潜伏期长短不等，同一种传染病的潜伏期较为固定。如新型冠状病毒肺炎的最短潜伏期为1天，最长为14天，平均潜伏期为3~7天。潜伏期的长短主要与进入机体的病原体数量、毒力、繁殖能力、侵入途径和机体抵抗力有关。有些传染病在潜伏期即可排出病原体，具有传染性。

潜伏期的流行病学意义在于：①根据潜伏期判断患者受感染的时间，用于追踪传染源，确定传播途径。②根据潜伏期确定接触者的留验、检疫和医学观察期限，一般为平均潜伏期加1~2天，危害严重的传染病按该病的最长潜伏期予以留验和检疫。③根据潜伏期确定免疫接种时间。④根据潜伏期评价预防措施效果。一项预防措施实施后经过一个潜伏期，如果发病数明显下降，则可认为该措施有效。⑤潜伏期长短还可影响疾病的流行特征。一般潜伏期短的传染病常以暴发形式出现，潜伏期长的传染病常呈散发状态。

（2）临床症状期　指病人出现疾病特异性临床症状和体征的时期。由于此阶段病人体内病原体大量生长繁殖，又有利于病原体排出的临床症状，是传染性最强的时期。

（3）恢复期　此时疾病的临床症状逐步消失，病人开始产生免疫力，清除体内病原体，一般不再具有传染性。但有些传染病病人在恢复期仍可排出病原体，如痢疾、伤寒。

2. 病原携带者 病原携带者（carrier）是指没有任何临床症状而能排出病原体的人，包括带菌者、带毒者和带虫者。按其携带状态和临床分期分为以下三类。

（1）潜伏期病原携带者　是指潜伏期内携带病原体并可向体外排出病原体的人。只有少数传染病存在潜伏期病原携带者，如麻疹、白喉、痢疾、霍乱等。

（2）恢复期病原携带者　指在临床症状消失后，仍能在一定时间内向外排出病原体的人，如乙型病毒性肝炎、霍乱、伤寒等。一般来说，恢复期病原携带状态持续时间较短，但少数携带者持续时间较长，甚至终身携带。临床症状消失后三个月内仍能排出病原体的人称为暂时性病原携带者；超过三个月者称为慢性病原携带者。慢性病原携带者常出现间歇性排出病原体的现象，因此，一般连续三次检查阴性时，才能确定病原携带状态解除。

（3）健康病原携带者　指从未患过传染病，但能排出病原体的人。这类携带者只有通过实验室检查方可证实。对于某些传染病，如流行性乙型脑炎、流行性脑脊髓膜炎、乙型病毒性肝炎等，健康病原携带者为数较多，是非常重要的传染源。

病原携带者作为传染源的意义取决于携带者的类型、排出病原体的数量及持续时间、携带者的职业及行为习惯等。在饮食服务行业、供水企业、托幼机构等单位工作的病原携带者对人群健康的威胁非常严重。

3. 受感染的动物　由共同病原体引起的、可在人类和脊椎动物之间自然传播的疾病和感染，统称为人畜共患病。可分为以下四类。

（1）以动物为主的人畜共患病　指病原体主要在动物间传播并延续，在一定条件下可以传给人，但人与人之间一般不会传播，如狂犬病、森林脑炎、钩端螺旋体病、布鲁杆菌病等。

（2）以人类为主的人畜共患病　疾病一般在人群中传播并延续，偶然感染动物，如人型结核、阿米巴痢疾等。

（3）人畜并重的人畜共患病　人和动物均可作为传染源，在人之间和畜之间都可以独立保持病原体的传播和延续，并可互为传染源，如血吸虫病。

（4）真性人畜共患病　病原体必须以动物作为中间宿主，人作为终末宿主，即病原体的生活史必须在人和动物体内协同完成，缺一不可，如牛绦虫病、猪绦虫病等。

动物作为传染源的流行病学意义，主要取决于人与动物的接触机会及密切程度、受感染动物的种类和密度、环境中是否有适合该疾病传播的条件。

（二）传播途径

传播途径（route of transmission）是指病原体从传染源排出后，侵入新的易感宿主前，在外界环境中所经历的全过程。在外界的病原体必须借助一定的媒介物才能进入易感宿主体内，该媒介物称为传播因素（如水、空气、食物、土壤等）或传播媒介（如蚊、虱、蚤、蜱等）。传染病的传播主要有两种方式，即水平传播和垂直传播。水平传播是指病原体在外环境中借助传播因素或传播媒介实现的人与人之间的传播；垂直传播是指病原体通过母体直接传给子代。

1. 经空气传播　经空气传播是呼吸系统传染病的主要传播方式，包括经飞沫、飞沫核与尘埃传播。

（1）经飞沫传播　含有大量病原体的飞沫在传染源呼气、喷嚏、咳嗽时经口鼻排入环境，被易感者直接吸入后引起感染。通常大的飞沫迅速降落地面，小的飞沫在空气中短暂停留，局限于传染源周围，因此飞沫传播主要累及传染源周围的密切接触者。对环境抵抗力较弱的病原体如流行性感冒病毒、麻疹病毒常以此方式传播。

（2）经飞沫核传播　飞沫核是飞沫在空气中失去水分后由剩下的蛋白质和病原体所组成。飞沫核可以气溶胶的形式在空气中漂流，存留的时间较长。一些耐干燥的病原体如结核杆菌等可以该种方式传播。

（3）经尘埃传播　含有病原体的较大的飞沫或分泌物落在地面，干燥后形成尘埃，可悬浮于空气中，易感者吸入后可被感染。对外界抵抗力较强的病原体如结核杆菌、炭疽杆菌芽孢可通过此方式传播。

经空气传播的传染病的流行特征为：①传播途径易实现，传播广泛，发病率高；②冬春季节高发；③在未经免疫预防的人群中，发病呈现周期性；④居住拥挤和人口密度大的地区高发。

2. 经水传播 包括经饮用水传播和接触疫水传播两种方式，一般肠道传染病和某些寄生虫病经此途径传播。

（1）经饮用水传播 主要是水源水被污染，如自来水管网破裂导致污水渗入、粪便污染水源等。经饮用水传播的传染病的流行特征为：①病例分布与供水范围一致，有饮用同一水源史；②除哺乳婴儿外，无职业、年龄及性别的差异；③如水源经常受污染，则病例长期不断；④停用污染水源或采取消毒、净化措施后，暴发或流行即可平息。

（2）经疫水传播 由于人们接触被污染而具有传染性的水体时，病原体经皮肤、黏膜侵入机体，如血吸虫病、钩端螺旋体病等。其流行特征为：①病人有接触疫水史；②发病有地区、季节、职业分布差异；③大量易感人群进入疫区，可引起暴发或流行；④加强个人防护、对疫水采取措施等可控制疾病的传播。

3. 经食物传播 主要为肠道传染病、某些寄生虫病、少数呼吸系统疾病的传播方式。作为媒介物的食物可分为两类，一类是食物本身含有病原体，如寄生旋毛虫的猪肉；一类是食物被病原体污染，如被沙门菌污染的奶、蛋。经食物传播的传染病的流行特征为：①病人有食用相同食物的历史，不进食者不发病；②患者的潜伏期短，一次大量污染可致暴发；③停止供应污染食物，暴发或流行即可平息；④如果食物被多次污染，暴发或流行可持续较长的时间。

4. 经接触传播 通常分为直接接触传播和间接接触传播两种。

（1）直接接触传播 指在没有外界因素参与，易感者与传染源直接接触而导致的疾病传播。如狂犬病、性传播疾病等。

（2）间接接触传播 指易感者接触了被传染源的排泄物或分泌物污染的日常生活物品，如毛巾、餐具、门把手、玩具等所造成的传播，也称日常生活接触传播。一些肠道传染病、呼吸道传染病、人畜共患病均可通过间接接触传播，如伤寒、疥疮等。传播作用大小取决于病原体在外环境的抵抗力、某一物品在人群中交替使用的频度、消毒制度是否完善、人们的卫生习惯、卫生知识等。

间接接触传播传染病的流行特征为：①一般很少造成流行，多以散发为主，但可形成家庭及同住者中病例聚集现象；②流行过程缓慢，无明显的季节性；③在卫生条件较差的地方及卫生习惯不良的人群中发病较多；④加强对传染源的管理及严格消毒制度后，可减少病例的发生。

5. 经节肢动物传播 经节肢动物传播又称虫媒传播，是以节肢动物（蚊、蝇、蜱、螨、蚤、虱等）作为传播媒介而造成的感染，包括机械携带和生物性传播两种方式。

（1）机械携带 病原体可在苍蝇、蟑螂等非吸血节肢动物的体表或体内存活，但不在其体内发育。节肢动物通过接触、反吐和粪便将病原体排出体外，污染食物或餐具等，传播给接触者。节肢动物在传播病原体时只起着机械性的搬运作用。如伤寒、痢疾等可通过此途径传播。

（2）生物性传播 节肢动物因叮咬血液中带有病原体的感染者，将病原体吸入体内，通过再叮咬易感者传播疾病，如疟疾、黄热病等。在这种传播方式中吸血节肢动物往往也是病原体的宿主，病原体在它们体内发育、繁殖，经过一段时间的增殖或完成其生活周期中的某一阶段后，节肢动物才具有传染性，这段时间称为"外潜伏期"。

经节肢动物传播的传染病的流行特征为：①地区性：病例的分布与传播该病的节肢动物的分布一致；②季节性：病例消长与节肢动物的活动季节相一致；③职业分布特点：从事特殊职业的人群发病较多，如森林脑炎常见于伐木工人；④年龄分布差异：在老疫区发病多集中在儿童，在新疫区发病则无明显的年龄分布特征。

6. 经土壤传播 指易感人群通过各种方式接触了被病原体污染的土壤所致的传播。传染源的排泄物、分泌物可直接或间接污染土壤；埋葬因传染病死亡的人、畜尸体等，使土壤受到污染。常见于肠道寄生虫病（蛔虫、蛲虫、钩虫等）和以芽孢形式存在的病原体引起的传染病（炭疽、破伤风等）。经土壤传播的传染病的流行病学意义主要取决于病原体在土壤中的存活时间、人与土壤的接触机会、个人的卫生习惯和劳动条件等。

7. 医源性传播 指在医疗、预防工作中，由于未能严格执行规章制度和操作规程，人为造成某些传染病的传播称为医源性传播。可分为两类：一是易感者在接受检查或治疗时由污染的医疗器械导致的疾病的传播；二是由于输血或所使用的生物制品和药品被污染而造成的传播，如由于输血感染艾滋病、丙型病毒性肝炎。

以上七种病原体的传播途径称为水平传播。

8. 垂直传播 指病原体通过母体传给子代的传播，也称母婴传播，包括经胎盘传播、上行性传播和分娩时传播。

（1）经胎盘传播 受感染的孕妇体内的病原体可通过胎盘屏障，经胎盘血液将病原体传给胎儿，使胎儿宫内感染。如风疹病毒、HIV病毒、梅毒螺旋体等。

（2）上行性传播 病原体经孕妇阴道到达绒毛膜或胎盘，引起胎儿感染。如葡萄球菌、链球菌、白色念珠菌等。

（3）分娩时传播 胎儿在分娩过程中通过母亲严重感染的产道时，可经皮肤、呼吸道、肠道等造成感染。如淋球菌、疱疹病毒等。

许多传染病可通过一种以上途径传播，以哪种途径传播取决于病原体所处环境的流行病学特征和病原体自身的特征。如艾滋病可通过性接触传播、血液/血制品传播和母婴传播。

（三）易感人群

对某种疾病缺乏免疫力的人称为易感者。人群作为一个整体对传染病的易感程度，称为人群易感性（herd susceptibility）。人群易感性高低取决于该人群中易感者所占的比例。人群中易感者比例越高，则人群的易感性就越高。与人群易感性相反的是人群免疫力，即人群对传染病病原体侵入和传播的抵抗力，可用人群中免疫人口所占的比例来衡量。一般来说，在引起传染病流行的其他条件不变的情况下，人群易感性高则传染病易于发生和传播；当人群中免疫人口所占比例较高时，免疫人口不仅自身不被感染，而且能够在人群中形成免疫屏障，阻断或终止传染病的流行。

影响人群易感性升高的主要因素有：新生儿增加、易感人口迁入、免疫人口免疫力的自然消退、免疫人口死亡、病原体变异或出现新的病原体。导致人群易感性降低的主要因素有：预防接种、传染病流行之后获得免疫力。

二、传染病流行过程的影响因素

传染病流行既是生物现象，也是社会现象，只有在一定的自然因素和社会因素的共同作用下，流行过程才能发生和发展。自然因素和社会因素通过作用于传染源、传播途径及易感人群而影响流行过程。

（一）自然因素

自然因素包括地理、气候、土壤、动植物等，它们对传染病流行过程的影响作用较为复杂，其中以地理因素和气候因素的影响较显著。

1. 对传染源的影响 许多传染病，特别是动物为传染源的自然疫源性疾病呈现出地方性与季节性特点，主要与气候、地理因素有关。如鼠疫多发生于草原与沙土地带；布鲁杆菌病多发生于牧区，且在春季羊繁殖高峰期的发病率较高。

2. 对传播途径的影响 虫媒传染病受自然因素影响最为明显。气温影响生物媒介的繁殖与活动，从而影响虫媒传染病的流行特征，如气候变暖、蚊子活动季节延长、活动区域扩大，登革热的流行范围扩大；降雨量大时易将地面的病原体冲刷到江河湖海中造成水源的污染，如钩端螺旋体病的传播；降雨多，蚊虫的滋生增多，故易传播疟疾。

3. 对易感人群的影响 自然因素可通过影响人类的生活习惯和机体抵抗力而影响传染病的流行特征。如寒冷季节易发生上呼吸道感染；夏季人们喜食生冷食品，增加了肠道传染病发生的机会。

（二）社会因素

社会因素包括居住条件、医疗卫生条件、卫生习惯、经济水平、文化教育、风俗习惯、人口流动性、社会动荡、社会制度等诸多方面。与自然因素相比，社会因素对传染病的流行过程的影响更深远。

1. 对传染源的影响 开展国境卫生检疫，防止输入性传染病病例，而国际交流和旅游的增加，黄热病、登革热等疾病传入我国；对传染病患者进行严格管理，加强隔离治疗，可有效控制传染病的传播；对特殊行业人员如饮食服务、托幼机构、水厂等有关工作人员进行定期体检，以预防消化道传染病的传播；对献血员进行乙型肝炎等病原学检查等。

2. 对传播途径的影响 传播途径受社会因素的影响更为明显。如赤脚下田劳作容易感染血吸虫病；居住拥挤及室内卫生不佳易导致呼吸道传染病的传播；我国有些地区居民喜食生水产食品，易患华支睾吸虫、肝吸虫病；吸毒、卖淫嫖娼及男男同性性行为导致性传播疾病发病率升高。改善饮水质量、加强食品卫生监督管理、公共餐具消毒可预防肠道传染病；开展爱国卫生运动，改善环境卫生，可控制虫媒传染病、肠道传染病等。

3. 对易感人群的影响　预防接种使人群易感性降低，从而控制传染病流行。在免疫规划实施较好的地区，脊髓灰质炎、麻疹、水痘等的发病率和死亡率明显下降。

三、新发现的传染病和病原体

新发传染病（emerging infectious diseases，EID）是指由新出现（发现）的病原体，或经过变异而具有新的生物学特性的已知病原体所引起的人和动物的传染性疾病。WHO 统计数据显示，20 世纪 70 年代以来，全球有 40 多种新发传染病，几乎每年至少有一种新的传染病被发现（表 6-1）。由于新发传染病的突发性和不确定性，往往造成严重的突发公共卫生事件，使全球公共卫生面临极大挑战。

表 6-1　20 世纪 70 年代以来新发现的病原体与传染病

年代	病原体名称	所致疾病或主要症状
1975	细小病毒 B$_{19}$（Parvovirus B$_{19}$）	慢性溶血性贫血、再生障碍性贫血
1976	微小隐孢子虫（Cryptosporidium parvum）	隐孢子虫病（急性和慢性腹泻）
1976	埃博拉病毒（Ebola virus）	埃博拉出血热
1977	嗜肺军团菌（Legionallapeumophila）	军团菌病
1977	汉坦病毒（Hantan virus）	肾综合征出血热
1977	空肠弯曲菌（Campylobacter jejuni）	空肠弯曲菌肠炎
1977	丁型肝炎病毒（Hepatitis D virus）	丁型病毒性肝炎
1980	人嗜 T 淋巴细胞病毒 I 型（HTLV-I）	成人 T 细胞淋巴瘤
1981	产毒素金黄色葡萄球菌（Toxic producing strans of Staphylococcus aurius）	中毒性休克综合征
1982	人嗜 T 淋巴细胞病毒 II 型（HTLV-II）	毛状 T 细胞白血病
1982	大肠埃希菌 O157：H7（Escherichia coli O157：H7）	出血性结肠炎
1982	伯氏疏螺旋体（Borreliaburgdorferi）	莱姆病
1983	人免疫缺陷病毒（HIV）	AIDS（获得性免疫缺陷综合征）
1983	幽门螺杆菌（Helicobacter pylori）	消化道溃疡、胃癌
1983	肺炎衣原体（Chlamydiaepneumoniae）	肺炎衣原体病
1984	日本斑点热立克次体（Rickettsia japonica）	东方斑点热
1985	比氏肠胞虫（Enterocytozoonbieneusi）	顽固性腹泻
1986	卡曼环孢子球虫（Cyclosporacayatanensis）	持续性腹泻
1986	人疱疹病毒 6 型（Human herpesvirus 6，HHV-6）	婴儿玫瑰疹
1989	丙型肝炎病毒（Hepatitis C virus）	丙型病毒性肝炎
1989	戊型肝炎病毒（Hepatitis E virus）	戊型病毒性肝炎

续表

年代	病原体名称	所致疾病或主要症状
1989	查菲埃立克次体（Ehrlichiachaffeensis）	单核细胞埃立克体病
1990	人疱疹病毒 7 型（HHV-7）	发热、皮疹及重型 NS 感染
1991	瓜纳里托病毒（Guanarito virus）	委内瑞拉出血热
1991	新脑细胞内原虫（Encephatitazoonhellem）	结膜炎，弥漫性疾病
1992	0139 霍乱弧菌（Vibrio cholerae0139）	0139 霍乱
1992	巴尔通体（Bartanellahenseiae）	猫抓病，杆菌性血管瘤病
1993	Sinnombre 病毒（Sin nombre virus）	肺综合征出血热
1993	汉坦病毒分离株（Hantaan virus）	汉坦病毒肺综合征
1993	家兔脑胞内原虫（Encephatitazoooncuniculi）	弥漫性疾病
1994	人粒细胞埃立克次体（Human granulocytic ehrlichia，HGE）	人粒细胞埃立克体病
1994	Sabia 病毒（Sabia virus）	巴西出血热
1994	马麻疹病毒（Equine morbili virus）	间质性肺炎，无菌性脑膜炎
1994	Hendra 病毒	病毒脑炎
1995	人疱疹病毒 8 型（HHV-8）	卡波济肉瘤
1995	庚型肝炎病毒（Hepatitis G virus）	庚型肝炎
1996	牛海绵状脑病毒（BSE）	牛海绵状脑病，新型克-雅氏病
1997	TT 病毒（TTV）	TTV 肝炎
1998	尼帕病毒（Nipah virus）	脑膜炎
1999	SEN 病毒（SEN virus）	SEN 病毒性肝炎
1999	西尼罗病毒（West Nile virus）	西尼罗热
2003	SARS 冠状病毒（SARS-Coronavirus，CoV）	SARS
2003	猴痘病毒（Monkeypox virus）	猴痘
2006	禽流感病毒（H5N1）（avian influenza A H5N1 virus）	人禽流感
2008	嗜吞噬细胞无形体（Human granulocytic anaplasmosis）	人粒细胞无形体病
2009	甲型流感病毒（H1N1）（influenza A H1N1 virus）	甲型流感
2013	中东呼吸综合征冠状病毒（MERS-CoV）	中东呼吸综合征
2013	禽流感病毒（H7N9）（avian influenza A H7N9 virus）	人禽流感
2019	2019 新型冠状病毒（2019-nCoV）	新型冠状病毒肺炎

　　新发传染病的流行特征为：①不确定性，即不知道会在何时何地发生何种新发传染病，给防控的准备工作带来困难。②动物源性，有关研究资料显示，在新发传染病中75%是动物源性的。③新发传染病对人类的威胁是全球性的。④新发传染病发生初期，因不能充分认识疾病，如若对大众宣传和教育不到位，人们恐慌心理严重，容易造成社会的不稳定。⑤人类对新发传染病的生物学特征、传播因素及传播规律等缺乏足够的认识，且人群对新发传染病缺乏免疫力，因此传播迅速、易形成暴发或流行、病死率高。

第二节 传染病防控与公共卫生

一、传染病引起的公共卫生问题

19 世纪以来，随着微生物学的创立、流行病学的发展、公共卫生体系的逐渐完善，使得传染病对人类的健康和生命的威胁日益减轻。人类死因顺位由以传染病为主转向以慢性非传染性疾病为主。但是传染病给人类造成的痛苦、死亡和残疾，依然具有深刻的公共卫生意义。

（一）传染病仍然是危害人类健康的重要疾病

全球每年死于传染病的人数约占总死亡人数的 25%，主要发生在非洲等发展中国家。据 WHO 报告，对人类危害最大的 48 种疾病中有 40 种（83%）属于传染病和寄生虫病。

我国目前仍有一些传染病的发病率和死亡率处于较高水平，威胁人群健康。①原已基本控制的传染病又重新流行，如结核病、梅毒及淋球菌感染。近年来肺结核发病率和死亡率在法定报告甲乙类传染病中位居第二位，且出现耐药及合并的流行。自 20 世纪 80 年代起，全国许多地区梅毒和淋病的发病率逐年上升、发病地区不断扩大。②艾滋病的危害严重，HIV 感染模式正发生从高危人群向一般人群播散的变化，报告的死亡人数和死亡率高居法定传染病首位。③新发传染病不断出现。据报道，20 世纪 70 年代以来，全球 40 多种新发传染病中，我国有 20 余种。④未被有效控制的传染病形势依旧严峻，如手足口病、感染性腹泻、病毒性肝炎、流感的发病率仍处于较高水平。

（二）传染病造成寿命损失和沉重的疾病负担

2015 年全球疾病负担研究显示，因早死所损失的寿命年数（years of life lost，YLL）排前 10 位的死因中：感染性腹泻、艾滋病和疟疾分别占第 5 位、第 7 位和第 9 位，5 岁以下儿童死亡中 47.1% 由传染病所致。

2018 年我国城市居民传染病死亡率为 5.96/10 万，农村居民为 7.26/10 万，死因顺位均为第 10 位。2019 年全国 39 种法定报告传染病中，报告发病数居前 5 位的是流行性感冒（3538213 例）、手足口病（1918830 例）、感染性腹泻（1335627 例）、病毒性肝炎（1286691 例）、肺结核（775764 例），占报告发病数的 86.4%；报告死亡数居前五位的是艾滋病（20999 例）、肺结核（2990 例）、病毒性肝炎（575 例）、狂犬病（276 例）、流行性感冒（269 例），占报告死亡数的 99.3%。

二、传染病防控的公共卫生策略

目前，传染病的预防和控制仍是世界各国乃至全球的一个突出重点。对于传染病的预防和控制，只有在正确、合理的策略指导下，采取有效、可行的措施，才能以最少的投入取得最大的预防控制效果。我国对传染病的防控一直实行预防为主的方针，坚持防治结合、分类管理、依靠科学、全社会参与。制定传染病防制策略和措施，需要综合考虑疾病的特点、危害、影响因素、可利用资源等。

（一）　全人群策略

以整个人群为对象，采取预防措施，旨在降低整个人群对疾病危险因素的暴露水平。如在 7 周岁以下儿童中开展计划免疫，以降低儿童中常见传染病的发病率和死亡率。

（二）　高危人群策略

将有限的卫生资源进行再次分配，用于重点人群预防，更加符合成本效益原理，如开展重点人群疫苗的预防接种。

（三）　双向策略

为提高预防工作的效率，充分利用卫生资源，多数情况下采取双向策略，即针对全人群的普遍预防和对高危人群的重点预防结合起来，两种策略互为补充、协同作用。

（四）　全球化控制策略

发达的交通和人群的频繁流动促进了传染病的全球化流行。2020 年新型冠状病毒肺炎的流行即是典型案例，短时间内疫情便在全球形成大流行。因此，传染病的全球化控制显得尤为重要。全球消灭天花行动是人类消灭传染病的最佳案例。1958 年，第 11 届世界卫生大会通过了全球消灭天花计划，确定了消灭天花的群体接种策略，1967 年采取了加强天花病例监测和环状接种新策略，有效阻止天花的传播，1980 年 WHO 正式宣布全球消灭了天花。1988 年第 41 届世界卫生大会确定了全球消灭脊髓灰质炎的目标；2001 年 WHO 发起了全球"终止结核病"合作伙伴活动；此外，针对艾滋病、疟疾的全球性策略也在世界各国不同程度的开展。

传染病的全球化流行趋势日益体现了传染病的全球化控制策略的重要性，同时全球化防控传染病策略的效果也正日益凸显。

第三节　传染病的预防与控制

一、传染病防控的相关法律法规

国家权力机关依法制定卫生法律法规，以维护社会卫生秩序、保障公共卫生利益、规范人们的卫生行为。我国卫生法律法规主要包括国家权力机关制定的卫生法律、国家行政机关及地方有权机关制定的卫生法规、规章制度、其他规范性文件。健全的卫生条约和法律法规是预防和控制传染病流行的制度保障。

　　我国政府在解放初期就意识到法律法规对传染病防治工作的重要性。1955 年，国务院批准颁布了《传染病管理办法》，1978 年修订完善后发布《急性传染病管理条例》。经过数十年传染病防控实践及经验总结，我国第一部传染病防治的法律文件《中华人民共和国传染病防治法》在 1989 年 2 月 21 日正式颁布，同年 9 月 1 日起实施。1991 年国家卫生部发布了《中华人民共和国传染病防治法实施办法》，至此，我国将预防、控制和消除传染病的发生与流行，保障公众健康的工作纳入法制化轨道。2020 年突如其来的新冠疫情，使我国传染病防治及公共卫生体系的积弊暴露，为加强对传染病暴发流行的监测及预警能力、医疗机构对传染病病人救治及医院感染控制能力、传染病暴发时的紧急应对能力等，2020 年 10 月 2 日国家卫健委发布《传染病防治法》修订草案。鉴于某些传染病流行的危害性，原卫生部先后发布了《结核病防治管理办法》《性病防治管理办法》《艾滋病防治条例》等。

　　传染病防治相关法律法规的制定，为传染病防制铺设了缜密的法网，使传染病预防控制及人民健康有了法律保障。我国现行的与传染病防控相关的法律法规见表 6-2。

表 6-2　我国传染病防控相关法律法规

法律法规名称	发布机构	施行时间
中华人民共和国传染病防治法	全国人民代表大会常务委员会	1989 年 2 月 21 日颁布 2013 年 6 月 29 日第二次修订 2020 年 10 月 2 日发布修订草案
突发公共卫生事件应急条例	中华人民共和国国务院	2003 年 5 月 9 日颁布 2011 年 1 月 8 日修订实施
中华人民共和国突发事件应对法	全国人民代表大会常务委员会	2007 年 11 月 1 日起施行
突发公共卫生事件与传染病疫情监测信息报告管理办法	中华人民共和国国家卫生健康委员会	2003 年 11 月 7 日发布 2006 年 8 月 22 日修订实施
艾滋病防治条例	中华人民共和国国务院	2006 年 3 月 1 日起施行
血吸虫病防治条例	中华人民共和国国务院	2006 年 5 月 1 日起施行
结核病防治管理办法	中华人民共和国国家卫生健康委员会	1991 年 9 月 12 日发布 2013 年 3 月 24 日修订实施
性病防治管理办法	中华人民共和国国家卫生健康委员会	2013 年 1 月 1 日起施行
病原微生物实验室生物安全管理条例	中华人民共和国国务院	2004 年 11 月 12 日颁布 2018 年 3 月 19 日最新修订
疫苗流通和预防接种管理条例	中华人民共和国国务院	2005 年 6 月 1 日颁布 2016 年 4 月 23 日修订实施
中华人民共和国国境卫生检疫法	全国人民代表大会常务委员会	1987 年 5 月 1 日起施行 2018 年 4 月 27 日第三次修订
中华人民共和国国境卫生检疫法实施细则	中华人民共和国国家卫生健康委员会	1989 年 3 月 6 日发布 2016 年 2 月 6 日第二次修订实施
国内交通卫生检疫条例	中华人民共和国国务院	1999 年 3 月 1 日起施行

二、传染病的预防控制措施

传染病的预防控制措施主要包括传染病监测、减少或消除传染源的传播作用、切断传播途径、保护易感人群。

（一） 传染病监测

传染病监测是公共卫生监测的一种，是预防和控制传染病的重要措施。WHO 规定的国际监测传染病为流行性感冒、脊髓灰质炎、疟疾、流行性斑疹伤寒和回归热，我国增加了登革热。各国根据自己的情况确定了法定报告的传染病病种，我国根据 2013 年修订的《中华人民共和国传染病防治法》，法定报告传染病分为甲、乙、丙三类，共 39 种。2020 年 1 月 20 日，国家卫生与健康委员会报请国务院批准决定将新型冠状病毒肺炎纳入乙类法定报告传染病，按照甲类传染病进行管理。

1. 法定报告传染病病种

甲类传染病：鼠疫、霍乱，共 2 种。

乙类传染病：传染性非典型肺炎、艾滋病、病毒性肝炎、脊髓灰质炎、人感染高致病性禽流感、人感染 H7N9 禽流感、麻疹、肾综合征出血热、狂犬病、流行性乙型脑炎、登革热、炭疽、细菌性和阿米巴性痢疾、肺结核、伤寒和副伤寒、流行性脑脊髓膜炎、百日咳、白喉、新生儿破伤风、猩红热、布鲁菌病、淋病、梅毒、钩端螺旋体病、血吸虫病、疟疾、新型冠状病毒肺炎，共 27 种。

丙类传染病：流行性感冒（含 H1N1 流感）、流行性腮腺炎、风疹、急性出血性结膜炎、麻风病、流行性和地方性斑疹伤寒、黑热病、包虫病、丝虫病，除霍乱、细菌性和阿米巴性痢疾、伤寒和副伤寒以外的感染性腹泻病、手足口病，共 11 种。

国务院卫生行政部门根据传染病暴发、流行情况和危害程度，可以决定增加、减少或者调整乙类、丙类传染病病种并予以公布。甲类传染病的增减名录须报国务院批准。

2. 责任报告单位及责任报告人　各级各类医疗卫生机构、疾病预防控制机构、采供血机构均为责任报告单位，其执行职务的人员、乡村医生、个体开业医生均为责任疫情报告人。责任疫情报告人在执行职务的过程中发现有法定报告传染病患者、疑似患者或病原携带者，应遵循疫情报告属地管理的原则，按国务院或国务院卫生行政部门规定的内容、程序、方式和时限进行疫情报告。

3. 报告时限　责任报告单位和责任报告人发现甲类传染病、乙类传染病中的传染性非典型肺炎、肺炭疽的病人或疑似病人时，或发现其他不明原因疾病暴发时，应于 2 小时内将传染病报告卡通过网络报告。对其他乙、丙类传染病病人、疑似病人和规定报告的传染病病原携带者，实行网络直报的责任报告单位应于病例诊断后 24 小时内进行网络直报。不具备网络直报条件的医疗机构及时向属地乡镇卫生院、城市社区卫生服务中心或县级疾病预防控制机构报告，并于 24 小时内寄出传染病报告卡至代报单位。

（二） 针对传染源的措施

1. 对病人的措施　做到"五早"，即早发现、早诊断、早报告、早隔离、早治疗。

早期发现和诊断有利于病人及时接受治疗，有效控制传染源，阻断疾病的传播；及时准确的报告传染病能为正确研判疫情趋势、制定防控策略和措施提供科学依据；及时隔离病人，可减少或消除病原体扩散；治疗病人有助于减弱其作为传染源的作用，防制传染病在人群中的传播。

依据《中华人民共和国传染病防治法》的规定，患者和疑似患者的隔离实行分级管理。①甲类传染病病人、乙类传染病中的肺炭疽、传染性非典型肺炎病人，以及其他按照甲类管理的疾病病人，必须隔离治疗。疑似病人确诊前必须在指定场所单独隔离治疗。若拒绝隔离，可由公安机关协助医疗机构依法强制隔离。②乙类或丙类传染病患者应根据病情采取必要的隔离和治疗，隔离可在医院或家中。一般隔离至病人没有传染性为止；疑似病人应根据病情采取必要的治疗或控制传播的措施。对传染源作用不大的患者如钩端螺旋体病、布鲁菌病、流行性出血热等的病人，可不隔离。

2. 对病原携带者的措施 做好登记、管理和随访。对于甲类及按照甲类管理的乙类传染病病原携带者予以隔离治疗，有些传染病病原携带者的职业和行为受到一定的限制。如对乙型肝炎、伤寒、白喉病原携带者在饮食、服务行业和托幼机构工作的人员需暂时调离工作岗位并积极治疗。艾滋病、乙型肝炎和疟疾病原携带者严禁献血。对病原携带者定期随访，经 2~3 次病原检查阴性时，可解除管理。

3. 对接触者的措施 凡与传染源有过密切接触并可能受感染者应采取留验、医学观察、应急接种和药物预防等措施。

(1)留验 即隔离观察。对甲类传染病的密切接触者应留验，将其限制在指定场所进行观察、检验和治疗。

(2)医学观察 对乙类和丙类传染病接触者应实施医学观察，即在正常学习、工作的情况下，接受体格检查、病原学检查和必要的卫生处理。

(3)应急接种和药物预防 对危害较严重且潜伏期较长的传染病的密切接触者可采取应急预防接种或药物预防。如医务人员发生 HIV 职业暴露后，采取暴露后预防性服药可明显降低感染 HIV 的危险性。

4. 对动物传染源的措施 危害大的病畜或野生动物应捕杀、焚烧、深埋，如患疯牛病和炭疽病的家畜，患狂犬病的狗；危害不大且有经济价值的病畜或国家级保护动物应给予隔离治疗。

(三) 针对传播途径的措施

主要是针对被传染源污染的环境采取有效消除或杀灭病原体的措施。不同传播途径的传染病采取不同的措施。如呼吸道传染病流行时，重点是空气消毒；肠道传染病发生后，对患者的排泄物消毒则非常必要；而虫媒传染病流行时应注意杀虫。

1. 消毒 是用化学、物理、生物的方法杀灭或消除环境中致病微生物的措施，分为预防性消毒和疫源地消毒。预防性消毒是针对可能受致病微生物污染的场所和物品进行消毒，如空气、饮水和乳品消毒。疫源地消毒是对现有或曾经有传染源存在的场所进行消毒，以杀灭传染源排出的致病性微生物，疫源地消毒可分为随时消毒和终末消毒。

随时消毒是指当传染源还在疫源地时，对其排泄物、分泌物、被污染的物品及场所进行的及时消毒，以迅速杀灭致病微生物。终末消毒是当传染源痊愈、死亡或离开后对疫源地进行彻底消毒，从而清除传染源所播散在外环境中的病原体。对外界抵抗力较强的病原体引起的传染病才需要进行终末消毒，如鼠疫、霍乱、病毒性肝炎、结核、炭疽、伤寒、白喉等，而流感、水痘、麻疹等一般不需要进行终末消毒。

2. 杀虫　用物理、化学、生物等方法杀灭有害昆虫，尤其是传播病原体的媒介节肢动物，如蚊子、苍蝇、跳蚤等。杀虫也可分为预防性杀虫和疫源地杀虫，后者又可分为随时杀虫和终末杀虫。

（四）　针对易感人群的措施

1. 预防接种　在传染病流行之前，通过预防接种提高机体免疫力，降低人群易感性，从而有效预防相应传染病。这是人类控制和消灭传染病的重要措施，包括主动免疫和被动免疫。

2. 药物预防　对某些有特效防治药物的传染病，在传染病流行时对易感人群采取预防性服药措施。如疟疾流行时给易感者服用抗疟药，金刚烷胺可预防流行性感冒。

3. 个人防护　在传染病流行时，易感者的个人防护措施对预防感染有着重要的作用。如呼吸道传染病流行的季节，人们尽量避免到人群密集的场所，保持工作场所和居住场所的良好通风，与病人接触时戴口罩等。对蚊媒传染病，可使用蚊帐、驱蚊剂等。使用安全套可有效预防性传播疾病的传播。接触传染病的医务人员和实验室工作人员应严格遵守操作规程，配置和使用必要的个人防护用品（手套、口罩等）。

（五）　传染病暴发、流行时的紧急措施

在有传染病暴发、流行时，当地政府须立即组织力量，按照预防、控制预案进行防治。必要时报经上一级人民政府批准后，可采取下列紧急措施并予以公告：①限制或停止集市、集会、影剧院演出或其他人群聚集活动；②停工、停业、停课；③临时征用房屋、交通工具及相关设施、设备；④封闭或封存被传染病病原体污染的场所、公共饮用水源、食品及相关物品；⑤控制或扑杀染疫野生动物、家畜家禽；⑥封闭可能造成传染病扩散的场所。

在采取紧急措施防制传染病传播的同时，疾病预防控制机构和省级以上卫生行政部门指派的其他与传染病防制有关的专业技术机构开展传染病暴发调查、现场处理及效果评价；利用传染病监测信息、预测传染病的流行趋势；开展传染病实验室检测、诊断、病原学鉴定；对疫点、疫区进行卫生处理，开展应急接种；组织实施消毒、控制病媒生物，普及传染病防治知识；医疗部门应积极隔离治疗病人，尤其是抢救危重病人。

国务院卫生行政部门负责向社会及时、准确地公布传染病疫情信息，并可授权省、自治区、直辖市人民政府卫生行政部门向社会公布本行政区域的传染病疫情信息。

三、计划免疫及其评价

全球公共卫生实践证明，预防接种是预防、控制、消灭传染病最经济、安全和有效

的措施。有效的疫苗和疫苗计划接种，已成功地消灭了曾经是人类头号杀手的天花。脊髓灰质炎是继天花之后人类计划全球消灭的第二个传染病。1988 年，世界卫生大会发起了全球消灭脊髓灰质炎行动（the global polio eradication initiative，GPEI），通过强化脊髓灰质炎口服疫苗的预防接种、急性迟缓性麻痹病例监测、环境监测和全球脊髓灰质炎实验室网络等措施，使全球脊髓灰质发病数大幅下降。我国自 1994 年以后未出现本土脊髓灰质炎野毒株引起的病例，2000 年经 WHO 认证，我国实现了无脊髓灰质炎目标。

（一）预防接种

预防接种（vaccination）是将生物制品（抗原或抗体）通过适宜的途径接种到机体，使机体获得对某种传染病的特异性免疫力，以提高个体及群体的免疫水平，预防和控制相关传染病的发生和流行。

1. 人工自动免疫　指将疫苗接种到机体，使机体自身的免疫系统产生对相应传染病的特异性免疫力。疫苗是病原微生物或其代谢产物经理化因素处理后，使其失去毒性但保留抗原性，用于预防接种的生物制品。

（1）**减毒活疫苗**　是用减毒或无毒力的活病原微生物制成的疫苗。如麻疹疫苗、卡介苗、脊髓灰质炎疫苗等。减毒活疫苗进入机体后，可引起机体产生特异性免疫反应，且由于免疫记忆获得长期或终身的保护作用。与灭活疫苗相比，减毒活疫苗接种剂量小、接种次数少、免疫效果好、维持时间长；但不易保存，通常需要冷链。

（2）**灭活疫苗**　是选用免疫原性强的病原微生物，经人工大量培养后，用理化方法灭活后所制成的疫苗，如霍乱菌苗、百日咳菌苗、伤寒菌苗等。灭活疫苗产生的免疫力较弱、免疫维持时间较短，需多次接种，但具有稳定、易保存的优点。

（3）**类毒素**　是细菌的外毒素经 0.3%~0.4% 的甲醛处理后，使其失去毒性保留抗原性制成的疫苗。接种后使机体产生抗毒素，使机体对相应疾病具有免疫力。如破伤风类毒素、白喉类毒素等。

2. 人工被动免疫　是将含特异性抗体的血清或细胞因子等制剂接种到机体，使机体被动地获得特异性免疫力而受到保护。这种免疫方式见效快，但维持时间较短，主要用于紧急预防或免疫治疗。

（1）**免疫血清**　是抗毒素、抗菌血清和抗病毒血清的总称。免疫血清中含有大量的抗体，进入机体后可以迅速产生保护作用。

（2）**免疫球蛋白**　亦称丙种球蛋白，是用健康产妇的胎盘与脐带血或健康人的血浆制成的，可用于预防甲型肝炎、麻疹等传染病。

3. 被动自动免疫　是指同时给机体接种抗原物质和抗体，使机体迅速获得特异性抗体，并刺激机体产生持久的免疫力。通常是在疫情发生时用于保护婴儿及体弱者的一种免疫方法，但只能用于少数传染病。

（二）计划免疫

计划免疫（planned immunization）是根据传染病疫情监测和人群免疫状态分析，按照规定的免疫程序，有计划、有组织地利用疫苗对特定人群进行预防接种，以提高人群的免疫水平，达到预防、控制、最终消灭相应传染病的目的。1974 年，WHO 根据消灭天花和控制脊髓灰质炎的经验，提出在全球开展扩大计划免疫（expanded program on immunization，EPI），即扩大免疫接种覆盖面（每个儿童出生后都有获得免疫接种的机会）和不断扩大免疫接种疫苗种类。我国于 1981 年加入 EPI 活动。

1. 我国计划免疫的内容 我国《扩大国家免疫规划实施方案》规定，在现行全国范围内使用的乙肝疫苗、卡介苗、脊髓灰质炎疫苗、百白破疫苗、麻疹疫苗和白破疫苗等 6 种国家免疫规划疫苗基础上，将甲肝疫苗、流脑疫苗、乙脑疫苗、麻腮风疫苗纳入国家免疫规划，对适龄儿童进行常规接种。在重点地区对重点人群进行出血热疫苗接种；在重点地区对高危人群实施炭疽疫苗、钩端螺旋体疫苗应急接种。接种上述疫苗，预防乙型肝炎、结核病、脊髓灰质炎、百日咳、白喉、破伤风、麻疹、甲型肝炎、流行性脑脊髓膜炎、流行性乙型脑炎、风疹、流行性腮腺炎、流行性出血热、炭疽和钩端螺旋体病等 15 种传染病。

2. 我国儿童计划免疫的程序 免疫程序指需要接种疫苗的种类、接种的先后次序及要求。我国现行儿童计划免疫的程序见表 6-3。

表 6-3 我国儿童计划免疫程序

种类	月/年龄												
	出生	1月	2月	3月	4月	5月	6月	8月	18月	2岁	3岁	4岁	6岁
乙肝疫苗	①	②					③						
卡介苗	①												
脊灰疫苗			①	②	③							④	
百白破疫苗				①	②	③			④				
白破疫苗													①
麻疹疫苗								①					
麻腮风疫苗									①				
流脑疫苗							①		②		③		④
乙脑疫苗								①		②			
甲肝疫苗									①				

注：流脑疫苗①和②为 A 群，③和④为 A+C 群。

3. 预防接种的注意事项 ①生物制品的接种对象、剂量、接种途径及保存条件等严格按使用说明书要求执行。②预防接种禁忌证。对患发热或全身不适的急性病患者、各种器质性疾病患者、有过接种异常反应者、孕妇、乳母、年老及体弱者暂时不要接种。③接种时要一人一针一管，避免医源性感染。④冷链：保证疫苗质量的重要措施之一。疫苗从生产单位出发，经冷藏保存并逐级冷藏运输到基层卫生机构，直到进行接种，全部都按照疫苗保存要求妥善冷藏，以保持疫苗的效价不受损害。

4. 预防接种反应

（1）一般反应 生物制品本身固有的特性引起的机体一过性生理功能障碍，出现局部反应和全身反应。局部反应是接种局部红肿热痛或周围淋巴结肿大。全身反应少见，可出现体温升高、头痛、眩晕、恶寒、乏力、全身不适等。

（2）异常反应　指合格的疫苗在实施规范接种过程中或接种后造成机体组织器官、功能损害，是相关各方均无过错的药品不良反应，如局部过敏坏死、多发性神经炎、过敏性紫癜、过敏性休克等。

（3）偶合病　受种者在接种时正处于某疾病的潜伏期或前驱期，接种后巧合发病，并非由疫苗接种引起。

（4）接种事故　指由于生物制品质量不合格、接种工具消毒不严格或接种人员未按规定的疫苗接种途径和剂量进行操作引起的不良事件，应积极避免。

（三）　计划免疫效果评价

计划免疫的效果评价包括免疫学效果、流行病学和免疫规划管理三个方面的评价。

1. 免疫学效果评价　主要通过接种后人群抗体阳转率、抗体平均滴度和抗体持续时间进行评价。

$$抗体阳转率 = \frac{抗体阳转人数}{疫苗接种人数} \times 100\%$$

2. 流行病学效果评价　通过比较接种组与未接种组的发病情况进行评价，常用疫苗保护率和疫苗效果指数描述。

$$疫苗保护率 = \frac{对照组发病率 - 接种组发病率}{对照组发病率} \times 100\%$$

$$疫苗效果指数 = \frac{对照组发病率}{接种组发病率}$$

3. 免疫规划管理评价　主要评价指标有建卡率、疫苗合格接种率、国家免疫规划疫苗覆盖率等。

四、传染病的中医药预防

我国几千年来在与传染病的对抗中，形成了系统的中医药防疫理论，积累了丰富的传染病辨证论治经验。《黄帝内经》中便有"五疫"的记载，《山海经》中已记载有"疫""疟""痛""疽""风""疥"等具有传染性的疾病名称，汉代张仲景《伤寒论》中对"伤寒"患者的症状、脉象、证候以及治疗验方等进行了总结，晋代医学家葛洪的《肘后备急方》用"疠气"来解释病因并提出用青蒿治疗疟疾。

在 2013 年 6 月 29 日修订通过的《中华人民共和国传染病防治法》中提出：国家发展现代医学和中医药等传统医学，支持和鼓励开展传染病防治的科学研究，提高传染病防治的科学技术水平。在 2020 年 10 月 2 日发布的《中华人民共和国传染病防治法》修订草案征求意见稿中特别强调：国家促进中医药传承创新发展，坚持中西医并重，充分发挥中医药在传染病防治中的作用。2006 年 1 月国务院通过的《艾滋病防治条例》中规定"鼓励和支持开展传统医药以及传统医药与现代医学相结合防治传染病的临床治疗和研究"。

中医学关于疫病的预防提出了很多行之有效的方法，为千百年来中华民族繁衍生息做出了不可磨灭的贡献。现代医学实践证明，中医药在传染病，特别是新发传染病防治方面做出了重要贡献。如2003年非典型性肺炎、2013年H7N9、2020年新型冠状病毒肺炎流行期间，中医药充分发挥了其防治优势。尤其是对可能感染疫疠的人群采用预施药物的方法，能够有效地预防疫病的发生与传播。

1. 服药预防法 即用一味或多味中药煎服，或制成丸、散剂内服。如预防流感、病毒性肺炎等可选用金银花、连翘、野菊花、桉树叶、贯众、螃蜞菊等；预防流行性脑脊髓膜炎可选用大蒜、金银花、连翘、九里光、贯众、野菊花、蒲公英等；预防流行性乙型脑炎可选用大青叶、板蓝根、牛筋草等；预防肠伤寒可选用黄连、黄柏等；预防猩红热可选用黄芩、忍冬藤等；预防麻疹可选用紫草、丝瓜子、贯众、胎盘粉等；预防传染性肝炎可选用板蓝根、糯稻根、茵陈等；预防痢疾可选用马齿苋、大蒜、食醋等。在使用时，可选其中一味或数味煎汤内服，每日1剂，连服2~4天。

2. 食物预防法 在某些传染性温病流行期间，有目的地食用一些食物，有助于减少被感染或发病的机会。这一方法简便易行，可以作为一种辅助方法使用，如食用大蒜，或用马齿苋加大蒜煎服，可预防痢疾及其他一些消化道的温病。在流脑流行时节，每日食用大蒜5g左右，也有一定的预防作用。在秋末冬初，气候干燥时节，如有白喉流行，也可食用甘蔗汁、胡萝卜汤等以预防。

3. 熏蒸预防法 即用药物加温燃烧烟熏或煮沸蒸熏。此法一般适用于以呼吸道为传播途径的温病预防。如在流行期间用食醋按每立方米空间2~10mL加清水1倍，在居室内煮沸蒸熏1小时，主要用于流行性感冒、病毒性肺炎等呼吸道传染病的预防。又如采用苍术、艾叶等在室内燃烧烟熏，可用于腮腺炎、水痘、猩红热、流感等传染病的预防。

4. 滴喷预防法 即用药物滴入鼻孔或喷入咽部。此法一般也用于呼吸道传染病，如在疾病流行期间，把食醋用冷开水稀释后滴鼻可预防流行性感冒、流行性脑脊髓膜炎等；或用白芷3g，冰片1.5g，防风3g，共研细末，取少量吹入两侧鼻孔，或放在口罩内任其慢慢吸入，也有预防作用。在白喉流行时，用锡类散喷入咽喉部亦有一定的预防作用。

传染病流行期间，易感者服用中药汤液、片剂、丸剂，预防传染病。如病毒性传染病流行期间，服用清热解毒、凉血养阴的药物，能降低发病率或减轻症状。食用药膳不仅提高机体免疫力，还可抑制和杀灭病原体，降低发病风险。也可采用针灸及心理护理等方法，配合药物治疗，以提高疗效。疫病进入后期时，尤当重视调摄，以免病情出现反复，影响康复。

第七章 慢性非传染性疾病的预防与控制 ▷▷▷▷

慢性非传染性疾病（non-communicable and chronic diseases，NCDs），简称慢性病，是一类起病隐匿、病程长且病情迁延不愈、缺乏明确的病因证据、病因复杂或病因尚未完全确认的疾病总称，主要包括心脑血管疾病（高血压、冠心病、脑卒中等）、恶性肿瘤、糖尿病、慢性阻塞性肺疾病（慢性支气管炎、阻塞性肺气肿等）等。其特点是知晓率低、治疗率低、控制率低，患病率高、并发症发生率高、致残率高，病程长，需要长期管理，对卫生服务的需求高。

第一节 慢性非传染性疾病的流行现状

一、慢性非传染性疾病的流行特征

（一） 全球慢性病流行特征

慢性病及其所致的疾病负担正在全球范围内快速增加，已成为全球的一个重要公共卫生问题。全球死亡中因慢性病导致的比例从 1990 年的 57% 增加到 2010 年的 65%；因慢性病导致的伤残调整寿命年（disability adjusted life year，DALY）则由 1990 年的 43% 增加到 2010 年的 54%。同期，因心血管疾病、恶性肿瘤和糖尿病导致的 DALYs 分别增加了 22.6%、27.3% 和 69.0%。中低收入国家因慢性病导致死亡的绝对数量高于高收入国家，全球约 3/4 的慢性病死亡、约 3/4 的心血管疾病和糖尿病死亡、90% 的慢性呼吸系统疾病死亡、2/3 的恶性肿瘤死亡发生在中低收入国家。在一些高收入国家中，心血管疾病和某些恶性肿瘤（如肺癌）的死亡率表现出长期下降趋势。例如，自 20 世纪 50年代以来，美国的心脏病年龄标化死亡率降低了约 70%，脑血管病降低了 78%，恶性肿瘤自 80 年代以来降低了 17%；尽管年龄标化死亡率在降低，但是由于人口增长和老龄化趋势，每年的死亡人数减少并不明显。慢性病极大地阻碍了世界各地的社会和经济发展，并会使国际既定发展目标在低收入和中等收入国家难以实现。

（二） 我国慢性病的流行特征

在我国，近几十年来威胁中国人群健康的危险因素谱和疾病谱发生了重要转变。慢性病已经成为导致中国人群死亡和疾病负担的主要原因。据国家 CDC 慢病中心推算，2017 年我国心血管疾病现患人数 3.3 亿，成人糖尿病现患人数 9740 万，恶性肿瘤发病约 392.9 万，死亡约 233.8 万，慢性阻塞性肺疾病患病率为 13.6%。据《中国卫生健康统计年鉴（2017 年）》报告，恶性肿瘤、心脏病、脑血管病等慢性病已成为我国城市居民死亡的主要原因，见表 7-1，全国居民慢性病死亡率为 626.1/10 万，慢性病导致的死亡人数已占到全国总死亡的 86.8%，比 1990 年增长了 15.2%，高于全球平均水平。慢性病导致的疾病负担占总疾病负担的近 70% 以上。

表 7-1　2016 年中国城市前十位疾病死亡率及死因构成

位次	死亡原因	死亡率（1/10 万）	构成（%）
1	恶性肿瘤	160.07	26.06
2	心脏病	138.70	22.58
3	脑血管病	126.41	20.58
4	呼吸系统疾病	69.03	11.24
5	损伤和中毒	37.34	6.08
6	内分泌、营养和代谢疾病	20.43	3.33
7	消化系统疾病	14.05	2.29
8	神经系统疾病	7.50	1.22
9	泌尿生殖系统疾病	6.58	1.07
10	传染病（含呼吸道结核）	6.46	1.05

注：摘自《中国卫生健康统计年鉴（2017）》

二、慢性非传染性疾病的主要危险因素

慢性病的病因复杂，并具有多因多果的特点。遗传、年龄、性别是很多慢性病风险的影响因素，但是这些是不可改变的因素；而公共卫生更关注可实施干预、可改变的因素。目前公认的导致慢性病的最重要的、共同的、可改变的危险因素是吸烟、过量饮酒、不健康膳食习惯、静坐生活方式、超重与肥胖等。这些行为危险因素可进一步通过机体代谢性、生理性改变，如高血压、超重、高血脂、高血糖等，增加慢性病风险。

1. 吸烟　我国现有吸烟人数超过 3 亿，15 岁以上人群吸烟率为 28.1%，其中男性吸烟率高达 52.9%，非吸烟者中暴露于二手烟的比例为 72.4%。烟草烟雾中含有 69 种已知的致癌物，吸烟是肺癌、慢性呼吸系统疾病、冠心病、脑卒中等多种疾病发病和死亡的主要危险因素。

2. 饮酒　有害饮酒行为指男性居民饮用纯酒精≥61g/d，女性饮用纯酒精≥41g/d。最新数据显示 18 岁及以上居民中超过三分之一在一年内有过饮酒行为，饮酒者中有害饮酒率为 9.3%，男性（11.1%）高于女性（2.0%），农村（10.2%）高于城市（7.5%）。控制有害饮酒有助于降低肝脏疾病、胰腺疾病、心脑血管疾病、恶性肿瘤等的发病风险。

3. 不健康的膳食习惯　随着我国经济的发展，我国人群的膳食方式正在快速地向

着西方式的、动物为主的饮食习惯转变。城市居民畜肉类及油脂消费过多，谷类食物消费偏低。2012 年城市居民每人每日脂肪消费量由 2002 年的 66g 增加到 80g，脂肪供能比达到 35%，超过世界卫生组织推荐的 30% 的上限；谷类食物供能比仅为 47%，明显低于 55% ~ 65% 的合理范围。另外，蔬菜、水果摄入不足，过多摄入食盐、加工肉类、含糖饮料、部分氢化植物油（反式脂肪）等不健康的膳食因素存在较为普遍，导致超重、肥胖以及心脑血管疾病等疾病营养失调性疾病呈上升趋势。因此，加强健康饮食引导有利于心、脑血管疾病和恶性肿瘤等慢性病的预防与控制。

4. 静坐生活方式 静坐生活方式即缺乏体力活动，是指在工作、家务、交通行程期间或在休闲时间内，不进行任何体力活动或仅有非常少的体力活动。WHO 推荐每周 150 分钟中等强度体力活动或同等量的体力活动水平。2010 年全球 18 岁及以上成人中 23% 达不到 WHO 推荐的体力活动水平。2013 年我国 20~69 岁居民经常参加体育锻炼率为 18.7%。身体活动不足与慢性病年轻化及高死亡率密切相关，是导致慢性病最重要的危险因素之一。经常参加体育锻炼有利于控制体重，预防心脑血管疾病、糖尿病和癌症等主要慢性病。

5. 超重与肥胖 2012 年我国 18 岁及以上成年人超重［$24.0 \leqslant$ 体质指数（BMI，kg/m^2）<28.0］率为 30.1%、肥胖（BMI$\geqslant 28.0$ kg/m^2）率为 11.9%；与 2002 年相比，增加幅度分别为 32.0% 和 67.6%。6 ~ 17 岁儿童青少年超重率为 9.6%、肥胖率为 6.4%。与 2002 年相比，超重率增加 1 倍，肥胖率增加 2 倍。不论是成人还是儿童青少年，超重肥胖率增长幅度都高于发达国家。超重肥胖是引发高血压、糖尿病、心脑血管疾病、恶性肿瘤等许多慢性病的重要危险因素，对居民的身心健康、体能及生活质量造成严重不良影响。儿童时期的肥胖对健康的影响往往会持续到成年期，加强对儿童超重肥胖的防控尤为重要。

6. 精神、心理失衡 现代人工作节奏快、压力大，如果心理承受能力较差，不能及时调整心态、随时化解压力，精神压抑长时间积累，大脑超负荷运转，不仅妨碍脑细胞对氧和营养的及时补充，使内分泌紊乱，交感神经兴奋增强，自主神经系统失调，降低人体免疫力，引起全身的亚健康状态；而且紧张的刺激容易引起血中儿茶酚胺类激素升高，导致血压升高，心跳加快，容易引起高血压等心脑血管疾病。

第二节　慢性非传染性疾病防控与公共卫生

一、慢性非传染性疾病引起的公共卫生问题

（一）慢性病成为威胁人群健康和导致死亡的主要原因

慢性病已成为全球性的重要公共卫生问题。全球死亡中因慢性病导致的比例从 1990 年的 57% 增加到 2010 年的 65%。2012 年全球死亡 5600 万人，其中 68% 的死亡由慢性病引起。而全球因慢性病引起的死亡中，心血管疾病（如缺血性心脏病、脑卒中

等）占 46.2%，恶性肿瘤占 21.7%，呼吸系统疾病占 10.7%，糖尿病占 4%。这四类最主要的慢性病合计导致约 82% 的慢性病死亡。

我国同样面临着严峻的慢性病流行形势，2010 年全国慢病及危险因素监测结果显示：吸烟、饮酒、膳食、身体活动、超重与肥胖、高胆固醇血症、糖尿病等方面问题十分严重。我国 18 岁以上男性居民吸烟率高达 53.3%，饮酒率高达 57.7%；膳食结构不合理，高盐、高脂肪饮食，蔬菜、水果摄入不足；18 岁及以上居民从不锻炼的比例达 83.8%，超重与肥胖问题非常严重。2016 年全国居民慢性病死亡率为 626.1/10 万，占总死亡人数的 86.8%，比 1990 年增长了 15.2%，高于全球平均水平。慢性病已经成为威胁我国人群健康和死亡的主要原因。2016 年，导致中国人群死亡的前三位死因依次为脑卒中、缺血性心脏病和恶性肿瘤。

（二）慢性病造成巨大的经济负担

2013 年的全球疾病负担研究（Global Burden of Disease Study 2013，GBD 2013）显示，慢性病导致 58% 的伤残调整寿命年（DALY）。导致疾病负担的前 10 位病因中，慢性病包括缺血性心脏病（第一）、脑血管疾病（第二）、腰痛和颈痛（第四）、慢性阻塞性肺病（第五）。而在中国人群中，2010 年慢性病导致了 77% 的 DALY；其中，最主要疾病依次为心脑血管疾病（脑卒中和缺血性心脏病）、恶性肿瘤（肺癌和肝癌）、腰痛和抑郁。慢性病的治疗、康复和残疾照料等对个人、家庭、社会和医疗卫生系统都形成了巨大的压力。

慢性病的影响不仅仅局限在健康层面，对社会经济的影响也是巨大的，既包括个人、家庭和社会为了解决慢性病问题而产生的巨额医疗卫生支出，也包括由于疾病、残疾和过早死亡而导致的生产力的损失。慢性病对贫困人口以及更大范围的社会弱势群体的影响更大，可加剧社会中的健康不平等。弱势群体有更多的机会暴露于慢性病的危险因素，如烟草、不健康的食物、职业危害暴露等。同样发生慢性病后，相比高社会经济地位的群体，弱势群体对优质医疗服务和治疗措施（如药品）的可及性更差，且难以负担。慢性病需要更长期的治疗，且涉及很多自付费的药品或其他治疗措施，快速的消耗着家庭财产。如果病人为家庭中的主要劳动力，则更是雪上加霜。慢性病已经成为因病致贫、因病返贫的重要原因之一。一项由世界经济论坛与哈佛大学公共卫生学院开展的研究显示，2010 年，由前述四类主要慢性病导致的经济损失约占中低收入国家 GDP 的 4%。然而，很多与慢性病相关的经济负担是可以避免的。例如，从 2010~2040 年，如果中国人群的心血管疾病死亡每年降低 1%，产生的经济收益等价于中国 2010 年实际 GDP 的 68%。

二、慢性非传染性疾病防控的公共卫生策略

慢性病防控应该是政府主导、多部门协作、全社会参与的系统工程，围绕着导致人群疾病负担的主要慢性病的共同、可改变的危险因素，一方面建立支持性的环境，为个体创造健康生活的公平机会，使个体有机会做出健康的选择；另一方面，提高个体的健

康素养，使个体有能力做出健康的选择并改善健康。另外，通过初级卫生保健方法提供有效的临床预防服务和疾病管理，减少对更高昂治疗费用的需要。

（一）　WHO 慢性病预防和控制策略

WHO 制定的《全球非传染性疾病预防与控制行动计划（2013—2020）》愿景是：全球没有可避免的慢性病负担。目标是通过多部门协作以及在国家、区域和全球层面上的协作，减少可预防的慢性病发病、死亡和残疾负担，使得任何年龄的人群都能达到可实现的健康和生产力的最高标准，这些疾病不再是人类福祉和社会经济发展的障碍。

该行动计划提出了九个重要原则：①采取生命全程策略，从育龄妇女健康开始，受孕前、产前、婴幼儿、儿童青少年、成年和老年，每个阶段都有预防和控制慢性病的机会。其中，生命早期的干预是一级预防的最佳时机。②动员全社会参与到慢性病的防控行动中来。③慢性病防控策略和实践应该基于当前最好的科学证据和（或）最佳实践、现有资源、社会的需要和价值取向，即循证的方法。④实现健康广覆盖，即所有人都能平等地获得基本公共卫生服务以及基本的、安全、可负担、有效的药品，特别强调贫困人群、社会弱势群体不会因为使用这些服务而有很大的经济压力。⑤在全社会参与到慢性病防控实践的过程中，必须保护公共卫生政策、防控策略和多部门行动不会受到任何形式的既定利益的不恰当的影响，如烟草防控。⑥达到可实现的健康的最高标准是每个人享有的最基本的权利，不会因性别、国家、民族、语言、宗教信仰、社会经济状况等不同。⑦应该认识到，慢性病表现出来的不平等的分布根本上是因为健康的社会决定因素的分布不平等，针对这些决定因素采取的行动，对于全人群或弱势群体来说就是创造包容、公平、生产力高和健康的社会。⑧应该充分认识到政府在慢性病防控中的主导作用和责任，同时发挥国际协作的重要作用。⑨有效的慢性病防控需要多部门行动。各部门在决策过程中应该充分考虑不同决策对健康及其决定因素的影响，保证决策对人群健康是无害或有益的。

该行动计划设置了九个全球目标：①由心血管疾病、恶性肿瘤、糖尿病或慢性呼吸系统疾病导致的死亡降低25%。②过量饮酒行为降低至少10%。③体力活动不足率降低10%。④人群食盐平均摄入量降低30%。⑤15岁以上人群当前吸烟率降低30%。⑥高血压患病率降低25%，或根据各国实际情况控制高血压流行水平。⑦停止糖尿病和肥胖的增长趋势。⑧在有需要的人中，至少50%接受药物治疗和咨询（包括血糖控制），预防心脏病发作和脑卒中。⑨在公立和私营机构中，用于治疗主要慢性病的可负担的基本技术和基本药物（包括非专利药物）的可及性达到80%。

（二）　我国慢性病预防和控制策略

2017年1月，国务院批准公布了《中国防治慢性病中长期规划（2017—2025年）》。规划目标为：到2020年，慢性病防控环境显著改善，降低因慢性病导致的过早死亡率，力争30~70岁人群因心脑血管疾病、癌症、慢性呼吸系统疾病和糖尿病导致的过早死亡率较2015年降低10%；到2025年，慢性病危险因素得到有效控制，实现全人群全生命周期健康管理，力争 30~70 岁人群因心脑血管疾病、癌症、慢性呼吸系统疾病和糖尿病导致的过早死亡率较 2015 年降低 20%；逐步提高居民健康期望寿命，有效控制慢性病疾病负担。

1. 全人群策略　全人群策略就是面向全社会，倡导全社会对健康的共同参与策略。由政府制定相应的卫生政策，通过健康教育、健康促进和社区干预等，在全人群中提倡健康的生活方式，控制慢性病的主要危险因素，预防和减少慢性病的发生和流行。

（1）健康教育与健康促进　健康教育是在调查研究的基础上，采用健康信息传播等干预措施，促使人群或个体自觉采纳有利于健康的行为和生活方式，从而避免或减少暴露于危险因素，帮助实现疾病预防、治疗康复及提高健康水平的目的。健康促进是个人、家庭、社区和国家一起采取措施，鼓励健康行为，增强改进和处理自身健康问题的能力。健康教育与健康促进具有成本低、收效好、普及广、可及性高的特点，是慢性病预防与控制的主要策略。

（2）社区参与　社区是开展慢性病预防控制的最重要基地，在慢性病防治工作中有着临床医院不具备的显著优势。如社区具有较完善的社会服务职能体系，有防保机构、医院及康复部门的共同参与，且社区人群构成相对稳定，具有不同层次的服务对象。因此，社区参与是慢性病防治工作的基础，社区干预是慢性病综合防治的核心，社区卫生服务是慢性病预防控制策略得以实施的重要保证。

2. 高危人群策略　针对具有慢性病危险因素的人群，开展预防策略。

（1）一级预防　通过对高危人群进行健康生活方式和合理膳食结构的健康教育和健康促进，鼓励人们选择健康的生活方式，摒弃不良的生活方式，改善饮食习惯和结构，如增加蔬菜、水果的摄入量，减少动物性脂肪的摄入，禁烟限酒，积极开展体育锻炼，保持良好心态等，达到避免和减少慢性病的主要危险因素、降低慢性病的发生。

（2）二级预防　通过对高危人群普查、筛检和定期健康检查及群众的自我监护，达到早发现、早诊断和早治疗的目的。不同慢性病的主要危险因素及临床表现不尽相同，早期筛检的方法与指标也应因病种而异。

3. 现患人群策略　主要是针对患者病后所采取的预防措施，即对症治疗，防止伤残和加强康复工作等。目的是促进生理、心理和社会功能的康复，防止病情恶化、减轻痛苦、减少伤残、提高生存质量及延长寿命。

第三节　常见慢性非传染性疾病的预防与控制

一、心脑血管疾病

心脑血管疾病是心脏血管和脑血管疾病的统称，泛指由于高脂血症、血液黏稠、动脉粥样硬化、高血压等所导致的心脏、大脑及全身组织发生的缺血性或出血性疾病。心脑血管疾病是一种严重威胁人类健康（特别是 50 岁以上中老年人）的常见病，具有高患病率、高致残率和高死亡率的特点，即使应用目前最先进、完善的治疗手段，仍可能有 50% 以上的脑血管意外幸存者生活不能完全自理。全世界每年死于心脑血管疾病的人数高达 1500 万人，居各种死因首位。我国心脑血管疾病的患病率及死亡率均呈快速增长趋势。根据《中国心血管病报告 2016》报告我国心脑血管疾病现患人数 2.9 亿人，每年新发脑卒中 200 万人，新发心肌梗死 50 万人；心脑血管疾病的死亡率为 271.8/10 万，居各种死因首位，占死因构成的 40% 以上，是我国城乡居民死亡的主要原因。

在心脑血管疾病中，目前危害最严重的是冠心病和脑卒中，高血压又是两者的最重要危险因素，因此，对心脑血管疾病的防制应以高血压、冠心病、脑卒中为重点。

（一）心脑血管疾病的主要危险因素

心脑血管疾病的发生与多种因素有关，包括机体因素、疾病因素、生活行为因素和社会心理因素等，并且多种因素同时存在时可形成多因素联合作用。

1. 机体因素　遗传因素、肥胖与超重、年龄与性别等机体因素，均与心脑血管疾病的发生有着密切的关系。

（1）**遗传**　大量研究已证实高血压和冠心病有明显的家族聚集现象，其遗传方式表现为多基因遗传，是遗传因素与环境因素共同作用的结果。具有冠心病家族史的人群，其冠心病的死亡率为一般人群的 2.4 倍。父母双方均患高血压者，其子女中有 45.5% 的人血压高于正常值；父母双方中一人患有高血压，其子女中有 28.3% 的人血压高于正常值。

（2）**超重与肥胖**　多项研究均肯定高血压与超重、肥胖有关。超重与肥胖对心脑血管疾病的影响主要是通过促进其他危险因子（高血压、高脂血症和糖尿病）的形成，间接促进心脑血管疾病发生。有研究显示：体重增加 10%，血压平均增加 0.86kPa（6.5mmHg），血清胆固醇平均增加 0.48mmol/L。超过平均体重 10% 的人，其发生冠心病的危险性为正常体重者的 1.3~3.4 倍。

（3）**年龄与性别**　心脑血管疾病的发生是一个渐进的过程。男性 40 岁以后冠心病的发病率随年龄的增长而升高，平均每增长 10 岁，冠心病发病率可升高一倍。女性因受雌激素保护，其冠心病的发病年龄平均较男性晚 10 年，更年期后，发病率逐渐接近男性。

2. 疾病因素　高血压、高血脂、糖尿病、心脏病、短暂性脑缺血发作等，有的本身是心脑血管疾病，但又可成为其他心脑血管疾病的危险因素。

（1）**高血压**　高血压是心脑血管疾病最重要的独立危险因素。高血压患者冠心病患病率比血压正常者高约 4 倍，且患高血压年龄愈早，冠心病的危险性愈高。血压的增高还可使脑卒中的发病危险性显著增加，我国脑卒中患者中 76% 有高血压病史，冠心病患者中 65% 有高血压病史。

（2）**高血脂和高胆固醇血症**　心脑血管疾病危险因素中高胆固醇血症最被重视。胆固醇可与体内蛋白质结合形成脂蛋白，低密度脂蛋白胆固醇（LDL-c）与冠心病的发生呈正相关，高密度脂蛋白胆固醇（HDL-c）与冠心病呈负相关。

（3）**糖尿病或糖耐量异常**　心脑血管疾病是糖尿病患者最常见和危险的并发症。

国外研究表明，糖尿病患者患冠心病的机会较无糖尿病者高 2~4 倍，在葡萄糖耐量降低的患者中，脑卒中的发病率也有明显增高，在需要用胰岛素治疗的患者中，导致脑卒中的危险高于对照组。

（4）心脏病　心脏病是脑卒中的主要危险因素。无论血压水平如何，心脏病患者脑卒中的危险性都是增加的，特别是冠心病患者，其发生脑卒中的风险是无冠心病人群的 5 倍。

（5）短暂性脑缺血发作　短暂性脑缺血发作（transient ischemic attack，TIA）是指 24 小时内可完全恢复的急性、局灶型脑神经功能缺失。TIA 是各型脑卒中特别是缺血性脑卒中的重要危险因素，曾发生 TIA 者，患脑卒中的危险性比正常人高 6 倍以上。也有资料指出首次发生 TIA 后三年内，有 30% 的病人发生脑卒中。

3. 行为生活方式　心脑血管疾病的发生与许多不良行为生活习惯关系密切，包括吸烟、饮酒、不合理膳食以及缺乏体力活动等。

（1）吸烟　吸烟已被公认为是心脑血管疾病的危险因素，且呈剂量反应关系。吸烟的支数愈多、吸烟年限愈长、开始吸烟年龄愈早，发生心脑血管疾病的危险性愈高。研究资料表明，大量吸烟的男性发生心脑血管疾病的危险性约为非吸烟者的 3 倍。

（2）酗酒　人群研究表明，饮酒有升高血压的作用，饮酒者高血压发病危险性比不饮酒者高 40%。我国高血压抽样人群调查表明，饮酒量与高血压患病率呈剂量反应关系，饮酒量越高，血压也越高。当饮酒量减少或戒酒后，血压可下降。酗酒者冠心病的发病危险性明显增加，大量饮酒还可诱发高血压患者发生脑卒中。

（3）饮食因素　高盐饮食与血压升高有关，可增加高血压的患病率；高热量、高脂肪、高胆固醇膳食是导致动脉粥样硬化的重要因素，可使心脑血管疾病的患病率明显上升。国外研究报道，饮用软水的人群中心脑血管疾病的死亡率高于饮用硬水的人群，这可能与机体缺乏人体必需的钙、镁微量元素密切相关。

（4）体力活动不足　长期缺乏体力活动，静坐的生活方式可引起心血管代偿功能受损，冠心病的危险性增加。流行病学研究提示适量的有氧运动能有效预防冠心病的发生。

4. 社会心理因素　社会心理因素对心脑血管疾病的影响越来越受到人们的重视。精神紧张、忧虑、时间紧迫感、注意力高度集中等可使血压、血脂升高，从而导致冠心病和脑卒中的危险性增高。研究显示，A 型性格者血液中三酰甘油浓度升高，可使冠心病的危险性增高，为非 A 型性格者 2 倍，复发心肌梗死的危险增加 5 倍。

5. 多因素联合作用　心脑血管疾病大多是由多因素综合作用的结果，危险因素越多，发生心脑血管疾病的危险性越高，其危险因素的联合作用多表现为协同作用，其效应至少是相加的，也可能是相乘的。WHO 于 2012 年世界卫生保健报告显示，全球 83%~89% 的冠心病和 70%~76% 的脑卒中可归因于高血压、高血脂、肥胖、蔬菜水果摄入不足、缺乏运动和吸烟等危险因素的作用。

（二）心脑血管疾病的防制措施

预防心脑血管疾病的措施包括针对普通人群的一级预防（社区预防）、针对已患病个体或群体的二级预防和三级预防措施，并以针对主要危险因素进行防制的一级预防为主。

1. 一级预防 心脑血管疾病的一级预防主要是针对一般人群开展的病因预防，即针对危险因素积极采取综合性措施。

（1）健康教育 健康教育是一级预防的重要环节。利用一切有效传播方式，使人群充分认识心脑血管疾病的危险因素和对健康的危害，自觉改变不健康的生活习惯和行为，大力倡导"不吸烟、少吃盐、合理膳食、经常运动"的健康生活方式，达到降低危险因素水平，促进健康的目的。实践证明，在童年期减低心脑血管疾病的危险因素，最终降低成人上述疾病的发病率是完全可行的。故在防治心血管疾病中健康教育应以全人群为对象，而针对不同人群的特征，有重点的进行，提高疾病防治的卫生知识普及率，以降低人群中主要危险因素水平。

（2）疾病危险因素的干预 ①限制食盐摄入量：据 WHO 资料，人群中每日食盐平均减少 5g，则舒张压平均下降 0.532kPa（4mmHg），在限盐的同时增加膳食钾的量，降低钠/钾比值，使其小于 2，食盐每日以 3~5g 为宜，是预防高血压的重要措施之一。②戒烟和限制饮酒：为预防心、脑血管疾病，最好不抽烟，戒烟是高血压患者预防心血管病最有效的措施，可使心血管疾病危险性下降 50%。有饮酒习惯的高血压病人应建议限制饮酒量，男性每日乙醇量不超过 20~30g，女性不超过 10~20g。③合理膳食：控制总热量的摄入，以维持理想体重的需要为准；饱和脂肪酸摄入不超过总能量的 10%，胆固醇摄入量不超过 300 毫克/日；食用油以植物油为主；多食谷类、豆类及其制品；适量饮用茶水；多食新鲜蔬菜和水果。④加强体育锻炼：增加体力活动，控制体重，改善机体各系统的功能，是预防心脑血管疾病的重要手段。充分的体力活动可降低血压，降低血清胆固醇，增加冠脉储备。⑤保证充足的睡眠，增加愉悦身心的娱乐活动，如散步、气功、阅读、下棋等，以减轻社会压力感，缓解心理应激状态。

2. 二级预防 主要是做到早发现、早诊断和早治疗，控制危险因素，以防止心脑血管疾病病情的加重和并发症的发生。

（1）高危人群筛检 ①早期发现高血压病人：由于高血压早期无明显症状，患者一般不主动就医，因此，对于 35 岁以上的首诊病人应常规测量血压，以早期发现病人。②早期发现动脉粥样硬化：对有冠心病或动脉粥样硬化家族史者，以及高血压、糖尿病、肥胖者，应定期检查心电图和检测血清胆固醇，以发现早期冠状动脉硬化患者。

（2）控制危险因素 对于心脑血管疾病的危险因素，应根据具体情况控制血压、血脂、血糖，积极运动，保持乐观稳定的情绪，戒烟限酒，降低体重，合理膳食等，以减少心脑血管疾病的发病。

（3）药物治疗 可靠持续的药物治疗，如应用阿司匹林，可抗血小板凝集和释放，改善前列腺素与血栓素 A_2 的平衡，预防血栓形成，降低心肌梗死、脑卒中的发病以及死亡的风险；应用中医药，可降血压、降血黏度、改善微循环、抗氧化、抗血栓形成等。

3. 三级预防 主要是指对病人康复和防残疾。心脑血管疾病为慢性病，在积极治疗的基础上，进行心理和功能的康复治疗，并定期随访，预防并发症的发生，努力使患者做到病而不残、残而不废，鼓励其参加社会活动，延长寿命，提高生命质量。

二、糖尿病

糖尿病是由于胰岛素分泌不足或（和）胰岛素的作用不足（靶组织对胰岛素敏感性降低）引起的以高血糖为主要特点的全身性代谢紊乱性疾病。按照世界卫生组织（WHO）及国际糖尿病联盟（IDF）专家组的建议，糖尿病可分为 1 型糖尿病、2 型糖尿病、妊娠糖尿病及其他特殊类型糖尿病四种类型。其中 2 型糖尿病占糖尿病患者的90%以上，是预防与健康教育的重点。

近年来，随着世界各国社会经济的发展和居民生活水平的提高，糖尿病的发病率及患病率逐年升高，成为威胁人类健康的重大社会问题，引起各国政府、卫生部门以及广大医务工作者的关注和重视。根据 WHO 公布的资料表明，糖尿病的患病率、致残率和病死率以及对总体健康的危害程度，已居慢性非传染性疾病的第三位；糖尿病造成的死亡居当今世界死亡原因的第五位。随着生活方式的改变和老龄化进程的加快，我国糖尿病的患病率正在呈快速上升趋势。根据 2012 年全国营养与健康调查结果，我国 18 岁及以上人群糖尿病患病率为 9.70%，城市居民高于农村，糖尿病患者人数约 1 亿，糖尿病知晓率为 36.1%，治疗率为 33.4%，控制率为 30.6%。同期调查的超重率为 30.1%，肥胖率为 11.9%，考虑到这两者将来发展成糖尿病的可能性很大，因此开展糖尿病的健康教育和健康管理非常必要。

（一）糖尿病的主要危险因素

2 型糖尿病病因至今尚未明确，一般认为是一种多病因的代谢疾病，是由于遗传因素、环境和行为因素联合作用所导致的慢性高血糖病理状态。

1. 遗传因素　1 型糖尿病具有遗传易感性。双生子研究显示，1 型糖尿病在同卵双生子中患病率明显高于异卵双生子；2 型糖尿病有很强的家族聚集性。据国外调查统计，约 35% 的 2 型糖尿病患者其双亲一方或双方都患有糖尿病。

2. 超重与肥胖　是 2 型糖尿病重要的危险因素。2 型糖尿病病人中约 60% 体重超重或肥胖。研究表明，向心性肥胖（腹型肥胖）患者发生糖尿病的危险性最高。若肥胖与家族史结合起来则协同增加了患 2 型糖尿病的危险性。我国 11 省市调查发现，体重指数（BMI）≥25 的超重和肥胖者患糖尿病的概率是正常体重者的 2.6 倍。

3. 饮食结构不合理　高能量饮食、脂肪摄入过多、缺少膳食纤维等可增加糖尿病的发病危险性。缺乏体力活动容易使脂肪在体内积累，也可降低外周组织对胰岛素的敏感性，损害葡萄糖耐量而直接导致糖尿病。

4. 体力活动不足　体力活动减少容易使脂肪在体内堆积，降低外周组织对胰岛素的敏感性，损害葡萄糖耐量而直接导致糖尿病。

5. 社会经济状况　社会经济状况是 2 型糖尿病发生的一个综合危险因素。富裕国家的糖尿病患病率高于发展中国家，即使在不发达的国家，富裕阶层的患病率明显高于贫穷阶层。

6. 妊娠 有研究表明，患妊娠糖尿病的妇女以后发生显性糖尿病的比例相当高，15 年随访研究结果显示，累积发病率为 35%~40%。妊娠期糖尿病与后代患 Ⅱ 型糖尿病的危险也有关。

7. 其他 自身免疫、缺乏体力活动、高能饮食、怀孕、长期的过度紧张及影响糖代谢的药物如利尿剂、糖皮质激素、类固醇类口服避孕药等也是糖尿病的因素之一。

（二） 糖尿病的高危人群

①年龄≥45 岁，体重指数（BMI）≥24 者；以往有葡萄糖耐量异常（IGT）或空腹血糖受损（IFG）者；或糖化血红蛋白 A1c 层析法结果位于 5.7%~6.5% 之间。②有糖尿病家族史者。③有高密度脂蛋白胆固醇（HDL）低（≤0.91mmol/L）和/或甘油三酯高（≥2.82mmol/L）者。④有高血压（成人血压≥140/90mmHg）和/或心脑血管病变者。⑤年龄≥30 岁的妊娠妇女有妊娠糖尿病史者；或曾有分娩巨大胎儿者（≥4kg）；或有不能解释的滞产者；或有多囊卵巢综合征的妇女。⑥常年不参加体力活动或体育锻炼者。⑦长期或不恰当使用糖皮质激素、利尿剂者等。

（三） 糖尿病的防制措施

1. 糖尿病的三级预防

（1）一级预防 针对糖尿病的外因，如肥胖、吸烟、心理压力大、饮食不当及缺乏运动等原因，积极做好一级预防，即病因预防。目的是减少糖尿病的发病率。主要通过健康教育，普及糖尿病预防知识，改变人们的不良行为方式来实现。

（2）二级预防 即"三早"预防：早发现、早诊断、早治疗。通过体检、医院门诊检查等方式对高危人群筛查，及早发现无症状糖尿病患者，及早进行诊断和治疗，以减少和延缓糖尿病的发生。将血糖测量列为重点人群的常规体格检查项目，对于自觉健康者，也要定期测定。凡有糖尿病的蛛丝马迹者，如皮肤感觉异常、性功能减退、视力减退、烦渴多尿等，要及时去测定血糖，以便尽早诊断，争取早期治疗的宝贵时间。其次要运用综合调节饮食、运动、药物等手段，将血糖长期平稳的控制在正常水平或接近正常水平的范围内。即空腹血糖控制在 6.11mmol/L 以下，餐后 2 小时血糖应控制在 9.44mmol/L 以下，慢性血糖指标糖化血红蛋白应控制在 7.0% 以下。除此之外，还应定期测量血脂、血压、心电图等，这些都是血糖控制的间接指标。

（3）三级预防 即糖尿病的康复治疗。目的是预防或延缓糖尿病慢性并发症的发生和发展，减少伤残和死亡率。糖尿病人很容易并发其他慢性疾病，并且易因并发症而危及生命。因此，要对糖尿病慢性并发症加强监测，做到早期发现、早期诊断和早期治疗糖尿病，常可预防并发症的发生，使病人能长期过接近正常人的生活，以提高生命质量，延长寿命，增进健康。

2. 糖尿病的管理 除了包括根据糖尿病的自然病程和病情及时调整糖尿病的治疗方案外，还包括对糖尿病患者的教育、帮助患者掌握糖尿病自我管理的技巧、对糖尿病并发症的监测和治疗以及对糖尿病患者相关数据的系统管理。糖尿病的管理应该是连续和全面的。对糖尿病的管理不仅需要利用医院的资源，还需要尽量利用社会的资源。

（1）参加糖尿病管理的相关人员　内分泌科或糖尿病专科医生、糖尿病专科护士、营养师、眼科医生、心脏科医生、神经科医生、肾内科医生、妇产科医生、心理医生、足科医生、其他医务人员以及在政府和非政府组织工作的与糖尿病管理相关的工作人员。

（2）提供高质量糖尿病管理的方法　要培养建立糖尿病防治专业队伍；有书面的糖尿病管理流程和常规；提供糖尿病教育的设施；为糖尿病患者提供相关的信息，有电子和书面记载患者病程、检查结果和治疗过程的详细记录以及系统地召回患者进行定期复查的机制；提供与糖尿病相关化验和检查的实验室；建立糖尿病管理质量的监督和评估的机制；建立对参加糖尿病管理的人员进行再教育的机制。

（3）糖尿病管理中所提供的基本服务　对患者的定期随访和对糖尿病管理方案的定期调整；每年一次的常规并发症检查；糖尿病教育；急诊热线；眼科、心脏（内、外）科、肾内科、血管外科会诊；内科和产科的共同门诊。

（4）糖尿病管理的内容　①初诊糖尿病患者管理的内容是：糖尿病分型和治疗方案的确定；糖尿病相关病史、伴随疾病、生活方式和并发症的评估；糖尿病知识和自我管理技巧评估，包括糖尿病定义、危害、适应新情况的基本能力和饮食控制、运动和戒烟的基本知识，胰岛素的注射方法。②糖尿病被诊断至少1个月以后的患者管理的内容为：对糖尿病治疗方案的评估和调整；对新诊断的糖尿病患者糖尿病并发症的继续评估和长期患糖尿病者糖尿病并发症的常规评估；根据并发症的情况对糖尿病血糖控制方案进行调整和并发症的治疗。在该阶段患者应该掌握的糖尿病知识和管理技巧是：对糖尿病有更深入和全面的了解；糖尿病控制的目标；如何指定个体化的饮食、运动方案；自我血糖检测，对检测结果的解释；如何根据血糖结果调整饮食、运动和胰岛素用量；尿糖和尿酮体的检测及意义；口服药物和胰岛素知识；糖尿病急、慢性并发症的防治；血管病变的危险因素；足部、皮肤、口腔护理；妊娠和生病期间的对策；与糖尿病防治有关的卫生保健系统和社会资源的利用；糖尿病管理内容完成情况的检查和重点的确定。

三、恶性肿瘤

恶性肿瘤是由百十种不同部位的肿瘤组成的一类疾病，是目前威胁人类生命与健康最严重的常见病、多发病之一。随着城市化、工业化的进展，环境污染的日趋严重，以及不良行为生活方式的影响，恶性肿瘤的发病率和死亡率都呈上升趋势。它给世界各国及个人带来难以估量的经济和精神损失，成为全球突出的公共卫生问题。恶性肿瘤的防制关系到人类保护生命、增进健康、提高生命质量，是预防工作面临的重要难题。

据世界卫生组织对世界各地区癌症发病率、死亡率和世界人口资料的估计表明，近年来全世界每年死于恶性肿瘤的患者为690万，新发病例为870万，现患病例为3710万，发达国家每年新发病例为330万，发展中国家为540万。不论在发达国家还是发展中国家，5岁以上人口中因恶性肿瘤而死亡的占到了疾病死亡的前三位。恶性肿瘤已造成大量劳动力的损失，社会资源的大量消耗。美国仅 1990 年癌症治疗花费即达 1040 亿美元，还给患者和家庭带来不可估量的精神损失。因此，恶性肿瘤已成为全人类共同关心的重大医疗问题。

据我国国家癌症中心 2017 年报告，中国癌症发病约占全球的 22%，发病人数全球第一，死亡约占全球的 27%，在各类疾病死亡率中位列第一，其中城市居民恶性肿瘤死亡率占总死亡率的 26.44%，农村居民占 23.22%，已成为严重威胁我国居民健康和社会发展的重大疾病。目前我国肿瘤发病率和十大恶性肿瘤发病率排序显示，肺癌、乳腺癌分别位居男、女性恶性肿瘤发病首位，男女恶性肿瘤死亡率最高的均为肺癌。我国男性恶性肿瘤发病率为 130.3/10 万 ~305.4/10 万，发病前十位肿瘤（占 86%）分别为肺癌、胃癌、肝癌、结肠/直肠癌、食管癌、膀胱癌、胰腺癌、白血病、淋巴瘤、脑肿瘤。我国女性恶性肿瘤发病率为 39.5/10 万~248.7/10 万，发病前十位肿瘤（占 82%）分别为乳腺癌、肺癌、结肠/直肠癌、胃癌、肝癌、卵巢癌、胰腺癌、食管癌、子宫癌、脑肿瘤。据预测，到 2020 年，中国也将有 550 万新发癌症病例，其中死亡人数将达 400 万。

（一）恶性肿瘤的主要危险因素

恶性肿瘤是多因素、多阶段、多基因的致病结果，其病因至今尚未完全阐明，但有许多证据表明，恶性肿瘤的发生与一些危险因素有密切关系，主要来自环境和宿主两个方面。

1. 环境因素　研究发现人类恶性肿瘤的危险因素有 80%~90% 是来于自然环境。环境中的致癌因素主要包括自然环境的物理、化学和生物因素，其中最主要的是化学因素。

（1）化学因素　目前认为，人类恶性肿瘤的 90% 与环境因素有关，其中最主要的是与环境中的化学因素有关。它们主要来源于化学物品，通过污染空气、土壤和水对人体造成危害。美国《化学文摘》登记的化学物品已达 50 多万种，进入人类环境的有 96000 多种，每年新增加的化学物还有近千种，目前已证实可对动物致癌的有 100 多种，通过流行病学调查证实对人类有致癌作用的达 30 多种。其中包括多环芳烃、砷、镍、铬、酚、石棉、煤焦油、农药等。

（2）物理因素　电离辐射（X 线、γ 射线）可引起人类多种癌症，如白血病、恶性淋巴瘤、多发性骨髓瘤等；紫外线的过度照射可引起皮肤癌；慢性机械性刺激和外伤性刺激可致组织慢性炎症和非典型增生而诱发组织癌变，如锐齿、龋齿、错颌牙长期刺激，可发生黏膜白斑、溃疡以至癌变。

（3）生物因素　恶性肿瘤与病毒、寄生虫等生物因素有关。已证实幽门螺旋杆菌是胃癌的致病因子；乙型、丙型肝炎病毒是原发性肝癌的原因；人乳头瘤病毒是宫颈癌的致病因子；EB 病毒与鼻咽癌有关；血吸虫与大肠癌有关。除此之外，一些霉菌及其毒素也与癌症密切相关，如黄曲霉毒素和白色念珠菌等。

2. 行为及生活方式　绝大多数的恶性肿瘤与不健康的行为及生活方式密切相关。

（1）吸烟　吸烟与肺癌关系最为密切，吸烟者肺癌发病率为 85.2/10 万，而不吸烟者仅为 14.7/10 万。据 Hammond 等 44 个月的调查发现，每天吸烟半包到 1 包，1 包到 2 包，2 包以上者鳞癌死亡率比不吸烟者分别增高 8.4、18 和 21 倍。吸烟又接触石棉、镍、铬、镉等金属或非金属粉尘，由于协同作用以致肺癌发病率更高。吸烟年龄越早，数量越多，发生肺癌的机会越大，其间有明显相关。戒烟后癌危险度渐趋下降，5 年后可保持在比一般人略高的水平。吸卷烟除导致肺癌外还可导致口腔、咽、喉、食管、胰腺、膀胱等多种癌症。

（2）饮酒　2%~4% 的恶性肿瘤死亡与酗酒有关。长期饮酒可导致肝硬化继而可能发展为肝癌。酒中含有亚硝胺和多环芳烃等致癌物，长期嗜酒与口腔癌、咽癌、喉癌、食管癌、胃癌和直肠癌有关。饮酒又吸烟者对某些恶性肿瘤具有协同作用。

（3）饮食习惯　据估计，发达国家男性癌症的 30%~40%，女性癌症的 60% 可能与饮食有关。饮食致癌可能是经以下几种途径危害人体的：①天然食物或食品添加剂中存在致癌物，如 N-亚硝基化合物有强致癌作用。②食物受致癌物污染。如黄曲霉菌污染稻米、小麦、大豆等，可产生黄曲霉毒素。黄曲霉毒素有强烈致癌作用。③食物加工或烹调过程中产生致癌物，如烟熏、炙烤及油炸食物可产生有致突变和致癌性物质。④食物成分在胃肠道内形成致癌物。⑤过多营养的间接致癌作用。食物热量过高、纤维素过少，特别是脂肪总摄入量过高，可使乳腺癌、结肠癌、前列腺癌发病率增加。

3. 社会心理因素　在经济、科技高速发展的今天社会心理因素对人群健康影响越来越广泛，并且有些因素还是某些恶性肿瘤发病的重要危险因素。生活中的巨大精神刺激引起的恶劣情绪往往是癌细胞的"激活剂"。如家庭的不幸事件、工作学习紧张过度、人际关系不协调等精神状态和持续紧张压力都是导致癌症的重要社会心理因素。长期处于孤独、矛盾、失望、压抑状态，是促进恶性肿瘤生长的重要危险因素。

4. 遗传因素　某些恶性肿瘤与遗传因素有关。一些恶性肿瘤常表现出一定的家族聚集性，如胃癌患者家庭成员比非胃癌家庭成员患胃癌的危险性高 2~3 倍；如我国鼻咽癌的遗传倾向比较明显；欧美国家妇女中常见的乳腺癌约 30% 的病例具有遗传倾向；肝癌、食管癌高发地区也发现一定数量的高发家族；视网膜母细胞瘤等被认为有明显遗传倾向。

（二）恶性肿瘤的防制措施

WHO 发表的癌症控制方案提出，有 1/3 的癌症是可以预防的，通过早发现、早诊断和早治疗，有 1/3 的癌症是可以治愈的，还有 1/3 可以通过各种方法减轻痛苦。因此，对肿瘤的防制措施主要是在一级预防和二级预防。

1. 一级预防　是在人群中开展健康教育，加强环境保护，提倡合理膳食，改变人们不良的行为生活方式等措施来预防肿瘤的发生。

（1）健康教育　特别对高危人群更应提高他们的认识和自我保健能力。通过健康教育提高人群对恶性肿瘤危险因素的认识和自我保护能力，是预防和控制恶性肿瘤的有效措施。如不吸烟、不酗酒、合理使用药物、合理营养、保持良好的情绪等。

（2）加强劳动保护、环境保护和食品卫生等立法　加强劳动保护、环境保护和食品卫生等立法，可减少或消除环境中致癌因素。

（3）合理膳食　WHO 提出合理饮食预防癌症的 5 条建议是：①避免动物脂肪；②增加粗纤维；③减少肉食；④增加新鲜水果和蔬菜；⑤避免肥胖。

（4）保持健康的生活行为方式　如保持良好的情绪，不吸烟、不酗酒，注意口腔卫生及性器官卫生，坚持体育锻炼，保持适宜的体重等，以增强机体防癌和抗癌能力。

（5）疫苗接种和化学预防　疫苗接种可防止生物因素引起的致癌效应。如 80% 的肝癌与乙型肝炎病毒有关，接种乙型肝炎疫苗可预防肝癌。化学预防可降低致癌物的作用剂量和时间，阻止致癌化合物形成和吸收，从而防止肿瘤的发生。化学预防剂如维生素类的叶酸及维生素 A、C、E 等，矿物质如硒、钼、钙等，天然品如胡萝卜素等。

2. 二级预防　即"三早"预防，指的是"早发现、早诊断、早治疗"。其目的是在疾病初期采取预防措施，阻止或减缓疾病的发展。对健康人群通过普查、筛检和定期健康检查的方法及早发现癌前病变患者，使其及时得到合理的治疗。

（1）恶性肿瘤筛查与监测　①恶性肿瘤筛查：在无症状人群中进行恶性肿瘤筛检。推荐方案见表 7-2。②高危人群的监测：对高危人群如癌症高发地区、有明显家族史者、有职业接触史者以及有癌前病变者，可通过定期检测，以达到早期发现的目的。如乙型、丙型肝炎患者以及肝硬化患者是肝癌的高危人群，应定期通过 B 超检查或甲胎蛋白化验，尽早发现癌变和癌前病变。

表 7-2　在无症状人群中进行恶性肿瘤筛检的推荐方案

筛检方法	性别	年龄（岁）	频　度
宫颈图片检查	女	有性生活或 20 以上	每年做 1 次，连续 3 次检查正常后，由医生酌情决定减少涂片检查的频度
妇科检查			
子宫内膜组织检查	女	停经后的高危妇女 *	停经时 1 次
乳房自检	女	≥20	每月 1 次
乳房体检	女	20~40	每 3 年 1 次
		≥40	每年 1 次
乳腺摄片	女	35~39	基础 1 次
		40~49	每 1~2 年 1 次
		≥50	每年 1 次
直肠指检	男、女	≥40	每年结合体检进行
大便潜血试验	男、女	≥40	每年结合体检进行
乙状结肠镜检	男、女	≥50	2 次检查阴性后，3~5 年 1 次
健康咨询	男、女	20~40	每 3 年 1 次
防癌检查 **	男、女	≥40	有条件者每年 1 次

　* 高危因素：不育、肥胖、不排卵、子宫异常出血或用雌激素治疗。

　** 包括：甲状腺、睾丸、前列腺、卵巢、淋巴结、口腔及皮肤等部位。

（2）恶性肿瘤的自我监护　常见肿瘤的十大症状包括：①身体任何部位如乳腺、

颈部或腹部的肿块，尤其是逐渐增大的无痛性肿块；②身体任何部位如舌、颊、皮肤等处非外伤性溃疡，特别是经久不愈的；③不正常的出血或分泌物，如中年以上妇女出现不规则阴道流血或分泌物增多；④进食时胸骨后闷胀、灼痛、异物感或进行性吞咽困难；⑤久治不愈的干咳、声音嘶哑或痰中带血；⑥长期消化不良、进行性食欲减退、消瘦，又未找出明确原因的；⑦大便习惯改变或有便血；⑧鼻塞、鼻出血、单侧头痛或伴有复视者；⑨赘生物或黑痣突然增大或有破溃、出血，或原有的毛发脱落者；⑩无痛性血尿。上述症状可能是癌症的早期危险信号，一旦出现，应及时就医做进一步检查。

3. 三级预防　恶性肿瘤的三级预防也即是康复治疗。此期旨在通过综合性的治疗后，调节病人的心理状态，防止残疾和癌细胞的转移，提高病人的治愈率、生存率，预防复发，减轻痛苦，延长生命，提高生活质量。同时，积极开展肿瘤患者的社区康复工作，使更多的患者获得康复医疗服务，患者的营养、饮食、睡眠、体重、生命质量的及时评价非常重要。

四、慢性非传染性疾病的中医药预防

中医治疗慢性病是在整体观念和辨证论治理论指导下，系统地认识个体，充分注重人的个体化差异性，针对不同机体的状态，采取优化的、有针对性的个体化治疗干预措施，使治疗更具有有效性和安全性，使机体逐步恢复阴阳平衡的健康状态；在治未病理论指导下，针对机体危险状态、偏颇体质进行"未病先防"，减少慢性病发病率。科学养生、针灸、推拿、拔罐、中药熏蒸、理疗、食疗、心理疗法等中医药适宜技术具有"简、便、廉、验"的特点，大力推广应用中医药防治慢性病适宜技术和方法，对控制慢性病具有重要意义。

中医药整体调节的治疗理论与实践，如扶正祛邪、标本兼治、益气活血、滋补肝肾等，完善了慢性病防治的早期干预措施，对治疗病因复杂，多脏腑罹患的慢性病，特别是现代医学缺乏有效诊治模式的慢性病危险状态具有明显优势。针对慢性病病程长、多脏器损害的特点，中医药包括中药、针灸、按摩、刮痧等丰富多样的疗法，具有疗效可靠，费用相对低廉的特点，尤其注重人体功能的整体调节，激发人体的抗病能力和康复能力，综合干预，有利于对病因复杂的慢性病综合治疗与康复。更适合脏腑功能减退、代谢功能较差、罹患慢性病的广大的中老年人群。

中医药防治心脑血管病、糖尿病等重大疾病疗效确切。如针对高血压治疗，中医将高血压分为肝阳偏亢型、肝肾阴虚型、痰浊中阻型、气血亏虚型等证型；不同证型的高血压患者往往都可能出现头痛、头晕等症状，但"虚则补之，实则泄之"，许多气血亏虚型或寒瘀症状明显的高血压患者如果选择"牛黄降压丸"或者"珍菊降压片"，都会造成体质越来越偏颇；反之肝火旺、肝阳偏亢型等以"实证"为主的高血压患者如果用了气血亏虚型偏补益的药物，往往会使血压进一步升高。因此临床上一定要辨清患者的体质和症状，选择适合的药物。

第八章　医源性疾病的预防与控制　▷▷▷▷

医源性疾病（iatrogenic disease）是指医护人员在诊断、治疗、护理或预防的过程中由于言行和措施不当而引起的疾病，以及医护人员在医疗服务过程中本身受到各种职业因素影响所致的疾病。包括医院获得性感染、药物所致的药源性疾病、输血引起的药源性疾病、长期或大量使用某些药物所致的营养缺乏症等。医学本身的复杂性和综合性决定了医源性疾病不会随着医学的发展而消除。因此，对医源性疾病高度重视、深入认识及有效防治，不仅能避免、减少医源性疾病对广大患者和群众的危害，而且必将有助于医学水平的不断提高。

第一节　医院感染

一、医院感染概述

WHO 在《医院获得性感染预防控制指南》引言中特别强调：医院感染将成为日益严重的公共卫生问题。医院感染随着医院的形成而产生，随着医院的发展而变化，是感染性疾病学科领域内的一个难题，也是医院的顽症。医院感染不仅严重威胁患者的身心健康和预后，也关系到医务人员的切身利益。因此，必须充分认识医院感染的危害性，加强医院感染的规范化管理，预防和控制医院感染的发生，提高医疗质量，保证医疗安全。

（一）医院感染的概念

医院感染（nosocomial infection）是医院获得性感染的简称，是指人在住院期间获得的感染，包括住院期间的和在医院内获得而在出院后发生的感染性疾病，但不包括入院前已开始或者入院时已处于潜伏期的感染。医院工作人员及门诊病人、探视者或陪住者在医院内获得的感染也属于医院感染。

（二）医院感染的分类

医院感染按其感染途径的不同可分为以下几种类型：

1. 自身感染　又称为内源性感染是指病原体来自病人体内的感染。由于患者长期使用抗菌药物、免疫抑制剂或激素等，可使机体抵抗力降低，使原存在于病人体内的正常菌群失调或由于诊断和治疗措施引起的损伤为存在于体内的非条件致病菌提供了侵入门户而发生的感染，如晚期再生障碍性贫血、晚期白血病、晚期癌症等病人发生的感染均属此类；再如外科手术后造成病人伤口感染的葡萄球菌来自自身皮肤；气性坏疽及破伤风杆菌来自肠道。随着医学科学的发展，自身感染的比重再不断增加。

2. 医源性感染　是指在诊疗过程中由于所用的医疗器械、设备、药物、制剂及卫生材料的污染或院内场所消毒不严而造成的感染。

3. 带入传染　是指病人入院时已处于另一种传染病的潜伏期，住院后发病而引起其他病人或医院职工医院感染的传播。

4. 交叉感染　是指病人与病人、病人与医务人员、病人与陪护人员和探视人员之间通过直接或间接接触途径而引起的感染。

后三种医院感染类型又统称为外源性感染（exogenous infection）。

知识拓展

医院感染诊断标准说明

卫生部 2001 年颁布"医院感染诊断标准"中对医院感染的说明，下列情况属于医院感染。

（1）无明确潜伏期的感染，规定入院 48 小时后发生的感染为医院感染；有明确潜伏期的感染，自入院时起超过平均潜伏期后发生的感染为医院感染。

（2）本次感染直接与上次住院有关。

（3）在原有感染基础上出现其他部位新的感染（脓毒血症迁徙灶除外），或在原感染已知病原体基础上又分离出新的病原体（排除污染和原来的混合感染）的感染。

（4）新生儿在分娩过程中和产后获得的感染。

（5）由于诊疗措施激活的潜在性感染，如疱疹病毒、结合杆菌等的感染。

（6）医务人员在医院工作期间获得的感染。

二、医院感染的流行病学

医院感染的流行与传染病的流行一样，要求具备三个环节，即感染源、感染传播途径、易感者。医院感染流行同样受到两个因素影响，即医院的自然因素和社会因素的影响。自然因素主要包括医院的建筑布局、医院条件是否拥挤、医院用水的供应与通风条件、医院感染控制的基本设施等；社会因素主要指医院感染管理组织是否健全、医院工作人员医院感染意识是否强、医院感染控制制度是否完善并落到实处、住院病人是否有粗浅的预防医院感染的意识、社区感染尤其是传染病暴发或流行对医院的影响等。

（一）感染（传染）源

感染（传染）源是指感染病原体的来源，即指有病原体存在的处所，包括生物性的传染源及非生物性的来源（杂物）两类。病人、病原携带者、已感染的动物等为生物性传染源。非生物性传染来源（杂物）包括病人衣物、食品、医疗器械、医疗预防制品及有利微生物生存的环境等。

1. 病人 病人是医院感染的重要传染源。因为病人体内有大量病原体在生长繁殖，且又有促进病原体传播的症状和行为，同时由于从感染病人体内排出的病原体较其他来源的病原体具有更强的毒力，而抗生素的应用又使得这些微生物有更多的机会产生耐药性。这些都是病人成为传染源的重要条件。

2. 病原携带者 病原携带者因本身无临床症状，却能向外界排出、播散病原体，因此其临床意义往往较显性感染者更大，也是医院感染的重要传染源。临床上由病人或医院内人员作为慢性病原携带者所引起的医院感染事件屡见不鲜。关于条件致病菌，由于多数属于人体的正常菌群，且常寄生在人体的呼吸道、泌尿生殖道、肠道、皮肤及口腔黏膜等部位，也有的是从环境中进入人体而在这些相应部位者、暂时寄居，并不引起临床症状，也没有体液免疫反应的改变。这种现象多称为微生物的定植或定居，一旦条件具备，便可导致自身感染的发生，并具有传播他人的能力，这是医院感染的特点之一。

3. 医院环境 环境污染物也是医院感染重要的非生物媒介。一些革兰阴性杆菌，如铜绿假单胞菌、克雷伯菌、大肠杆菌、沙雷菌、不动杆菌等，在医院潮湿的环境或某些液体中可存活很长时间（数日以上），在很少营养物质存在的情况下也能进行繁殖。此外，某些真菌及革兰阳性厌氧芽孢杆菌可在空气、尘土或土壤中长久存活，但不能繁殖，这种污染环境被称为环境贮源。另一些革兰阳性球菌（葡萄球菌及链球菌）常能在医院环境物体上检出，并且可在干燥的环境物体表面存活多日，不能繁殖，其致病力也可随时间延长而降低。大部分从这种来源获得的感染，其环境均是近期被微生物污染的，这种污染的环境不属于环境贮源。上述病原体大多是借助于医院中的医疗器械、敷料、被褥、病房设备（如橱柜、便器、地毯、拖把等）消毒灭菌不严而引起医院感染的发生。

4. 动物 动物传染源在医院感染中以鼠类为主。由鼠类污染食品，导致医院内鼠伤寒沙门菌感染暴发，已有多次报告。此外，变形杆菌、梭状芽孢杆菌、流行性出血热病毒等均可由鼠传播。因此，医院内注意灭鼠十分必要。

5. 内源性细菌 人体肠道、皮肤、口腔、鼻咽部、泌尿生殖道等都有大量细菌，尤其是肠道，这些部位的细菌发生移位时可以发生医院感染。

（二）传播途径

感染传播途径是指病原体从传染源到感染者的途径。病原微生物从传染源体内排出后，除少数几种病原体可以直接传播给新的宿主外，大多数都需要依赖外界环境中一些传播媒介的帮助才能实现传播。

1. 经接触传播 可分为直接接触传播和间接接触传播。

（1）直接接触传播 是指不经外界任何因素，直接由医务人员与病人，或病人与病人间相互接触所发生的感染。如金黄色葡萄球菌、巨细胞病毒感染等。病人的自身感染也可认为是自身直接接触传播，如病原体从已感染的切口传递至身体其他部位：粪便中革兰阴性杆菌传递到鼻咽部等。

（2）间接接触传播　是指接触了带病原体的污染物而发生的感染。如链球菌、金黄色葡萄球菌、铜绿假单胞菌、沙眼衣原体、真菌等。在间接接触传播中，医务人员的手在传播病原体上起着重要的作用。因为手经常接触各种感染性物质及其污染物品，很容易再经接触将病原体传播给其他医务人员和病人。如某市医院妇产科婴儿室发生了一起鼠伤寒沙门菌的暴发流行，经调查，医护人员和陪护家长的手、医护人员粪便、医疗用具和母亲乳头均检出鼠伤寒沙门菌。这起事件相继持续了 3 个月，期间虽采取隔离消毒等措施，但由于只注意了患者本身的隔离，而医护人员及医疗用具均未与其他病室分开，故通过医护人员的手及医疗用具导致其他病室儿童受到感染而发病。

2. 经空气传播　经空气传播是指以空气为媒介而实现医院感染的。该传播的实现取决于病人的行为及病原体的抵抗力。此种传播方式在结核分枝杆菌等呼吸道传播疾病和手术切口部位感染中起重要作用。某些呼吸治疗装置（如湿化器或雾化器）、微生物实验室操作及空调系统等也可产生微生物气溶胶，引起某些呼吸道传染病的医院感染。

3. 经水和食物传播

（1）经水传播　医院的水源同样可因各种原因受到不同程度的污染（如粪便、污水及管道破裂等），或使用了未经严格净化消毒的水（包括直接引用或洗涤食品及瓜果等），也可导致医院感染的发生。

（2）经食物传播　多见于肠道传染病。主要因医院中供应的食物被病原体污染所致。由医院供应的食物可经多种途径受到污染，一种可能是食物在生产、加工、运输、贮存、烹调、供应过程中被病人、病原携带者或鼠类污染，有时也可被不洁的水、容器、炊具、食具等污染；另一种可能就是食物本身带有病原微生物，在加工过程中病原微生物未能被杀死，使病人食后导致医院感染的发生。经食物传播的疾病常见由鼠伤寒沙门菌、细菌性痢疾、甲型肝炎等。

4. 经医源性传播　经医源性传播是医院感染传播的特点之一。常见的传播方式有以下几种：

（1）医疗器械和设备　医院为达到诊断及治疗疾病的目的，常需借助于各种诊疗器械，如各种纤维内镜、呼吸治疗装置、麻醉机、血液透析装置及各种导管、插管等，而这些器械及设备多具有结构复杂、清洁及消毒难度大等特点，加之这些介入性诊疗操作常损伤人体皮肤、黏膜的防御屏障，增加了病人的感染机会，有的在使用过程中还可被各种溶液污染，因此医疗器械被污染所引起的医院感染也属于一种共同媒介物传播。

（2）血液及血液制品　可经此途径传播的常见病原体有乙型肝炎病毒、丙型肝炎病毒、巨细胞病毒、弓形虫及艾滋病病毒等，其中以输血后肝炎和输血后引起的艾滋病传播为预防的重点。如近年来国内大量流行病学和分子生物学研究标名，输血（含血液制品）是丙型病毒性肝炎的主要感染方式。

（3）药品及药液　各种输液制品在生产或使用过程中受到病原微生物（尤其是各

种条件致病微生物）的污染，多数微生物能在溶液中生长。在口服药物或多种外用药液中，常可检出铜绿假单胞菌、克雷伯菌、大肠杆菌、沙雷菌、不动杆菌等条件致病菌。近年来，静脉高能营养液在临床上应用日益广泛，这种液体易受微生物的污染，常引起病人发生菌血症甚至败血症，导致医院感染的发生。有些动物性药品还带有鼠伤寒沙门菌，如曾有因甲状腺粉剂受沙门菌污染，而引起 237 人罹患沙门菌感染的报告。

（三）易感人群

病原体侵入机体后是否引起感染主要取决于病原体的毒力和宿主的易感性。宿主的易感性由病原体的定植部位和宿主的防御功能所决定。如大肠杆菌定植于肠道时并不引起感染，而定植于泌尿道时则引起感染。宿主的防御功能有特异性和非特异性免疫功能所构成，前者对传染病病原体的预防具有重要意义，而后者对各种条件致病菌侵袭或感染的防御具有重要意义，因此，宿主的免疫功能在医院感染的防御中有着非常重要的作用。

常见的医院感染的易感人群有以下几种：

1. 机体免疫功能严重受损者　此类易感人群常常是指那些患有各种恶性肿瘤、糖尿病、造血系统疾病、慢性肾病及肝病等的患者；接受各种免疫抑制剂治疗（如化疗、放疗、皮质激素及抗癌药等治疗）的患者；婴幼儿、老年人和营养不良者。这些患者均可由于疾病、治疗、年龄及营养状况而使其自身的非特异性免疫功能遭受极大的破坏，处于对病原体的易感状态。

2. 接受各种介入性操作的病人　介入性操作易使机体的皮肤、黏膜遭受损伤，使人体的天然屏障遭到破坏，为病原体的侵入提供了有利的条件。

3. 长期使用广谱抗菌药物者　长期使用广谱抗菌药物可使病人产生菌群失调，细菌产生耐药性，从而导致耐药性细菌及真菌感染，增加了消化道及泌尿道感染的易感性。

4. 手术时间或住院时间长的患者　手术时间的长短与手术部位感染的危险性成正比，即时间越长，感染的机会越大。因为时间越长，切口组织受损越重，易致患者局部及全身抵抗力下降，而造成患者对病原体的易感状态。此外，医院感染的发生与患者的住院时间长短关系较为密切，患者住院时间越长，病原微生物在病人体内定植的机会就越大，病人发生医院感染的危险性就越大。

三、医院感染引起的公共卫生问题

当前，全球有超过 1400 万人有医疗相关感染经历。发达国家中，有 5%～10% 在现代化医院住院的患者有过一种或多种感染，约有 50% 的医院感染是集聚暴发。美国每年发生医院感染的患者约 200 万，致死约 9 万人，经济损失达 45 亿～57 亿。发展中国家，感染患者中的，每天有 4384 名儿童死于医疗相关感染。而我国医院感染率虽由 1989 年的 9.36% 降至目前 6% 左右，还仍存在较高的漏报率情况。

医务人员在从事诊疗、护理活动过程中，接触有毒、有害物质或传染病病原体，易造成损害健康或危及生命的职业暴露。职业暴露给医务人员造成了巨大的身心伤害。根据美国疾病预防与控制中心的报告，美国每年有 8700 多名医务人员因针刺伤而导致职业性感染 HBV；有成千上万的医务人员感染 HCV，其中 85% 转为 HCV 长期携带者。2003 年我国 SARS 流行期间，医务人员 SARS 感染的发病率约为 18%。2019 年暴发的新冠肺炎中，首批 138 例新冠肺炎患者中有 41.3% 是在医院内感染的，其中医护人员 40 例，住院患者 17 例。

医院是第一时间全程接触、诊断及治疗公共卫生事件病例的机构，预防病控制疫情是医务人员的重要职责，感染科工作内容主要有疫情报告、监测预警、消毒隔离、控制现场等，院感管理是突发卫生事件应急机制的基础工作，并贯穿着公共卫生事件处理的全过程，完善的医院感染控制管理相关的法律法规和健全的医院感染控制管理监控系统为医院感染管理工作提供了保证。

四、医院感染控制的相关法律法规

为了有效预防、及时控制和消除突发医院感染事件的危害，保障病人及医务人员身体健康，维护社会稳定，原卫生部颁布了《中华人民共和国传染病防治法》《医院感染管理规范（试行）》《医疗卫生机构消毒技术规范》等法律、法规及部门规章、卫生标准及其他规范性文件。

（一）法律

《中华人民共和国传染病防治法》于 1989 年 2 月 21 日第七届全国人民代表大会常务委员会第六次会议通过，1989 年 9 月 1 日起施行。为适应传染病防治新形势的需要，《中华人民共和国传染病防治法》已由中华人民共和国第十届全国人民代表大会常务委员会第十一次会议于 2004 年 8 月 28 日修订通过，修订后的《中华人民共和国传染病防治法》自 2004 年 12 月 1 日起施行。2019 年暴发的新冠肺炎疫情，暴露出公共卫生服务体系和应急处置能力的短板，需进一步完善立法宗旨，将坚持总体国家安全观、保障人民群众生命安全和身体健康写入法中。2020 年 10 月 2 日，国家卫生健康委员会官网发布新修订版《传染病防治法》（修订草案征求意见稿），新版《传染病防治法》共九章100 条，为贯彻落实习总书记关于强化公共卫生法治保障，全面加强和完善公共卫生领域相关法律法规建设的重要指示精神有关要求，进一步加强传染病管理。

（二）行政法规

国务院根据宪法、法律制定有关行政管理活动的法律文件，其地位和效力低于宪法和法律。如《血液制品管理条例》《医疗机构管理条例》《突发公共卫生事件应急条例》《医疗废弃物管理条例》《病原微生物实验室生物安全条例》《疫苗流通和预防接种管理条例》《艾滋病防治条例》《护士管理条例》。

（三）部门规章

国务院各部委制定的规范性文件的总称，效力低于行政法规。如《传染性非典型肺炎防治管理办法》《医疗卫生机构医疗废物管理办法》《突发公共卫生事件与传染病疫情监测信息报告管理办法》《消毒管理办法》《医疗废物管理行政处罚办法（试行）》《传染病预检分诊管理办法》《传染病及疑似传染病人尸体解剖查验管理办法》《医院感染管理办法》等。

（四）　卫生标准及其他规范性文件

卫生标准是对疾病预防和诊治过程中各项管理事项所作的技术规定。卫生执法活动要以事实为依据，以医学科学技术为手段，依照卫生标准或相关技术规范对管理相对人及其标的物进行检查、检测并对结果评价。卫生标准或相关技术规范均由政府卫生部门组织制定并以特定文件形式发布。如：《预防接种工作规范》《传染病信息报告管理规范》《国家突发公共卫生事件相关信息报告管理工作规范（试行版）》《消毒技术规范》《内镜清洗消毒技术操作规范》《口腔诊疗器械消毒技术操作规范》《血液透析器复用操作规范》《医院消毒卫生标准》（GB15982-95）、《消毒产品标签说明书管理规范》。

五、医院感染的预防与控制措施

医院感染的预防与控制措施是一项复杂工作，涉及问题比较多。如有关病人的诊断、治疗、护理以及消毒、隔离等规章制度的建立和执行；医院的建筑、病区的配备；医院感染管理体系是否建立健全等，但最重要的是要做好严格的无菌操作，对病人正确的处理，制定出相关的卫生技术规程及严格的医院管理制度等。

（一）　常规性预防措施

由于医院感染具有其特殊性和复杂性，因此要预防和控制医院感染的发生，平时必须注意做好以下几方面工作：

1. 加强医院感染的管理力度　要依法开展医院感染的管理工作，建立健全各级医院的医院感染管理体系，不断提高医院领导及医护人员预防感染发生的思想意识，奖罚分明。加强对住院病人的管理及严格分诊制度，做好医院感染的常规监测工作。

2. 医院的合理布局　在医院建筑设计时就应考虑防止院内交叉感染的问题，同时需兼顾方便病人就诊和治疗，妥善处理各种废弃物，以免污染环境。

3. 加强临床对抗生素应用的管理　临床对抗生素药物的大量应用甚至滥用，不仅可使病原体产生耐药性，同时也易导致病人机体发生微生态失调而引起内源性感染的发生。因此，平时必须加强临床医生对抗菌药物知识的学习，认真遵守抗菌药物的应用原则，严格掌握其适应证，及时进行病原学检验和按药敏试验合理选用抗菌药物。

4. 加强医院消毒灭菌的监督、监测　各级和各类医院在开展医疗服务的同时，必须严格执行消毒及灭菌等规章制度，及时杀灭或消除医院环境中医疗及日常生活用品上的病原体，切断各种传播途径，消除环境贮源，有效防止医院感染的发生。

5. 加强对医源性传播因素的监测与管理　对使用中的诊疗用液体应定期进行细菌学监测，禁止使用已污染的液体，对血液及其制品从献血员的筛选到制成成品都应进行严格的病原学检查，尤其应注意对各型病毒性肝炎及艾滋病的检测。对医院中各种介入性的诊疗操作应严格掌握使用适应证，并注意其清洗、消毒与灭菌，以减少感染机会。

6. 加强临床一次性无菌医疗用品的购入及使用管理 应加强其质量的监测监督，以防不合格的产品进入临床。同时还需对使用后的初步消毒与毁形加强管理，防止未经无害化处理的一次性无菌医疗用品流入社会，造成公害。

（二） 医院感染发生时的措施

一旦发生医院感染，应立即组织医院感染管理的相关人员进行流行病学调查，尽快查清引起医院感染流行的三环节，并及时采样进行病原学检测，同时还需积极采取以下措施：

1. 隔离并治疗患者 对已发生医院感染的有传染性的患者需立即进行隔离，直至连续进行病原学检查确认其无传染性后，方可解除隔离。

2. 检疫 对接触者进行医学观察，对已发生医院感染的相关科室进行终末消毒，同时停止收治新病人，直至超过该病最长潜伏期且确无新的感染发生。有条件的还可对接触者实行应急预防接种，以增强其抵抗力。

3. 检查病原携带者 医院感染发生后，若经流行病学调查仍找不到传染来源时，应考虑是否有病原携带者的存在，应检对象包括病人、医院工作人员及一些常来医院陪护、探视人员。

（三） 医院感染的流行病学调查

随着医学科学的发展，各级医院不断引起新的诊断及治疗技术，加之众多新的抗感染药物在临床上的应用，均可能给医院感染的预防带来许多新的问题，要正确识别这些可能导致医院感染的新的危险因素，必须通过周密的流行病学调查分析，才能得出正确的结论，以便采取有针对性的措施，达到预防及控制医院感染发生的目的。

六、群体性医院感染的应急处理

群体性医院感染事件是一种较为严重的医院感染，指某医院、某科室的住院患者中短时间内突然发生许多医院感染病例的现象，通常又称医院感染暴发。其给医院及社会、家庭造成极大影响，及时、有效、积极的应急处理预案对群体性医院感染事件的控制起到关键性的作用。

（一） 群体性医院感染事件的分级

1. I级 有以下情况之一者。
（1）10例以上的医院感染暴发事件。
（2）发生特殊病原体或者新发病原体的医院感染。
（3）可能造成重大公共影响或者严重后果的医院感染。
2. II级 有以下情况之一者。

（1）5 例以上医院感染暴发。

（2）由于医院感染暴发直接导致患者死亡。

（3）由于医院感染暴发导致 3 人以上人身损害后果。

3. Ⅲ级　发生 3 例以上 5 例以下医院感染暴发。

（二）基本处理

1. 指导医护人员根据医院感染病原学的流行病学特征做好个人防护措施。

2. 开展医院感染病人的救治工作、实行重症和普通病人分开管理、对疑似病人及时排除或确诊，必要时隔离病人甚至暂停接受新病人。

3. 查找引起医院感染的因素，对医院感染病例、接触者、可疑传染源、环境、物品、医务人员及陪护人员等进行病原学检查和详细流行病学调查。

4. 做好现场控制、消毒隔离、个人防护、医疗废物和排泄物等处理工作，防止院内交叉感染和污染。

5. 分析调查资料，对病例的科室分布、人群分布和时间分布进行描述；分析流行或暴发的原因，推测可能的感染源、感染途径或感染因素，结合实验室检查结果和采取控制措施的效果综合做出判断。

6. 做好突发事件的信息报告。

7. 确诊或疑似传染病人按规定及时转诊传染病院。

（三）报告

群体性医院感染属于突发公共卫生事件，应当按照《国家突发公共卫生事件相关信息报告管理工作规范（试行）》的要求进行报告。

1. 院内报告程序　由医院感染管理科向分管院领导或值班院领导报告。Ⅰ级立即报告；Ⅱ级 1 小时内报告；Ⅲ级 24 小时内报告。

2. 院外报告程序　经应急领导小组批准后，由医院报告市卫生局医政科、市疾控中心疾控科。Ⅰ级应在 2 小时内报告；Ⅱ级 12 小时内报告；Ⅲ级医院自行处理。

第二节　药源性疾病

药源性疾病（drug induced disease）又称药物诱发性疾病或药物性疾病，是指人们在防治疾病过程中所用药物引起的疾病或综合征，是由于用药而引起的药物不良反应。它不仅包括药物正常用法和用量情况下所产生的不良反应，还包括由于超服、误服、错误应用以及不正常使用药物等情况而引起的疾病。药源性疾病是医源性疾病最主要的组成部分。

一、药源性疾病的影响因素

（一）药物因素

1. 药物的化学结构和理化性质　化学结构决定了药物的某些不良反应，如 20 世纪

70 年代开发的噻唑烷二酮类化合物（胰岛素增敏剂）曲格列酮，因严重肝毒性在上市后 3 年即在全球撤出市场，而经过对化学结构修饰的罗格列酮和吡格列酮，肝毒性有了显著改善。药物的脂溶性影响药物吸收和消除的速率以及分布，因此可以影响药物不良反应的性质或程度。

2. 药物添加剂、杂质和制剂质量等 药物的添加剂，原辅料中的杂质，生产过程中产生的杂质，贮存和运输过程中产生的氧化、分解、聚合、降解的产物等都可能成为药源性疾病的潜在危险因素。如胶囊的燃料常引起固定性皮疹；青霉素制剂中所含的青霉烯酸、青霉素噻唑酸等可导致变态反应。通常药物中杂质含量越高，毒副反应发生率越高。同一组成成分的药物，可因厂家和制剂技术的差别，使药物的纯度等质量指标产生差异，而影响其不良反应的发生率。

3. 药物的相互作用 临床上药物相互作用通常是指两种或两种以上药物同时或序贯应用的复合效应。不良的相互作用可能导致治疗作用减弱致病情加重、治疗作用的过度增强而造成损害、不良反应或毒性增强等。许多未知的配伍变化中，更多的情况是相互作用在悄然发生，混合药物的液体内发生了质的改变而外观并没有任何变化，常常未被发现而用于机体导致药源性疾病。药物相互作用是导致药源性疾病的重要因素，用药种类越多药源性疾病的发生率越高，致死性药物相互作用也时有发生。

（二） 患者机体因素

1. 遗传因素 多数药物进入体内后会被代谢转化，代谢过程和产物与药物的一系列药理毒理作用密切相关，许多药物代谢酶存在种族差异，相同民族的不同个体间也存在明显差异。酶活性的差异或酶缺乏成为许多药源性疾病的原因，同时又使某些药源性疾病表现出种族差异和个体差异。遗传因素导致的药动学和药效学的差异，不仅可能导致不同个体间药源性疾病的起病和程度存在差异，还可能影响到药物作用的性质。例如巴比妥类药物在一般催眠剂量时，对大多数人可产生催眠作用，但对个别人不产生催眠作用而引起焦虑和入睡困难。

2. 年龄 老年人机体的各项功能减退，容易出现剂量依赖性的药源性疾病，同时老年人并发疾病多，病情复杂，常联合用药，增加了药源性疾病的危险性；婴幼儿机体功能尚未成熟，对药物更敏感，发育阶段易受药物影响。

3. 性别 一些药物反应和药物代谢酶活性表现出性别差异。女性对某些药物的清除能力比男性弱，如氯氮䓬的半衰期女性是男性的两倍；一些药源性疾病女性比男性的发生率高，如特非那定的心脏毒性等。但也有一些药源性疾病男性发病多于女性，如药物性皮炎。

4. 血型 有研究发现，口服避孕药引起的静脉血栓，在 A 型血女性中的发生率高于 O 型血的女性。

5. 时间节律 人体生理活动和组织及受体对药物的反应所呈现的周期性变化，在一定程度上影响药物的体内过程和药效，因此成为药源性疾病的潜在危险因素。如机体在 19~23 时对过敏原最敏感。

6. 病理因素　患者的病理状态与药源性疾病的发生和发展密切相关。如肝肾功能障碍或减退均可导致严重不良反应。

7. 饮食习惯和营养状态　饮食结构和习惯、营养状态等影响药物的吸收、分布、代谢、排泄和药效学，因此可以诱发或加重药源性疾病，如营养不良者血浆蛋白含量低，药酶活性较低，对药物的耐受程度较弱，可增加某些剂量依赖性药源性疾病的发生率。

（三）药物滥用

药物滥用指非医疗需要和目的，反复、大量地使用一些具有潜在依赖性的药物，导致用药者对该药物出现依赖状态，迫使他们无止境地追求用药，由此造成健康损害并带来严重的社会、经济甚至政治问题。麻醉药品和精神药品的滥用目前已经成为全世界范围内的公害，长期、大剂量应用麻醉药品和精神药品，可导致机体各系统的多种毒性，甚至致死。

（四）用药失误

用药失误指药物使用过程中出现的任何可预防事件，导致用药不当或患者受损，包括一切违反常规的用药问题和用药者不遵医嘱用药，是引起药源性疾病的重要根源。

1. 处方、医嘱差错　处方、医嘱差错包括选药不正确（适应证、禁忌证、药物过敏、联合用药等有误）和剂量或浓度、剂型、给药途径、用药时间、用药频度和间隔、给药速率、疗程等不正确或书写不清楚等。如阿昔洛韦导致的急性肾衰竭主要与超出规定的适应证用药、药物剂量过大、浓度过高、给药速度过快、药物配伍不当等因素有关。

2. 其他差错　包括药品配制错误、给药差错、药品变质、监测失误、患者不遵从医嘱和非处方药使用不当等。

二、药源性疾病的预防

（一）合理用药

如能做到合理用药，则大多数药源性疾病是可以预防的。

1. 选药要有明确指征　选药不仅要针对适应证，还要排除禁忌证；不仅要考虑药物的经济性，更要考虑患者的病理生理状况；可用可不用的药物坚决不用，凡属心理疗法和物理疗法能够治好的病，决不依赖药物，凡一线药能够解决的，决不用二线药。不要滥用营养药、免疫兴奋药、维生素、糖皮质激素、解热镇痛药等药物。

2. 给药剂量合适　要充分考虑患者年龄如老年人和婴幼儿，患者的肝肾功能，患者代谢酶的多态性等。

3. 给药疗程适当　疗程尽量要短。

4. 给药途径合理　我国目前存在输液滥用问题，能口服给药的坚决不要静脉给药。

5. 谨慎联合用药　用药品种尽量要少，能用一种药物治疗的疾病，尽量不要联用多种药物。合并用药的原则是为了获得疗效的协同和不良反应的拮抗，实践证实疗效的协同见于抗生素、抗肿瘤药、抗结核药、抗高血压药等，只在少数情况下才对不良反应拮抗。

（二）　上市药物的科学评价

上市后药物的监测尤为重要。只有药物上市后，在一个较大的范围内或长时间使用后，药物的毒性、不良反应等才能得到充分暴露，因此新药上市后的监督是对新药毒性的继续观察，也是对药物质量的监测和再评价。

（三）　加强药品监管

对上市后药品进行药效和不良反应的监测，结合上市前获得的信息，既可以对新产品毒性继续观察，也可以对原有药品进行质量监测，有利于进一步评价药物的有效性和安全性，有效地指导临床安全合理用药，预防药源性疾病的发生。

（四）　加强临床监管

在临床工作中，要进一步加强药物安全信息的收集和交流，大力发展临床药学和临床药理学工作，加强药物流行病学研究，提高药物安全信息的质量和数量，加速信息的交流。一方面对临床药师及医师提供合理和及时准确的医药信息，对于国家新药的种类、应用、临床实际用药情况进行分析；另一方面，要促进临床医师和药师相互促进、相互配合，共同开展临床用药的监测，指导临床合理用药，针对患者不同病情选用药物及剂量等，避免不合理用药和滥用药。同时，要建立医院等用药单位系统的药物不良反应的调查分析制度，当一种药物的严重不良反应报道后，及时向药品生产经营企业、医疗预防保健机构和社会大众反馈药品不良反应信息，防止药品不良反应的重复发生，保护人民用药安全。

（五）　建立国家基本药物制度

国家基本药物制度主要内容包括：按照安全、有效、必须、价廉的原则制定基本药物目录；政府招标组织国家基本药物的生产、采购和配送，并逐步规范同种药品的名称和价格，保证基本用药，严格使用管理，降低药品费用，促进合理用药。

第九章　伤害的预防与控制 ▷▷▷

根据世界卫生组织的报告，伤害与传染病、慢性非传染性疾病已成为危害人类健康的三大疾病负担。WHO《2020世界卫生统计报告》的数据显示，2016年全球因伤害死亡的人数约500万人，占全死因的9%，其中超过90%的伤害死亡事件发生在中低收入国家，而道路伤害是导致伤害死亡的最主要类型。伤害已成为严重威胁人类健康与生命安全的重要公共卫生问题，当前最为常见的伤害主要有道路交通伤害、自杀、溺水、中毒、跌落等，导致的死亡案例占全部伤害死亡的70%左右。

第一节　伤害概述

一、伤害的概念与分类

（一）概念

美国疾病预防控制中心给伤害（injury）下的定义是："由于运动、热量、化学、电或放射线的能量交换，在机体组织无法耐受的水平上，所造成的组织损伤或由于窒息而引起的缺氧称为伤害。"该定义以躯体组织损伤和机能障碍为标准进行界定的，但没有反映伤害导致的精神损伤。因而，比较完整的伤害定义为：由于运动、热量、化学、电或放射线的能量交换超过机体组织的耐受水平而造成的组织损伤和由于窒息而引起的缺氧，以及由此引起的心理损伤统称为伤害。

2010年，中华预防医学会伤害预防与控制分会通过了关于我国伤害界定标准的决定，凡具有下列情况之一者认为是伤害：①经医疗单位诊断为某一类损伤；②因伤请假（休工、休学、休息）一日以上。

（二）伤害的分类

研究目的不同，伤害的分类方法也不同。下面介绍几种主要的分类方法。

1. 按照伤害的意图分类　可分为非故意伤害与故意伤害两大类。

（1）故意伤害　指有目的、有计划地自害或加害于他人所造成的伤害。主要包括自杀或自伤、他杀或加害、虐待、疏忽、斗殴、行凶、遗弃、与酒精和毒品消耗相关伤害、暴力和战争。

（2）非故意伤害　是指无目的（无意）造成的伤害。主要包括道路交通伤害、坠落/跌倒、医疗事故、烧烫伤、中毒、溺水和窒息、运动与休闲伤害、产品（消费品）伤害、职业伤害和其他，如割/刺伤、叮咬伤、碰撞/打击伤、电击伤、火器伤、训练伤、爆炸伤、气压伤、动物咬（抓）伤等。

知识拓展

意外伤害

意外伤害（unintentional injury）是由意外事故或意外事件造成的伤害，其特点是有伤害，但由无意识的、意外的原因引起，一般难以避免、难以预防。意外事故或意外事件（accident）是一种潜在有害的、无意识的、意料之外的偶发事件，可能造成伤害，也可能不造成伤害，难以避免，不能预防。

伤害与疾病一样，可被认识、被预防、被控制。传统意义上的伤害与意外伤害在这一点上有所不同。

---

2. 按照伤害发生地点分类

（1）交通伤害　凡在交通区域由行驶的机动车造成的伤害均可列为此类伤害。该类伤害是最为主要的伤害类型，最常见的原因是撞车。引起此类伤害最常见的危险因素是违反交通规则、饮酒过量、车速过高及夜间行车等。目前，道路交通伤害已被公认为当今世界最大的公害之一，成为严重威胁世界各国人民生命的杀手。

（2）家庭伤害　发生在家庭内的伤害。很多人认为家为最安全的场所之一，但根据一些专题研究显示：我国家庭伤害的发生在总的伤害中占到30%以上最常见为家庭暴力伤害，可见家庭伤害为一种常见的伤害。

（3）职业伤害　包括工业与农业伤害，主要发生于工作场所，或由于工作环境中的某事件所造成的。如工伤，主要发生在工作场所，或由于工作环境中某事件所造成，主要伤及躯干。世界上每年有1.2亿件职业意外事故发生，其中21万件是致死性事故，最为常见的事故原因为坠落。

（4）公共场所伤害　是指发生在公共场所的伤害，其中包括娱乐场所及自然灾害情况下发生的伤害。凡是发生在公共场所的伤害如斗殴、踩踏、火灾等均属此类。

3. 按照伤害的性质分类

（1）国际疾病分类（International Classification of Diseases，ICD-10）是依据WHO1992年《国际疾病指南》第十次修订本的分类系统确定伤害的性质，同时参照ICD的损伤及中毒外因的补充分类进行分类，此为目前国际上比较公认的客观分类。ICD-10对伤害的分类有两种：一种是卫生领域常用的伤害部位分类（S00-T97）（表9-1）；另一种是临床更多使用的伤害性质分类（V01-Y89）（表9-2）。

（2）中国疾病分类（Chinese Classification of diseases，CCD）为损伤与中毒以及某些外部原因的分类，是卫生部于1987年参照ICD-9分类，根据我国的实际情况而制定的，见表9-3。

表 9-1　ICD-10 伤害发生部位分类

伤害发生部位	ICD-10 编码	伤害发生部位	编码
所有部位伤害	S00-T97	脊柱、皮肤、血管损伤及异物进入	T08-T19
头部损伤	S00-S09	烧伤、灼伤及冻伤	T20-T35
颈部、喉部及气管损伤	S10-S19	各类中毒、药物反应及过敏反应等	T36-T65、T88
胸部损伤	S20-S29	自然和环境引起的伤害	T66-T78
腹部、会阴、背及臀部损伤	S30-S39	伤害并发症、医疗意外及并发症	T79-T87
肩及上肢损伤	S40-S69	陈旧性骨折及损伤	T90-T96
下肢损伤	S70-S99	中毒后遗症	T97
多部位损伤	T00-T07		

表 9-2　ICD-10 损伤与中毒的外部原因分类

损伤与中毒的外部原因分类	ICD-10 编码
损伤与中毒的全部原因	V01-Y98
交通事故	V01-V99
跌倒	W00-W19
砸伤、压伤、玻璃和刀刺割伤、机器事故	W20-W31、W77
火器伤及爆炸伤	W32-W40
异物进入眼或其他腔口、切割和穿刺器械损伤	W41-W49
体育运动中的拳击伤及敲击伤	W50-W52
动物咬伤或动、植物中毒	W53-W59、X20-X29
潜水或跳水意外、溺水	W65-W74
窒息	W75-W84
暴露于电流、辐射和极度环境气温及气压	W85-W99
火灾与烫伤	X00-X19
暴露于自然力量下（中暑、冻伤、雷击等）	X30-X39
有毒物质的意外中毒	X40-X49
过度劳累、旅行及贫困	X50-X57
暴露于其他和未特指的因素	X58-X59
自杀及自残	X60-X84
他人加害	X85-Y09
意图不确定的事件	Y10-Y34
刑罚与战争	Y35-Y36
药物反应、医疗意外、手术及医疗并发症	Y40-Y84
意外损伤后遗症及晚期效应	Y85-Y89
其他补充因素	Y90-Y98

表 9-3　中国 CCD 损伤和中毒外部原因分类

内　容	CCD-87 编码	内　容	CCD-87 编码
损伤和中毒全部原因	E1	意外机械性窒息	E9
机动车交通事故	E2	砸死	E10
机动车以外交通事故	E3	机器切割和穿刺工具所致的意外事件	E11
意外中毒	E4		
意外跌落	E5	触电	E12
火灾	E6	其他意外效应和有害效应	E13
自然与环境因素所致的事故	E7	自杀	E14
		他杀	E15
溺水	E8		

二、伤害的流行病学特征

2010 年全国死因监测系统数据显示:男性因伤害死亡是女性的两倍;农村明显高于城市,东、中、西部依次递增;道路交通伤害是我国人群伤害死亡的第一位原因;溺水是我国 1~17 岁儿童第一位死因;跌倒是老年人最常见的伤害类型。全球疾病负担研究显示,2013 年我国约有 79.4 万人死于伤害,其中 20~24 岁人群总死亡的 62% 为伤害。

我国道路交通伤害死亡数约占全球道路交通伤害总死亡数的 8%。道路交通伤害死亡人员中男性多于女性,男女性别比为 3∶1。发生的主要原因是司机的不良驾驶行为和不遵守交通规则,其中超速行驶更是最危险的因素。

2013 年全球儿童意外伤害占全球意外伤害的三分之一,儿童意外伤害顺位前四位的分别是溺水、烧烫伤、跌落、道路交通伤害,其中一半的伤害发生在假期。2010 年全球疾病负担数据显示,在全球范围内,溺水是 1~19 岁儿童伤害的第二位死因,是 1~4 岁儿童伤害的第一位死因,5~19 儿童伤害的第二位死因。高溺水死亡地区主要集中在我国南方各省的农村地区。农村绝大多数自然水体如池塘、湖、河、水库等无围栏,也无明显的危险标志,这些水体多数距离村庄、学校比较近,是儿童溺死的主要发生地。

伤害的主要特点体现在以下几个方面:①伤害是一个世界性公共卫生问题,是威胁人类健康与生命的主要原因,是人类主要死亡原因之一。②伤害造成的直接和间接经济损失巨大,其威胁呈持续上升的趋势。③伤害具有常见、多发、死亡率高、致残率高的特征。④伤害是低年龄人群的首位死因。⑤其中自杀对社会的危害比较大。

第二节　伤害防控与公共卫生

伤害预防和控制的目的是最大限度地防止伤害的发生、死亡和伤残,减少伤害造成的损失。大量研究表明伤害是可以预防的,而且很多预防措施也已被证实是有效的。

一、伤害引起的公共卫生问题

全球每年遭受到伤害的人群达数以亿计，伤害是与人类生存直接相关的公共卫生问题，各种类型的伤害可以引发一系列的公共卫生问题。

（一） 产生深远的社会影响

伤害不仅给个人和家庭带来痛苦和不幸，并且能给国家和社会造成巨大的损失和负担。过去十来年中低收入国家的交通伤害和职业性伤害造成的死亡率不断上升，战争和自然灾害造成的死亡人数急剧增加，诸如 2008 年的中国汶川、2010 年的海地大地震，2011 年的日本福岛地震及其引发的海啸，至今还在持续的叙利亚冲突等均引起了严重的社会影响。

（二） 巨大的疾病负担

全球疾病负担研究显示：2013 年全球伤害的死亡总人数达到 479 万人，占全球死亡总数的 8.7%；伤害所致的伤残调整寿命年达到 2.48 亿人年，占所有疾病所致伤残调整寿命年的 10.1%。2013 年我国伤害致死人数已经超过传染性疾病等致死人数，分别占全国所有疾病致死人数和全球伤害致死数的 9.6% 和 15.7%。

（三） 沉重的经济负担

伤害的治疗需要消耗巨大的医疗费用，而由于伤害导致的停工、误工、卧床休息甚至伤残引发的经济损失更是巨大。全球每年道路交通伤害所致伤残和死亡造成的经济损失高达 5180 亿美元，严重制约着全球经济的发展。相关研究显示，发展中国家道路交通伤害年均损失占国民生产总值比为 1%，经济转型国家这一比例为 1.5%，而在机动车较为普及的国家该损失可达 2%

二、伤害防控的公共卫生策略

（一） 伤害预防的一般策略

伤害防治研究的目的是减少伤害的发生，减少伤害造成的死亡和残疾、经济损失和社会负担。伤害的发生可分为三个阶段：伤害前阶段、伤害阶段、伤害后阶段，因此，对疾病防制的策略同样适用于伤害的预防。

1. 全人群策略 针对全人群，可以是社区居民、工厂职工、学校师生开展伤害预防的健康教育。这一策略旨在提高全民对伤害的认识和预防伤害重要性的认识，进而提高每个人的伤害预防意识，加强自我保护。

2. 高危人群策略 针对伤害的高危险人群有针对性地开展伤害预防教育与培训。比如对学校的学生进行交通安全、防火、防电和溺水的专题健康教育，就可以使这些伤害的易发人群降低暴露的危险。

3. 健康促进策略 如针对工作场所的伤害发生状况，采取工作场所健康促进项目。即通过如下项目的实施使工作场所的伤害得以有效地控制：①把伤害预防纳入企业政策；②由雇员与雇主共同讨论建立一个安全的工作环境；③通过岗位培训和职业教育加强工人的伤害预防能力；④通过投资改善不合理的生产环境；⑤明确雇主和雇员在职业伤害预防中的责任；⑥共同参与伤害预防活动等。

（二） 伤害预防的 Haddon 十大策略

美国公共卫生医师 William Haddon 根据"Haddon 伤害矩阵"将伤害的发生原因和预防措施概念化，从时间维度划分为发生前、发生中和发生后三个阶段，于 1981 年提出了伤害预防的"十大策略"，针对不同阶段采取不同的预防、处置策略。该策略举措在世界卫生组织的支持和推广下，在伤害预防工作中得到了广泛的应用。这十条策略包括：

1. 预防危险因素形成 如禁止生产有毒、致癌杀虫药，宣布禁止进口或销售潜在性有害物质等。

2. 减少已存在危险因素 限制车辆速度，减少油漆中的铅含量，限制武器使用范围等。

3. 预防已有危险因素的释放或减少危险释放的可能 如浴室设置防滑装置，发热物品外有隔热包装等。

4. 从源头改变危险因素的释放率及其空间分布 司机使用安全带，对初学滑雪者减少雪道的坡度，使用降落伞。

5. 将危险因素从时间和空间上与被保护者分开 如在交通集中的道路上架设行人过街天桥，地面雷击时的避雷装置，机动车、非机动车、行人分道行驶。

6. 用屏障将被保护者和危险因素分开 如用绝缘物体包裹高压电缆，防止人接触电缆发生伤害，农村鱼塘设置栅栏防制溺水等。

7. 改变危险因素的性质 如家具边角使用圆角，使用不易碎的材料制作照明柱和其他路旁设施。

8. 加强机体对危险因素的抵抗力 如在飓风地区对建筑物制定严格的标准。

9. 对已发生的伤害提出有针对性的预防与控制措施 如使用消防车和火灾探测系统，使用电子定点系统预防触电死亡。

10. 采取有效的治疗和康复措施 如在伤害现场使伤害患者保持稳定并提供及时地紧急医疗救助，使用适当的医疗操作如为烧伤病人进行皮肤移植以减少伤残与死亡。

三、伤害预防的干预措施

伤害预防与控制的根本在于设计、装备、立法、监督和教育，政府行为的作用是不言而喻的。国外学者把伤害作为一项政府行为进行干预，即"5E"策略。其内容主要为：教育干预、环境改变、强制干预、工程干预和经济干预。目的在于通过采取干预干预措施、建立健全相应的法律法规、开展健康教育、经济上奖励或罚款措施等影响人们的行为和改变社会、自然和生活环境。如机动车内装安全气囊，以减少碰撞引起的伤害；对于摩托车驾驶员规定必须佩戴安全头盔；汽车上安装自动安全设施的用户在办理保险业务时对其费用打折扣；湖泊、河流周围设立障碍物，预防儿童跌落和溺水等。

四、医护人员在伤害预防中的作用

1. 咨询与健康教育 根据伤害干预理论，任何伤害的发生最主要的原因是人的因素，因此，医生尤其基层医生应针对特定伤害种类的个人危险行为与因素开展临床预防服务。

2. 病例发现 伤害干预的前提是早期发现潜在的危险人群、危险因素/行为，发现的方法可通过"病例发现"。

3. 健康干预 如医生可通过治疗各种相关慢性病、鼓励老年人进行平衡训练等预防跌倒发生。

4. 治疗、康复训练 伤害及其随后出现的各种健康问题和伤残的治疗与康复训练均离不开临床医生和护士。因此，虽然伤害的防制是全社会共同的任务，但其中最主要的是医务部门的任务。医护人员在伤害的预防和控制中起着非常重要的作用，有着不可推卸的责任。

第十章　突发事件与公共卫生应急　▷▷▷▷

历史上，无数次突发灾害和事故导致了巨大的社会和经济损失，影响着人类的健康和幸福，引发社会动荡。随着社会和经济的发展，突发事件发生越来越频繁，如何避免和应对突发事件的发生，减少损害，已成为世界各国面临的重要公共卫生问题。而公共卫生问题又是一项重大的社会问题，突发性事件引发的公共卫生问题直接关系到公众的健康、经济的发展和社会的安定，并日益成为社会普遍关注的热点问题。多年来，在全人类的共同努力下，疾病预防控制和突发性公共卫生事件的防范处理取得了较大的成绩。但是，重大突发性公共卫生事件防控形势依然严峻。

第一节　突发事件、突发公共卫生事件概述

一、概念与特点

（一）突发事件概念和范畴

2007 年 11 月 1 日颁布施行的《中华人民共和国突发事件应对法》对突发事件的定义是：突然发生造成或者可能造成严重社会危害，需要采取应急处置措施予以应对的自然灾害、事故灾难、公共卫生事件和社会安全事件。

自然灾害包括地震、海啸、台风、冰雪、洪水、高温、森林火灾等；事故灾难包括交通事故、失火、水电气事故、煤气中毒、核事故、爆炸等；公共卫生事件包括传染病暴发、群体性不明原因疾病、食物安全事故、职业性中毒、动物疫情等；社会安全事件包括恐怖袭击、骚乱、群体性踩踏事件、刑事案件等。

（二）突发公共卫生事件概念和特点

突发公共卫生事件是突然发生，造成或者可能造成社会公众健康严重损害的重大传染病疫情、群体性不明原因疾病、重大食物和职业中毒以及其他严重影响公众健康的事件。这是由国务院于 2003 年 5 月 7 日颁布施行的《突发公共卫生事件应急条例》中所明确的。它具有以下特点：

1. 突发性和意外性　事件没有固定的发生时间、发生方式和发生人数，往往突然发生，出乎意料，较难预测，来势凶猛，有很大的偶然性、瞬时性和不确定性。

2. 群体性、公共性和国际化　突发公共卫生事件危害范围广，涉及人员多，常波

及较大人群、社区，甚至整个社会。特别是在经济全球化高度发展的今天，随着国际交往的不断加强，可导致其跨地区、跨国界传播。

3. 高频次　我国是世界上少数几个多灾的国家之一，尤其是近年来许多地区只注重经济发展，忽视了对生态环境的保护，导致各种自然灾害频发。同时，临床抗生素的滥用以及一些病原体的变异也导致一些新发传染病、再发传染病及不明原因疾病的频繁爆发。

4. 社会危害严重性　由于事发突然，导致人员突然发病，病情发展迅速，一时难以采取最有效的措施，而且由于累及人数众多，损失巨大，因此其造成的社会危害相当严重，对人们的心理以及社会容易产生负面冲击。

5. 应急处理的综合性和系统性　由于事件发生突然，时间紧迫，缺乏充分有效的信息，应急处理需要在各级政府的统一领导和指挥下，公安、交通、环保等多个部门与卫生部门密切协调配合，采取有效措施共同应对。

6. 决策的时效性　突发公共卫生事件具有发生的突然性和事件演变过程的难以预测性，救治机会稍纵即逝，要求应对者必须果断决策，迅速干预。

知识拓展

国际关注的突发公共卫生事件

依据《国际卫生条例（2005）》，国际关注的突发公共卫生事件（PHEIC）是指按特殊程序确定的不寻常公共卫生事件，即通过疾病的国际传播对其他国家构成公共卫生风险，并有可能需要采取协调一致的国际应对措施。世界卫生组织距今宣布了六次国际关注的突发公共卫生事件，宣布时间和事件如下：

2009年4月，甲型H1N1流感大流行；2014年5月，脊髓灰质炎在巴基斯坦、阿富汗、尼日利亚等国爆发流行；2014年8月，西非埃博拉疫情；2016年2月，巴西2015~2016年的寨卡疫情；2019年7月，刚果（金）2018年开始的埃博拉疫情；2020年1月，新型冠状病毒感染肺炎疫情。

WHO提出PHEIC是为了面对公共卫生风险时，既然防止或减少疾病的跨国传播，又不对国际贸易和交通造成不必要干扰，降低相关国家地区经济损失。

二、分类与分级

由前可见，突发公共卫生事件是突发事件的一种类型，《突发事件应对法》依据事件的性质、社会危害程度和影响范围等因素将突发事件分为四个级别：特别重大、重大、较大和一般。而我国依据《突发公共卫生事件应急条例》对突发公共卫生事件分类分级有着明确的定义。

（一）　突发公共卫生事件发生的分类

根据《突发公共卫生事件应急条例》，突发公共卫生事件按照发生的性质分为四类：

1. 重大传染病疫情　是指传染病的爆发（在一个局部地区短期内突然发生多例同一种传染病病人）和流行（一个地区某种传染病发病率显著超过该病历年的一般发病率水平），包括鼠疫、肺炭疽和霍乱的爆发、动物间鼠疫、布氏菌病和炭疽等流行、乙丙类传染病暴发或多例死亡、罕见或已消灭的传染病、新传染病的疑似病例等。

2. 群体性不明原因疾病　是指一定时间内（通常指 2 周内），在某个相对集中的区域（如同一医院、自然村、社区、建筑工地、学校等集体单位）内同时或者相继出现 3 例及以上相同临床表现，经县级及以上医院组织专家会诊，不能诊断或解释病因，有重症病例或死亡病例发生的疾病。

3. 重大食物中毒和职业中毒　重大食物和职业中毒包括中毒人数超过 30 人或出现死亡 1 例以上的饮用水和食物中毒，短期内发生 3 人以上或出现死亡 1 例以上的职业中毒。

4. 其他严重影响公众健康的事件　包括医源性感染暴发，药品或免疫接种引起的群体性反应或死亡事件，严重威胁或危害公众健康的水、环境、食品污染，放射性、有毒有害化学性物质丢失、泄漏等事件，生物、化学、核辐射等恐怖袭击事件，有毒有害化学品生物毒素等引起的集体性急性中毒事件，有潜在威胁的传染病动物宿主，媒介生物发生异常，学生因意外事故自杀或他杀出现 1 例以上的死亡以及上级卫生行政部门临时规定的其他重大公共卫生事件。

（二）　突发公共卫生事件的分级

根据突发公共卫生事件分类原则，目前我国将突发公共卫生事件划分为：特别重大（Ⅰ级）、重大（Ⅱ级）、较大（Ⅲ级）、一般（Ⅳ级），依次用红、橙、黄、蓝四色进行预警。

1. 有下列情形之一的为特别重大突发公共卫生事件（Ⅰ级）

（1）一次事件出现特别重大人员伤亡，且危重人员多，或者核事故和突发放射事件、化学品泄漏事故导致大量人员伤亡，事件发生地省级人民政府或有关部门请求国家在医疗卫生救援工作上给予支持的突发公共事件。

（2）跨省（区、市）的有特别严重人员伤亡的突发公共事件。

（3）国务院及其有关部门确定的其他需要开展医疗卫生救援工作的特别重大突发公共卫生事件。

2. 有下列情形之一的为重大突发公共卫生事件（Ⅱ级）

（1）一次事件出现重大人员伤亡，其中，死亡和危重病例超过 5 例的突发公共事件。

（2）跨市（地）的有严重人员伤亡的突发公共事件。

（3）省级人民政府及其有关部门确定的其他需要开展医疗卫生救援工作的重大突发公共事件。

3. 下列情形之一的为较大突发公共卫生事件（Ⅲ级）

（1）一次事件出现较大人员伤亡，其中，死亡和危重病例超过 3 例的突发公共事件。

（2）市（地）级人民政府及其有关部门确定的其他需要开展医疗卫生救援工作的较大的突发公共事件。

4. 有下列情形之一的为一般突发公共卫生事件（Ⅳ级）

（1）一次事件出现一定数量人员伤亡，其中，死亡和危重病例超过 1 例的突发公共事件。

（2）县级人民政府及其有关部门确定的其他需要开展医疗卫生救援工作的一般突发公共事件。

第二节　突发事件与公共卫生

一、突发事件引起的公共卫生问题

突发公共卫生事件是以损害公众健康，导致公众疾病或降低公众生命质量为主要表现的突发事件。2002~2003 年 SARS 爆发带来的全球公共卫生危机给全球造成的经济损失达 400 亿美元，全球国内生产总值遭受了 0.1% 的打击，促使突发事件引发的公共卫生问题成为大众关注的热点。突发公共卫生事件不仅给人民的健康和生命造成重大损失，对经济和社会发展也具有重要影响。其引发的公共卫生问题主要表现在以下方面：

1. 人群健康和生命严重受损　每次严重的突发公共卫生事件都造成众多的人群疾患、伤残或死亡。

2. 造成心理伤害　突发公共卫生事件对于全社会所有人的心理都是一种强烈的刺激，必然会有许多人产生焦虑、神经症和忧虑等精神神经症状。如 2011 年日本福岛核泄漏造成当地以及周边国家和地区人群的心理恐慌。如今进入网络时代，尤其是通过微博传播信息，更易造成公众对不明原因疾病的恐慌。

3. 造成严重的经济损失　一是治疗及相关成本，如传染性非典型肺炎，仅治疗一位病人就需要数万，甚至数十万；二是政府、社会和个人防疫与救援投入的直接成本；三是事件导致的经济活动量下降而造成的经济损失；四是事件发生出现的不稳定造成交易成本上升产生的损失。据专家估计 2003 年我国传染性非典型肺炎流行至少造成数千亿元的损失。

4. 国家或地区形象受损及政治影响　突发公共卫生事件的频繁发生或处理不当，可能对国家和地区的形象产生很大的不良影响，也会使医疗卫生等有关单位和部门产生严重的公众信任危机。严重突发公共卫生事件处理不当可能影响地区或国家的稳定，因此部分发达国家将公共卫生安全、军事安全和信息安全一并列为新时期国家安全体系。

5. 促进公共卫生管理和应急机制的改革和完善 每次全球公共卫生危机的处理应对都能暴露出国家公共卫生发展存在的不足和问题，考验应急处理能力，引发政府对公共卫生的重视。因而这样事件不仅仅是一场危机，同时"危"也孕育着"机"，可以成为推动突发事件应急管理的标志性事件，公共卫生管理和应急在整个国家社会中的重要性和地位也会得到普遍重视和广泛认可，有助于补短板和促进机制改革完善。

二、突发公共卫生事件应急管理策略

突发公共卫生事件的预防与控制是一个复杂而系统的工程，进行科学的应急管理是对一个国家和政府在公共卫生层面上的综合考验。为有效预防、及时控制和消除突发公共卫生事件对公众健康造成的危害，保障公众身心健康与生命安全，制定突发公共卫生事件应急预案，应遵循以下策略原则：

（一） 预防为主，常备不懈

提高全社会对突发公共卫生事件的防范意识，落实各项防范措施，做好人员、技术、物资和设备的应急储备工作。对各类可能引发突发公共卫生事件的情况要及时进行分析、预警，做到早发现、早报告、早处理。

（二） 统一领导，分级负责

根据突发公共卫生事件的范围、性质和危害程度，对突发公共卫生事件实行分级管理。各级人民政府负责突发公共卫生事件应急处理的统一领导和指挥，各有关部门按照预案规定，在各自的职责范围内做好突发公共卫生事件应急处理的有关工作。

（三） 依法规范，措施果断

地方各级人民政府和卫生行政部门要按照相关法律、法规和规章的规定，完善突发公共卫生事件应急体系，建立健全系统、规范的突发公共卫生事件应急处理工作制度，对突发公共卫生事件和可能发生的公共卫生事件做出快速反应，及时、有效开展监测、报告和处理工作。

（四） 依靠科学，加强合作

突发公共卫生事件应急工作要充分尊重和依靠科学，要重视开展防范和处理突发公共卫生事件的科研和培训，为突发公共卫生事件应急处理提供科技保障。各有关部门和单位要通力合作、资源共享，有效应对突发公共卫生事件。要广泛组织、动员公众参与突发公共卫生事件的应急处理。

应急管理原则是减少各类突发公共卫生事件的保证，也是有效应对突发事件的前提。

第三节 突发公共卫生事件的应急处理

一、突发公共卫生事件应对措施

2003 年 5 月，国务院公布施行《突发公共卫生事件应急条例》，2006 年 1 月，国务院发布《国家突发公共卫生事件总体应急预案》，2011 年 5 月，国务院修订发布《突发公共卫生事件应急条例》，2011 年 10 月，国务院修订发布《国家食品安全事故应急预案》。这些法律、法规和卫生政策的制定，提高了政府保障公共安全和处理突发公共事件的能力，最大程度地预防和减少了突发公共卫生事件及其造成的损害，保障了公众的生命财产安全，维护了国家安全和社会稳定，促进了经济社会全面、协调、可持续发展。

对于突发公共卫生事件的应对主要体现在以下六大措施：

1. 建立完善的突发公共卫生事件监测预警系统。监测体系是卫生部门评估并有效处置各种突发公共卫生事件的前提和基础，它不仅有助于对突发公共卫生事件做出早期的识别和应对，而且对监控突发公共卫生事件造成的影响，评价突发公共卫生事件应对措施的有效性至关重要。预警系统主要由信息系统、预警评价指标体系、预警评价与推断系统、报警系统和预警防范措施五部分组成。

2. 按照条例，国务院卫生行政主管部门对新发现的突发传染病，根据危害程度、流行强度，依照传染病防治法的规定及时宣布为法定传染病；宣布为甲类传染病的，由国务院决定。

3. 省级以上人民政府卫生行政主管部门或者其他有关部门指定的突发公共卫生事件应急处理专业技术机构，负责突发公共卫生事件的技术调查、认证、处置、控制和评价工作。

4. 突发公共卫生事件发生后，国务院有关部门和县级以上地方人民政府及其有关部门，应当保证突发公共卫生事件应急处理所需的医疗救护设备、救治药品、医疗器械等物资的生产、供应；铁路、交通、民用航空行政主管部门应当保证及时运送。

5. 根据突发公共卫生事件应急处理的需要，突发公共卫生事件应急处理指挥部有权紧急调集人员、储备的物资、交通工具以及相关设施、设备；必要时，对人员进行疏散或者隔离，并可以依法对传染病疫区实行封锁。

6. 突发公共卫生事件应急处理指挥部根据突发公共卫生事件应急处理的需要，可以对食物和水源采取控制措施。县级以上地方人民政府卫生行政主管部门应当对突发公共卫生事件现场等采取控制措施，宣传突发公共卫生事件防治知识，及时对易受感染的人群和其他易受损害的人群采取应急接种、预防性投药、群体防护等措施。

二、突发公共卫生事件应急报告制度

《突发公共卫生事件应急条例》中规定了突发公共卫生事件应急报告制度，且明确规定任何单位和个人对突发公共卫生事件，不得隐瞒、缓报、谎报或者授意他人隐瞒、缓报和谎报。国务院卫生行政主管部门制定突发事件应急报告规范，建立重大、紧急疫情信息报告系统。

（一）突发公共卫生事件的信息报告

县级以上各级人民政府卫生行政部门指定的突发公共卫生事件监测机构、各级各类医疗卫生机构、卫生行政部门、县级以上地方人民政府和检验检疫机构、食品药品监督管理机构、环境保护监测机构、教育机构等有关单位发现有下列情形之一的，应当在 2 小时内向所在地县级人民政府卫生行政主管部门报告：①发生或者可能发生传染病暴发、流行的；②发生或者发现不明原因的群体性疾病的；③发生传染病菌种、毒种丢失的；④发生或者可能发生重大食物和职业中毒事件的。

执行职务的各级各类医疗卫生机构的医疗保健人员、疾病预防控制机构工作人员、个体开业医生为责任报告人。

（二）报告方法和时限

1. 报告原则　突发公共卫生事件相关信息报告管理应遵循依法报告、统一规范、属地管理、准确及时、分级分类的原则。

2. 报告方法和时限　接到报告的卫生行政主管部门应当在 2 小时内向本级人民政府报告，并同时向上级人民政府卫生行政主管部门和国务院卫生行政主管部门报告。县级人民政府应当在接到报告后 2 小时内向疫区的市级人民政府或者上一级人民政府报告；疫区的市级人民政府应当在接到报告后 2 小时内向省、自治区、直辖市人民政府报告。省、自治区、直辖市人民政府报告应当在接到报告后 1 小时内，向国务院卫生行政主管部门报告。国务院卫生行政部门对可能造成重大社会影响的突发事件，应当立即向国务院报告。

3. 报告方式　以事件发生地的县（市、区）为基本报告单位，卫生行政部门为责任报告人。同级疾病预防控制机构使用"国家救灾防病与突发公共卫生事件报告管理信息系统"进行报告。责任报告人还应通过其他方式确认上一级卫生行政部门收到报告信息。救灾防病与突发公共卫生事件的信息报告，原则上以"国家救灾防病与突发公共卫生事件报告管理信息系统"为主，但在紧急情况下或报告系统出现障碍时，可以使用其他方式报告。

（三）突发公共卫生事件通报和信息发布

1. 通报　国务院卫生行政部门及时向国务院有关部门和各省、自治区、直辖市人民政府卫生行政部门以及军队有关部门通报突发公共卫生事件的情况；突发公共卫生事件发生地的省、自治区、直辖市人民政府卫生行政部门，应当及时向毗邻省、自治区、直辖市人民政府卫生行政部门通报；接到通报的省、自治区、直辖市人民政府卫生行政部门，必要时应当及时通知本行政区域内的医疗卫生机构；县级以上地方人民政府有关部门，已经发生或者发现可能引起突发公共卫生事件的情形时，应当及时向同级人民政府卫生行政部门通报。

2. 信息发布

（1）发布部门 国务院卫生行政部门或授权的省、自治区、直辖市人民政府卫生行政部门及时向社会发布突发公共卫生事件的信息或公告。

（2）发布内容 突发公共卫生事件性质、原因；突发公共卫生事件发生地及范围；突发公共卫生事件人员的发病、伤亡及涉及的人员范围；突发公共卫生事件处理和控制情况；突发公共卫生事件发生地的解除。

三、突发公共卫生事件的分级反应

（一）应急反应的分级

《国家突发公共卫生事件应急预案》（以下简称《应急预案》）规定，卫生行政部门应当组织突发公共卫生事件专家咨询委员会对突发公共卫生事件进行评估，提出启动突发公共卫生事件应急处理的级别。应急响应分为Ⅰ级、Ⅱ级、Ⅲ级、Ⅳ级四个等级。

（二）分级反应的启动

《突发公共卫生事件应急条例》规定，在全国范围内或者跨省、自治区、直辖市范围内启动全国突发事件应急预案，由国务院卫生行政主管部门报国务院批准后实施。省、自治区、直辖市启动突发事件应急预案，由省、自治区、直辖市人民政府决定，并向国务院报告。

（三）分级反应

《应急预案》规定，特别重大突发公共卫生事件应急处理工作由国务院或国务院卫生行政部门和有关部门组织实施，开展突发公共卫生事件的医疗卫生应急、信息发布、宣传教育、科研攻关、国际交流与合作、应急物资与设备的调集、后勤保障以及督导检查等工作。国务院可根据突发公共卫生事件性质和应急处置工作，成立全国突发公共卫生事件应急处理指挥部，协调指挥应急处置工作。事发地省级人民政府应按照国务院或国务院有关部门的统一部署，结合本地区实际情况，组织协调市（地）、县（市）人民政府开展突发公共事件的应急处理工作。

特别重大级别以下的突发公共卫生事件应急处理工作由地方各级人民政府负责组织实施。超出本级应急处置能力时，地方各级人民政府要及时报请上级人民政府和有关部门提供指导和支持。

（四）降级和升级原则

《应急预案》规定，事发地的县级、市（地）级、省级人民政府及其有关部门要遵循突发公共卫生事件发生发展的客观规律，结合实际情况和预防控制工作的需要，及时调整预警和反应级别，以有效控制事件，减少危害和影响。要根据不同类别突发公共卫生事件的性质和特点，注重分析事件的发展趋势，对事态和影响不断扩大的事件，应及时升级预警和反应级别；对范围局限、不会进一步扩散的事件，应相应降低反应级别，及时撤销预警。

（五） 突发公共卫生事件应急反应的终止

《应急预案》规定，突发公共卫生事件应急反应的终止需符合以下条件：突发公共卫生事件隐患或相关危险因素消除，或最后一例传染病病例发生后经过最长潜伏期无新的病例出现。

特别重大突发公共卫生事件由国务院卫生行政部门组织有关专家进行分析论证，提出终止应急反应的建议，报国务院或全国突发公共卫生事件应急指挥部批准后实施。

特别重大以下突发公共卫生事件由地方各级人民政府卫生行政部门组织专家进行分析论证，提出终止应急反应的建议，报本级人民政府批准后实施，并向上一级人民政府卫生行政部门报告。

四、应对突发公共卫生事件中医疗机构的责任

《突发公共卫生事件应急条例》中规定了医疗卫生机构具有以下责任：

1. 医疗卫生机构应当对因突发公共卫生事件致病的人员提供医疗救护和现场救援，对就诊病人必须接诊治疗，并书写详细、完整的病历记录；对需要转送的病人，应当按照规定将病人及其病历记录的复印件转送至接诊的或者指定的医疗机构。

2. 医疗机构收治传染病病人、疑似传染病病人，应当依法报告所在地的疾病预防控制机构。接到报告的疾病预防控制机构应当立即对可能受到危害的人员进行调查，根据需要采取必要的控制措施。同时，医疗卫生机构内应当采取卫生防护措施，防止交叉感染和污染。

3. 医疗卫生机构应当对传染病病人密切接触者采取医学观察措施，传染病病人密切接触者应当予以配合。

4. 医疗卫生机构有下列行为之一的，由卫生行政主管部门责令改正、通报批评、给予警告；情节严重的，吊销《医疗机构执业许可证》；对主要负责人、负有责任的主管人员和其他直接责任人员依法给予降级或者撤职的纪律处分；造成传染病传播、流行或者对社会公众健康造成其他严重危害后果，构成犯罪的，依法追究刑事责任：①未依照本条例的规定履行报告职责，隐瞒、缓报或者谎报的；②未依照本条例的规定及时采取控制措施的；③未依照本条例的规定履行突发事件监测职责的；④拒绝接诊病人的；⑤拒不服从突发事件应急处理指挥部调度的。

五、临床医务人员在突发公共卫生事件中的作用

临床医务人员是公众健康的"守门人"，是疾病监测的前哨和法定传染病的责任报告人，突发公共卫生事件发生时多是由于多数病人到医疗机构求医而发现的，因此在应

对突发公共卫生事件中有着不可替代的作用。

（一） 参与传染病疫情和突发公共卫生事件风险管理

在疾病预防控制机构和其他专业机构指导下，协助开展突发公共卫生事件风险排查、收集和提供风险信息，参与风险评估和应急预案制（修）订。

（二） 有效履行突发公共卫生事件的发现和登记职责

医疗机构是监测突发公共卫生事件的哨点。如果在短时间内发现3例以上症状相似的不明原因疾病的病例，经过初步了解发现病例间存在内在关联，需要考虑存在不明原因疾病的突发，建议开展报病。如怀疑为突发公共卫生事件时，按要求填写《突发公共卫生事件相关信息报告卡》。如果临床医生未报病时，作为护理人员需要及时提醒医生报病。

（三） 按照突发公共卫生事件报告程序进行报告和订正、补报

具备网络直报条件的机构，在规定时间内进行突发公共卫生事件相关信息的网络直报；不具备网络直报条件的，按相关要求通过电话、传真等方式进行报告，同时向辖区县级疾病预防控制机构报《突发公共卫生事件相关信息报告卡》。

发现报告错误，或报告病例转归或诊断情况发生变化时，应及时对《突发公共卫生事件相关信息报告卡》等进行订正；对漏报突发公共卫生事件，应及时进行补报。

（四） 参与事件的处理

1. 按照有关规范要求，对突发公共卫生事件伤者与病人进行急救，及时转诊，书写医学记录及其他有关资料并妥善保管。

2. 协助对本辖区突发公共卫生事件开展流行病学调查，收集和提供病人、密切接触者、其他健康危害暴露人员的相关信息。协助对传染病接触者或其他健康危害暴露人员的追踪、查找，对集中或居家医学观察者提供必要的基本医疗和预防服务。

3. 做好医疗机构内现场的消毒隔离、个人防护、医疗垃圾和污水的处理工作。协助对被污染的场所进行卫生处理，开展杀虫、灭鼠等工作。

4. 协助开展应急接种、预防性服药、应急药品和防护用品分发等工作，并提供指导。

5. 根据辖区传染病和突发公共卫生事件的性质和特点，开展相关知识技能和法律法规的宣传教育。

第三篇　社区卫生服务与健康促进

第十一章　社区卫生服务与健康管理　▷▷▷▷

社区既是公共卫生措施具体实施的场所，同时又是多部门（如公共安全、环保、救助、机关、社会教育团体）聚集的整体，成为实施卫生服务的重要基地。提供以社区为范围的医疗保健服务，通过动员社区全员参与和实施社区卫生服务计划，主动服务于社区人群，不仅能维护社区的健康，还能使医疗保健服务产生最佳效益。"六位一体"是我国社区卫生服务被赋予的具有中国卫生发展特色的创新内涵，同时，社区卫生服务机构应根据中医药特色和优势，提供基本公共卫生和基本医疗服务内容相关的中医药服务。随着我国老龄化、急性传染病和慢性病的双重负担以及环境恶化的加剧，公共卫生服务需求不断增长，以个体或群体健康为中心的管理模式即健康管理在市场的呼唤下和相关科学技术进展的基础上诞生了。健康管理旨在对个体或群体的健康危险因素进行全面监测、分析和评估，预测个体或群体在未来发生或死于疾病的风险，从而制定针对性的健康管理方案和计划进行干预，减少健康危险因素的影响，维护和促进人群健康，提高人群整体健康水平，促进医疗卫生事业的发展。健康管理的实质是预防医学与临床医学的结合，实现三级预防，其在本质上应该属于公共卫生服务的范畴。

第一节　社区卫生服务概述

一、社区卫生服务的概念与特征

（一）概念

社区（community）是指若干个社会群体或社会组织（机关，团体）聚集在某一区域里所形成的一个生活上相互关联的大集体。社区是宏观社会的缩影，在我国，城市社区一般是指街道，农村社区一般指乡镇。但社区并不完全等同于"行政区域"，有时同一社区被划分为不同的行政区，而同一行政区也包含不同的社区。

社区卫生服务（community health service，CHS）是在政府领导、社区参与、上级卫生机构指导下，以基层卫生机构为主体，全科医师为骨干，合理使用社区资源和适宜技术，以人的健康为中心、家庭为单位、社区为范围、需求为导向，以妇女、儿童、老年人、慢性病人、残疾人等为重点，以解决社区主要卫生问题、满足基本卫生服务需求为目的，融合健康教育和健康促进、社区预防、社区保健、常见病和慢性病防治、社区康复、计划生育技术服务功能"六位一体"，有效、经济、方便、综合、连续的基层卫生服务。发展社区卫生服务，对于解决群众看病难、看病贵的问题，为群众提供廉价、便捷的医疗保健服务，提高全社会疾病预防控制水平，具有重要意义。

（二） 社区卫生服务的特征

1. 以健康为中心 社区卫生服务以健康为中心，要求我们在重视疾病治疗的同时，关注环境改变、不良行为生活方式以及社会、家庭等对健康的影响，帮助全体社区居民建立健康的生活方式和良好的行为习惯，消除影响健康的各种有害因素，预防疾病，促进健康。

2. 以人群为对象 医院的服务是以就诊的每个患者作为服务对象的，而社区卫生服务是以维护社区内的整个人群的健康为准则的。如提高社区人群的健康意识，以改变不良行为生活方式为特点的社区健康教育、社区计划免疫、妇幼和老年保健、合理营养等，都是从整个社区人群的利益和健康出发的。

3. 以家庭为单位 家庭可通过遗传、环境、饮食和情感反应等途径影响个人健康，个人健康问题也可以影响家庭其他成员乃至整个家庭的结构和功能。家庭又是诊治患者的重要场所和可利用的有效资源，如需照顾老人的健康，必须动员家庭子女承担起责任和义务。以家庭为单位的医疗保健服务，是社区服务区别于其他形式卫生服务的重要特点。

4. 以需求为导向 社区卫生服务各项工作的实施均以居民需求为导向，针对社区及社区居民的实际情况和客观需要，并根据居民的经济水平及社区自己所拥有的资源，发展和应用适宜的技术为居民提供经济有效的卫生服务。一切从实际出发，从老百姓的需求着手，应用社会市场学去开辟服务的领域。

5. 提供综合服务 社区卫生服务是集预防、医疗、保健、康复、健康教育、计划生育技术服务等为一体的综合性服务，服务对象不分性别和疾病类型，既包括病人，也包括非病人；服务内容集防、治、保、康、教一体化，涉及生理、心理和社会文化各个方面；服务范围包括个人、家庭和社区。

6. 提供连续性服务 社区卫生服务提供连续性服务，从出生到临终全程提供服务。从对各种健康问题，无论新、旧、急性或慢性，从健康危险因素的监测，到机体最初出现功能失调、疾病发生、发展、演变、康复的各个阶段。

7. 提供协调性服务 社区卫生服务是一种协调性服务，包括社区卫生服务机构内部、与政府各部门、与上级医院和预防保健机构、与街道居委会等社区内各部门的协调等。通过会诊、双向转诊等措施，调动整个医疗保健服务体系和社区其他力量共同解决社区人群的健康问题。

8. 提供可及性服务　社区医护人员是社区居民健康维护的"守门人"，在地理上接近（步行15分钟就能到达），使用上方便，提供基本医疗服务和适宜技术，价格比大医院要低，居民能够承担得起。可满足80%以上居民卫生保健服务需要。

二、社区卫生服务的实施

（一）社区卫生服务对象

1. 健康人群　健康人群是指身体和心理健康，具有良好社会适应能力的人群。

2. 高危人群　高危人群是存在明显的对健康有害因素的人群，其发生疾病的概率明显高于其他人群。包括：①高危家庭成员。凡是具有以下任何一个或更多标志的家庭即为高危家庭：单亲家庭；吸毒、酗酒者家庭；精神病患者、残疾者、长期重病者家庭；功能失调濒于崩溃的家庭；受社会歧视的家庭。②具有明显的危险因素的人群。危险因素是指在机体内外环境中存在的与疾病发生、发展及死亡有关的诱发因素。如不良的生活方式、职业危险因素、社会和家族危险因素。

3. 重点保健人群　重点保健人群是指由于各种原因需要在社区得到系统保健的人群，如儿童、妇女、老年人、疾病康复期人群、残疾人等需要特殊保健人群。

4. 病人　患有各种疾病的病人，包括常见病病人、明确诊断的慢性病病人、需在现场急救的病人等。

（二）社区卫生服务的内容

社区卫生服务将社区预防、医疗、保健、康复、健康教育和健康促进、计划生育技术服务等融为一体。居民在任何时间都能够在社区内得到经济而周到的医疗保健服务。其基本工作内容如下：

1. 社区卫生诊断　在社区管理部门组织领导以及卫生行政部门的指导下，了解社区居民健康状况，针对社区主要健康问题，制定和实施社区卫生工作计划。开展社区卫生服务信息的收集、整理、统计、分析及上报工作。

2. 健康教育　针对社区主要健康问题，开展面向群体和个人的健康教育，指导社区居民纠正不利于身心健康的行为和生活方式。

3. 疾病防治　开展传染病、地方病、寄生虫病以及慢性非传染性疾病的防治，执行法定传染病登记与报告制度，协助开展漏报调查，对重点慢性病患者实施规范化管理；开展精神卫生咨询、宣传与教育及社区康复工作。

4. 卫生保健　开展妇女、儿童及老年人等特殊人群的卫生保健，提供有关生理与心理知识的宣传、教育与咨询，指导意外伤害的预防、自救和他救等。

5. 计划生育技术指导　提供计划生育技术服务和宣传教育，指导夫妻双方避孕、节育及相关咨询。

6. 社区医疗　提供一般常见病、多发病和诊断明确的慢性病的医疗服务，疑难病症的转诊，急危重症的现场紧急救护及转诊，提供家庭出诊、家庭护理、家庭病床等家庭医疗服务。

7. 社区康复　了解社区残疾人等功能障碍患者的基本情况和医疗康复需求，以躯体运动功能、日常生活活动能力及心理适应能力为重点，提供康复治疗和咨询。

（三）　社区卫生服务的方式

社区卫生服务的基本服务方式（形式）依据不同的地理环境、工作地点、服务需求、人口特征等而进行选择，一般以主动服务、上门服务为主，并需要采取灵活方式、多种形式提供服务。主要方式（形式）有：

1. 门诊服务。最主要的社区卫生服务方式，以提供基本卫生服务为主。

2. 出诊（上门）服务。一种是根据预防工作、随访工作或保健合同要求的主动上门服务，另一种是应居民要求而一时安排的上门服务。

3. 急诊服务。依靠社区卫生服务中心提供全天候的急诊服务、院前急救，及时高效地帮助患者利用当地急救网络系统。

4. 家庭护理、家庭照顾和家庭访视。

5. 家庭病床服务。

6. 日间住院/日间照顾服务。

7. 长期照顾，如护理院服务。

8. 临终关怀服务。

9. 电话/网络咨询服务。无偿的服务，如热线服务、预约服务；有偿的服务，如电话心理咨询服务等。

10. 转诊服务。在社区卫生服务机构与综合性医院或专科医院建立了稳定的、通畅的双向转诊关系的基础上，帮助患者选择上级医生或医院，并提供转诊服务。

11. 医疗器具租赁服务与便民服务。为减轻患者经济负担，避免浪费，对于家庭照顾中必备的短期使用的某些医疗器具，可开展租赁服务，并指导患者或其家属恰当使用，如氧气瓶、病床、简易康复器具等。

12. 契约制服务。为落实国家文件中提出的"使社区居民都能够拥有自己的全科医师"奋斗目标，让居民与全科医生或全科医疗服务机构建立一对一的契约合同负责制关系。国际经验表明，这是实行家庭医生/全科医生制的基础，只有建立稳定的医患关系，预防为导向的全科医疗的综合性、连续性、可及性等服务优势才能真正发挥出来，这对提高居民健康水平具有深远意义。签订社区卫生服务契约合同最理想的解决办法是将其纳入全科医生首诊制的体系之中一并执行。

三、中医药在社区卫生服务中的作用

开展社区卫生服务、寻找适当的社区卫生服务模式，是新时期我国卫生体制改革的必然趋势。中医药融入社区卫生服务是中医药自身的特色、优势与社区卫生服务发展理念的契合，是人类疾病谱和传统医学模式发生重大转变的需求，是人口老龄化、城镇化发展的必然。

（一） 基本原则和工作目标

1. 坚持中西医并重，突出中医药特色，充分发挥中医药的优势与作用。
2. 坚持以社会需求为导向，不断拓宽中医药服务领域，提高中医药服务能力。
3. 坚持在城市社区卫生服务网络建设中，合理配置和充分利用中医药资源，完善社区中医药服务功能。
4. 坚持因地制宜，分类指导；点面结合，稳步发展。

（二） 中医药社区卫生服务的优势

1. 中医药有其深厚的文化底蕴和群众基础 中医学的整体观、五行哲学已为百姓所认同，其独特疗效更为中外人士所称道。同时，中医"走方郎中""摇铃医""扁鹊周游列国行医诊病"等深入民间、上门服务的方式，也是老百姓熟知的较早中医药社区卫生服务的形式之一，其服务理念与方式早已融入人民大众的生活。

2. 中医适宜技术具有简、便、验、廉的优势 中医药适宜技术包括针灸、推拿等，其简便易行、见效快、安全、副作用小、方法灵活多样，且不需要大型医疗设备，在社区易于开展，在家庭病床和上门服务中尤其适用。

3. 中药符合现代人的消费观念 目前人们希望得到"绿色食品""绿色药品"以增进健康，化学合成药品在治疗疾病过程中带来的毒副作用已引起人们的重视，而中药多来自天然植物、矿物和动物，在社区卫生服务中受到人们的欢迎和接受。

（三） 社区中医药服务的基本内容

1. 中医药预防服务 根据社区居民的主要健康问题和疾病的流行趋势，制定社区中医干预方案和突发公共卫生事件应急预案。利用中医药预防流感、水痘、腮腺炎等传染病在社区和学校的发生。如流感易发期发放艾叶燃熏、板蓝根等中药煎水服用；开展中医"治未病"服务，指导居民的起居调养、药膳食疗、情志调摄、动静养生和经络腧穴按摩保健等；开展社区常见慢性病的预防指导，制定个性化的中医防治菜单服务；运用中医理论开展流行病调查，建立有中医内容的居民健康档案。

2. 中医药诊疗服务 在门诊、病房、出诊、家庭病床等工作中提供最基本的中医医疗服务，运用中医理论辨证论治处理社区的常见病、多发病、慢性病；运用中医、针灸、推拿、火罐、敷贴、刮痧、穴位注射、热熨等中医药治疗方法；提供中成药和中药饮片品种数量应当满足开展中医药服务需要（中成药品种应当在50种以上，中药饮片应当在250种以上）；为慢性病长期卧床患者、高龄老人以及有特殊需求的患者提供连续的中医药诊疗服务。

3. 中医药保健服务 制定具有中医特色的适合社区老年人、妇女、儿童等重点人群以及亚健康人群的保健方案，并组织开展养生保健工作。开展具有中医特色的针灸、推拿及经络养生；四时养生；常见病食疗与药膳；健康检查，用药指导等保健服务。以老年人、妇女、儿童、慢性病患者、残疾人和对养生保健有特殊需求的人群为重点人群，指导其进行自我养生保健活动，增强社区居民健康意识，达到未病先防、既病防变、病后调护、病后防发，提高社区居民健康水平。

4. 中医药康复服务　中医药康复是指在中医药理论指导下，通过针灸、推拿、中药等中医药康复手段，组织康复对象及其家属和社区共同参加，帮助病、伤、残者逐步改善躯体、心理、精神和社会的功能，改善或恢复其独立生活、学习和工作的能力，以更好地适应环境，提高生活质量。

5. 中医药健康教育　通过多种形式的健康教育活动，向社区居民普及中医药基本知识与养生保健技术，增强居民的健康意识和自我保健能力，促使人们自觉采纳有益于健康的起居、饮食，增强体质，消除或减轻影响健康的危险因素，预防疾病，促进健康，提高生活质量。如在社区开展中医四季饮食、起居，体质调养，中医防病等养生保健知识的健康教育工作。

第二节　健康管理

一、健康管理概述

（一）健康管理的概念

健康管理（health management）是对个体或群体健康状况及健康危险因素进行全面监测、分析、评估和干预的过程，其宗旨是调动个人和集体的积极性，有效地利用有限的资源来达到最大的健康效果。

健康管理是对健康危险因素的检查监测、评价、干预的不断循环，即对健康危险因素进行检查监测（发现健康问题）→评价（认识健康问题）→干预（解决健康问题）→再监测→再评价→再干预。其中干预（解决健康问题）是核心。健康管理的宗旨是调动管理对象的自觉性和主动性，有效地利用有限的资源达到最大的健康改善效果，保护和促进人类健康，达到预防控制疾病发生，提高生命质量，降低疾病负担的目的。

（二）健康管理的特点

健康管理在应用临床医学、预防医学、管理学理论和方法干预疾病时具有前瞻性和综合性两大特点。

1. 前瞻性　健康管理主要针对引起疾病的危险因素进行准确干预，从而延缓或阻止疾病的发生发展，降低医疗成本，提高人群健康水平和生活质量，因此前瞻性是实现健康管理价值的关键。

2. 综合性　实施准确的干预，其前提是综合运用医学、管理学知识对疾病状况及危险因素进行全面系统分析，并调动一切可利用的社会医疗资源，制定高效的干预措施，建立可行的健康管理方案，确保资源利用最大化，因此综合性是落实健康管理的前提和基础。

（三）　健康管理的基本步骤

健康管理属于一种前瞻性的卫生服务模式，主要有三个基本步骤。

1. 了解服务对象的健康状况　只有充分了解服务对象的健康状况，才能制定更科学的健康管理方案，有效地维护健康。因此，第一步工作是收集服务对象的健康信息，包括一般情况、目前健康状况、疾病家族史、生活方式和习惯、心理特征、体格检查和实验室检查。

2. 进行健康及健康风险评估　根据第一步收集到的资料，用数学模型对个人健康状况、患病或死亡的危险性进行量化评估，帮助服务对象认识健康风险，并鼓励其纠正不良行为习惯，为个性化健康干预措施的制定及其效果评价奠定基础。

3. 开展健康干预　在前两步的基础上，以多种形式帮助个人采取行动，纠正不良生活方式与习惯，控制健康危险因素，实现个人健康管理计划的目标。因存在诸多差异（个体、地域、社会形态、教育背景等），健康干预往往具有个性化特点，即根据个体的健康危险因素，由健康管理师进行个体指导，设定个体目标并动态追踪效果。如某位高危高血压患者，除高血压外，还具有与其他高血压患者不同的吸烟、焦躁等危险因素，因此，健康管理师对他的指导，除控制血压外，还应包括戒烟和心理调节等内容。

健康管理是一个长期、连续不断、周而复始的过程，即在实施健康干预措施一段时间后，需要评价效果、调整计划和干预措施。只有长期坚持、适时调整才能达到理想的效果。

（四）　健康管理的服务流程

一般来说，健康管理服务流程包括五个部分。

1. 健康体检　健康体检是以人群的健康需求为基础，按照早发现、早干预的原则来选定体检项目，并可结合个人的年龄、性别、职业特征等进行调整。检查的结果能明确指导后期的健康干预活动。

2. 健康评估　采用统计学、数学模型、现代信息技术等手段综合分析和处理个体健康史、家族史、生活方式、心理因素、人体各项理化指标等数据资料，为服务对象提供一系列的评估报告，包括反映各项检查指标状况的个人健康体检报告、个人总体健康评估报告、精神压力评估报告等。

3. 个人健康管理咨询　在完成前两步后，可以进一步为个体提供不同层次的健康咨询服务，具体可通过咨询健康管理服务中心或健康管理师来实现。内容包括解释个人健康信息、评估健康体检结果、提供健康指导和制订个人健康管理计划、制订跟踪随访计划等。

4. 个人健康管理后续服务　个人健康管理的后续服务可依据被服务对象的健康需求和可利用的医疗资源来提供不同的服务内容。具体形式可以是提供互联网或智能手机查询个人健康信息和接受健康指导服务，定期或不定期发送健康管理通讯和健康提示，以及提供个性化的健康改善行动计划。监督随访是后续服务的一个常用手段，主要检查健康管理计划的实施状况和主要危险因素的变化情况。健康教育课堂也是后续服务的重要措施，在改善营养状况、改变生活方式和控制疾病方面效果良好。

5. 专项的健康与疾病管理服务　这类服务通常按患者和健康人来划分。如对患慢性病的个体，可选择针对特定疾病或疾病危险因素的服务，如糖尿病管理、心血管疾病管理、精神压力缓解、戒烟酒、减重、调整膳食结构等。对未患病的个体，可选择的服务也很多，如个人健康教育与健康促进、生活方式改善咨询、疾病高危人群的教育及维护项目等。

二、健康档案的建立与管理

（一）建立健康档案的基本要求

健康档案（health records）是记录一个人一生的生命体征变化及与健康相关的一切行为与事件，主要包括生活习惯、既往病史、疾病诊断治疗情况、家族疾病史、历次体检结果等。建立居民健康档案的基本要求为：

1. 真实性　各种原始资料（如患者的病情变化、诊疗经过、康复情况等）均需要真实、详尽地记录；如遇某些不确切的情况，一定要调查后获取真实结果。已经记录的资料不可随意更改，健康档案不仅具有医学效应还具有法律效应，必须要保证资料真实可靠。

2. 科学性　作为医学信息资料，健康档案应按照医学科学的通用规范进行记录，并做到准确无误。

3. 完整性　居民健康档案中的各种资料必须齐全，包括个人、家庭和社区三个部分；记录的内容必须完整，包括就医情况、病情变化、处理计划、评价结果等。

4. 连续性　与传统的以疾病为导向的病例记录方式不同，社区医疗中采取以问题为导向的病例记录方式，这一方式及其使用的记录表均体现了连续性照顾的特色。

5. 可用性　居民健康档案的使用频率很高，故在设计健康档案时要科学合理、记录简洁明了、条理清晰、多使用关键词；同时做到保管方便、易于查找和使用。

6. 保密性　健康档案信息涉及居民个人隐私，故需建立使用审核登记制度，做好保密工作，切不可用于商业。

（二）居民健康档案的内容

居民健康档案内容包括个人基本信息、健康体检、重点人群健康管理记录和其他医疗卫生服务记录。

1. 个人基本信息　包括姓名、性别等基础信息以及既往史、家族史等基本健康信息。

2. 健康体检　包括一般健康体检、生活方式、健康状况以及疾病用药情况、健康评价等。

3. 重点人群健康管理记录　包括国家基本公共卫生服务项目要求的 0~6 岁儿童、孕产妇、老年人、慢性病、严重精神障碍和肺结核患者等各类重点人群的健康管理记录。

4. 其他医疗卫生服务记录　包括上述记录之外的其他接诊、转诊、会诊记录等。

（三）居民健康档案的建立

1. 辖区居民到乡镇卫生院、村卫生室、社区卫生服务中心（站）接受服务时，由医务人员负责为其建立居民健康档案，并根据其主要健康问题和服务提供情况填写相应记录，同时为服务对象填写并发放居民健康档案信息卡。建立电子健康档案的地区，逐步为服务对象制作发放居民健康卡，替代居民健康档案信息卡，作为电子健康档案进行身份识别和调阅更新的凭证。

2. 通过入户服务（调查）、疾病筛查、健康体检等多种方式，由乡镇卫生院、村卫生室、社区卫生服务中心（站）组织医务人员为居民建立健康档案，并根据其主要健康问题和服务提供情况填写相应记录。

3. 已建立居民电子健康档案信息系统的地区应由乡镇卫生院、村卫生室、社区卫生服务中心（站）通过上述方式为个人建立电子健康档案。并按照标准规范上传区域人口健康卫生信息平台，实现电子健康档案数据的规范上报。

4. 医疗卫生服务过程中填写的健康档案相关记录表单应当装入居民健康档案袋统一存放。居民电子健康档案的数据存放在电子健康档案数据中心。

居民健康档案确定建档对象流程见图11-1。

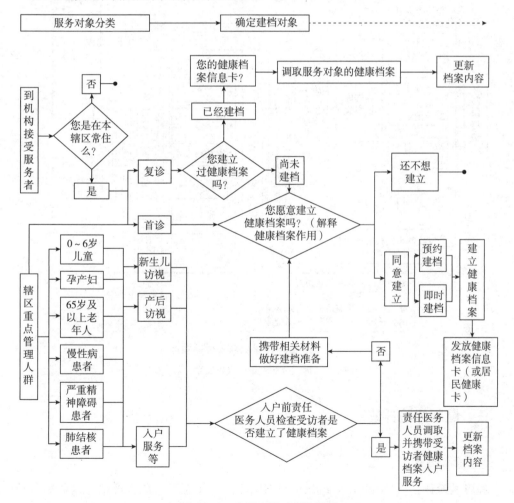

图11-1　确定建档对象流程图
资料来源：国家基本公共卫生服务规范（第三版）

（四） 居民健康档案的管理

居民健康档案应集中存放，专人负责，建立健全制度，健康档案要统一编号、集中存放在社区卫生服务中心（站）或全科医疗门诊部，由专人负责保管。居民每次就诊时凭就诊卡向档案室调取个人健康档案，就诊完后迅速将档案归还档案室，换回就诊卡。已建立电子健康档案的单位，电子健康档案信息应与新农合、城镇基本医疗保险等医疗保障系统相衔接，逐步实现健康管理数据与医疗信息及各医疗卫生机构间数据互联互通，实现居民跨机构、跨地域就医行为的信息共享。

居民健康档案管理流程见图 11-2。

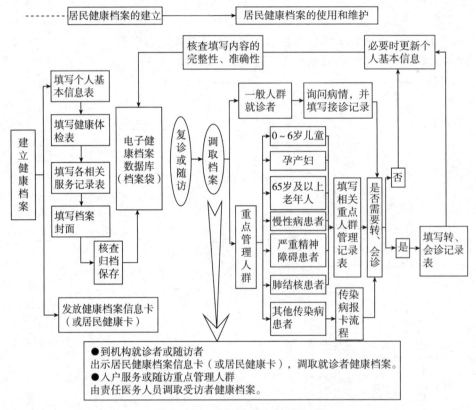

图 11-2 居民健康档案管理流程图

资料来源：国家基本公共卫生服务规范（第三版）

三、健康风险评估

（一） 概念

健康风险评估（health risk appraisal，HRA），也称为健康危害评估，是研究健康危险因素与疾病发病率及死亡率之间数量关系及其规律性的一种技术。进行评估时，主要是根据个人的生活方式、生理特征、心理状况、社会环境、遗传背景、健康状况等因素，来预测个人的寿命与其慢性病、常见病的发生率或死亡率。此外，还可利用数理模型，对这些因素做出定量调整，然后重新评估个体的寿命与疾病发病（或死亡）率。

（二）健康风险评估的基本原理

健康风险评估由问卷、危险度计算、评估报告三个步骤组成。

首先，采用问卷表收集个体健康信息，内容包括：①生活方式资料，如吸烟、饮酒、膳食、运动情况等；②个人或家族疾病史；③生理、生化数据，如身高、体重、血压、血糖等；④其他危险因素，如精神压力。

其次，开展疾病危险性评价，即估计具有一定健康特征的个体或群体在一定时间内发生某些疾病的概率。一般有两种方法：①估计单一因素与发病率的关系，常用相对危险性表示其强度，得出各相关因素的加权分数即为患病的危险性；②分析多因素与患病危险性的关系，采用多元回归、基于模糊数学的神经网络方法等得出危险因素与患病危险的关系模型。

最后，出示评估报告，包括一份个人报告和一份人群报告，前者包括个人健康风险评估的结果和健康教育信息；后者包括群体的人口学特征改善、健康危险因素总结、干预措施的指导意见等。

（三）健康风险评估的操作流程

1. 前期准备条件　①风险评估表格、软件或网站；②计算机；③体检设备和常规实验室检验设备。

2. 评估内容　①健康信息管理；②疾病危险性评价；③个人健康指导。

3. 方法和步骤　①采集健康有关信息，开展医学检查：评估对象自行填写"个人健康及生活方式信息记录表"，健康管理医生开展医学检查并将结果填入问卷；②信息录入及报告打印：负责医生利用互联网评估系统进行核实录入并打印"个人健康信息清单""疾病危险性评价报告""个人健康管理处方"等报告；③解释报告内容：健康管理医生向评估对象解释报告有关内容或其他问题；④跟踪指导：健康管理医生定期与评估对象保持联系，提醒其按健康管理处方或健康行动计划去做。

4. 随访　一般而言，高风险的评估对象每3个月随访1次，中风险的服务对象每6个月随访1次，低风险的评估对象每年随访1次。随访时注意将评估结果与上1次评价进行比较。

5. 效果考核与评价　考核对象为受评估的个体和服务医生。个体方面，包括个人健康危险信息的知晓度、个人健康行为改善变化、危险因素控制情况、不同种疾病的控制率和有效率；服务医生方面，包括工作量，服务满意度调查等。

（四）健康风险评估的应用

1. 识别健康问题及健康危险因素　健康危险因素对健康的影响有一定的过程，在此过程中，通过收集健康危险因素的资料，定性和定量地分析预测个体在这些危险因素下未来患病（或死亡）的概率，就可以有效的鉴别个人或群体的主要健康问题和危险因素，方便后续的健康干预工作。

2. 实施个性化的健康教育与健康促进　通过健康风险评估可以明确地告诉被评估对象存在哪些健康危险因素，尤其是哪些不良的生活方式与习惯等，这样才能针对这些因素制定个性化的健康教育和健康促进计划，引导个体树立健康意识，鼓励其主动改变不良行为生活方式，努力消除或降低这些危险因素，从而预防由这些危险因素所致的健康问题。

3. 降低慢性病的死亡风险和医疗费用　流行病学研究发现，吸烟、酗酒、营养不良、久坐、肥胖、高血脂、高胆固醇、高血糖、焦虑、抑郁等与糖尿病、高血压、肿瘤等慢性病密切相关，最终引起伤残和过早死亡；而降低这些危险因素可明显降低相应的发病率、伤残率和死亡率，并减少相应的医疗支出。

4. 维护职业人群健康和降低伤残率　健康危险因素增加，生产率下降，缺勤增加，伤残率增加。通过在工作场所为职工提供健康促进项目活动、建立健康的企业文化支持个体的健康行为等措施，可帮助职工认识健康危险因素并加以改变，从而降低伤残发生率和大量的医疗费用。

5. 评价卫生服务的需求与利用　卫生服务是指卫生系统借助一定的卫生资源，向居民提供的医疗、预防、保健、康复等有益于健康的全方位个性化管理和看护。由于我国人口众多，卫生资源的配置和居民的卫生服务需求存在一定差距。通过健康危险因素评估，就可以根据不同个体和群体的需求合理利用卫生资源，提高卫生服务的需求，产出更大的效益。

6. 实施人群的健康管理　利用健康风险评估可以了解人群危险因素的种类及数量，以便实施分类管理。如根据健康风险的程度将人群分为低危险组、中危险组和高危险组。对于中低风险的人群，主要的目的是一级预防，可通过生活方式干预和行为矫正等措施降低危险因素的危害程度；而对于高风险人群和患者，则主要进行二、三级预防，通过筛检和系统的行为干预以及疾病的专案管理来减缓疾病的进程和防止并发症的发生。

7. 评价健康管理的效果　健康管理效果的评价包括 4 个方面：①危险因素的控制：通过比较干预前后危险因素的变化和差异，评价其控制的程度和发展趋势；②患病危险性的变化：在健康管理的时间范围内，评价服务对象患病风险的变化方向和幅度，总结干预的有效性；③成本效果评价：运用经济学的手段和方法，评价干预措施的成本和达到某种效果之间的比例，了解经济回报；④满意度评价：收集服务对象和服务医生的反馈意见，了解健康风险评估和健康管理服务的满意度。

第十二章　健康教育与健康促进 ▷▷▷▷

健康教育与健康促进是 20 世纪 80 年代随着一些国际机构的传染病、妇幼卫生援助项目在中国的开展而发展起来的，具有浓厚的公益项目色彩，以健康资料收集和需求评估−健康教育和干预实施−效果评价为主线开展工作，是医疗卫生事业的重要组成部分，是重要的疾病防控与公共卫生策略，也是实现"健康中国 2030"战略目标的重要手段和方法。

第一节　健康教育

一、健康教育的概念

健康教育（health education）是以健康为中心的全民性教育，旨在通过保健知识和技术的传播，影响人们的认识态度和价值观念，鼓励建立正确的健康意识，养成积极的社会心理态度，提高自我保健能力，培养健康的生活方式，终止不健康的行为，消除危险因素，预防疾病，促进健康。它是面向全民，解决主要卫生、体质问题的一项长期策略，是有计划、有组织、有系统的教育活动。

二、中医健康教育的原则

中医健康教育的原则表现为：
1. 坚持科学、适用，突出中医特色。
2. 因人施教，重点突出。
3. 广泛参与，形式多样。

三、中医健康教育的任务

中医健康教育的任务表现在六个方面。
1. 宣传和贯彻国家有关方针、政策、法规，加大健康促进的行政干预力度，创造健康的支持环境。
2. 协调政府各部门及社会团体共同承担卫生保健事业的社会责任，动员领导层和群众关心、支持、参与社会卫生保健事业，积极开展群众性爱国卫生运动，促进社会主义精神文明建设。
3. 广泛深入地开展社区健康教育和健康促进活动，普及卫生保健知识，增强广大群众的健康意识和自我卫生保健能力，养成有益于健康的行为生活方式，消除和降低影响健康的危险因素。

4. 进行健康教育培训，特别是对饮食行业等公共场所直接为顾客服务人员的重点人群培训，以增强其贯彻执行有关卫生法规的自觉性和职业道德。

5. 发挥医疗卫生机构和医务工作者在健康教育和健康促进活动中的导向和骨干作用，积极宣传、推广有关卫生保健方面的研究成果和先进经验。

6. 对健康教育和健康促进行动过程及其效果进行系统观察和评价，以不断地修订、完善健康教育实施计划。

四、中医健康教育的主要形式

中医健康教育的形式多样，主要有以下 5 种方法。

1. 语言方法　采取口头交谈、健康咨询、专题讲座、医患（或群众）座谈等方法宣传中医药保健知识。

2. 文字方法　包括标语、宣传单、宣传画、宣传册、医药报刊、墙报、专栏、健康教育处方、运动处方等。

3. 图片与实物　包括图片、照片、中药标本、模型、示范等。

4. 多媒体方法　包括广播、幻灯片、互联网、电视、电影等音像手段。

5. 趣味活动　如健身表演、知识竞赛、有奖竞猜等；通过播放视频、模型展示和中医医生现场教授等方法结合，组织各全科服务团队的医护人员、健康促进志愿者和社区居民等学习常用穴位的取穴、按摩技巧和功效，通过实践和体验学会在日常生活中应用适宜技术处置失眠、鼻出血、牙疼等常见症状；推广高血压保健拳操、颈椎保健操、五禽戏、太极拳等，让社区居民能通过亲身实践学会家庭常用的中医健康保健技能，通过传统拳操锻炼增强体质，改善和促进康复。

6. 营造中医药文化环境　在社区卫生服务机构显著位置悬挂古代名中医人物画像，摆放中医人物塑像，张贴古代健康养生诗词，悬挂中医食疗挂图和牌匾等。

第二节　健康促进

一、健康促进的概念

健康促进（health promotion）是指促进人民提高和控制自己健康的过程，是协调人类与环境之间关系的战略。它规定了个人与社会对健康应负的责任，包括个人与家庭、社区和国家一起采取措施，鼓励健康的行为，增强人们改进和处理自身健康问题的能力。

二、健康促进的特征

1. 健康教育是以健康为中心的全民教育，它需要社会人群自觉参与，通过自身认知态度和价值观念的改变而自觉采取有益于健康的行为和生活方式。因此，从原则上讲，健康教育最适于那些有改变自身行为愿望的人群。而健康促进是在组织、政治、经济、立法上提供支持环境，它对行为改变的作用比较持久并且带有约束性。

2. 健康促进涉及整个人群和人们社会生活的各个方面，而不仅限于某一部分人群或仅针对某一疾病的危险因素。

3. 在疾病三级预防中，健康促进强调一级预防甚至更早阶段，即避免暴露于各种行为、心理、社会环境的危险因素，全面增进健康素质，促进健康。

4. 社区和群众参与是巩固健康发展的基础，而人群的健康知识和观念是主动参与的关键。通过健康教育激发领导者、社区和个人参与的意愿，营造健康促进的氛围。因此，健康教育是健康促进的基础，健康促进如不以健康教育为先导，则健康促进是无源之水，无本之木，而健康教育如不向健康促进发展，其作用就会受到极大限制。

5. 与健康教育相比，健康促进融合客观的支持与主观参与于一体。前者包括政府和环境的支持，后者则着重于个人与社会的参与意识和参与水平。因而健康促进不仅包括了健康教育的行为干预内容，同时，还强调行为改变所需的组织支持、政策支持、经济支持等，这就表明健康促进不仅是卫生部门的事业，而且是要求全社会参与和多部门合作的社会工程。

三、健康促进的研究领域

1. 制定能促进健康的公共政策　由于健康促进的含义已超出卫生保健的范畴，要求非卫生部门也要实行健康促进政策，应把健康问题提到各部门、各级政府和组织的决策者的议事日程上，制定出更有利于健康的政策与法规。

2. 创造支持的环境　健康促进必须创造安全的、满意的和愉快的生活和工作环境。各系统在评估快速变化的环境对健康的影响时，要采取相应措施以保证社会和自然环境有利于健康的发展。

3. 加强社区的行动　社区人民有权决定他们需要什么以及如何实现其目标，提高生活质量的真正力量是他们自己。应充分发动社区力量，使社区人民积极有效地参与卫生保健计划的制定和执行；挖掘社区资源，帮助他们认识自己的健康问题并找到解决问题的办法。

4. 发展个人的技能　通过提供健康信息与教育以发展并提高人们做出健康选择的技能，使人们能够更好地控制自己的健康和环境，不断地从生活中学习健康知识，有准备地应付人生各阶段可能出现的健康问题，并很好地应付慢性病和外伤。学校、家庭、工作单位和社区都要帮助人们做到这一点。

5. 调整保健服务方向　健康促进中的卫生服务的责任应由个人、社会团体、卫生专业人员、卫生部门、工商机构和政府共同分担。社会整体必须共同努力，建立一个有助于健康的卫生保健系统。医疗部门的作用必须超越仅提供治疗服务的范围，向提供健康促进服务方向发展。

四、健康教育与健康促进的现实意义

健康教育被世界卫生组织列为初级卫生保健八大要素之首，在实现健康目标、社会目标和经济目标中具有重要地位。随着疾病谱、死亡谱的改变，威胁人们健康和生命的主要疾病多与不良的生活方式、不健康的行为以及有害的职业、环境因素有关。通过健康教育，可促使人们自愿采纳健康的生活方式和行为，降低致病危险因素暴露水平，从而预防疾病、促进健康，健康教育是卫生保健事业发展的必然趋势。

健康教育和健康促进是一项低投入、高产出、高效益的保健措施，美国疾病预防控制中心研究结果显示，如果美国男性公民不吸烟、不过量饮酒、合理饮食和经常性锻炼，其平均期望寿命可延长 10 年，与之相比，美国用于提高临床医疗技术的投资，每年数以千亿计，却难使美国人口期望寿命增加 1 年。又如，芬兰北卡地区自 1972 年始，针对该地区高血压、冠心病的高发病率，在全区实施从改变不健康生活方式入手的全方位健康教育与健康促进计划，即从食用奶油转变为植物油制成的人造黄油，从食用全脂奶粉转为食用低脂奶粉，从食用清煮咖啡转为饮用滴滤式咖啡，减少钠摄入量，增加水果和蔬菜摄入量等。经过 20 年努力，血清胆固醇水平下降 13%，血压下降了 9%，中年男性缺血性心脏病死亡率下降 38%。北卡计划已成为通过健康教育与健康促进解决社区主要健康问题的成功范例。

五、中医健康促进方法

"治未病"是中医预防的核心理念，强调变被动治病为主动管理健康，并形成了一套完整的、科学的具有中医特色的健康促进方法。

1. 中医养生　中医药在长期实践中衍生出了多种简便易行的养生保健方法，如调神安神法、养气调气法、健形全形法。调神安神法中常用闭目存神静坐法、蓄气养神站桩法；养气调气法常用刮痧术、砭石操、足浴保健法等；健形全形法包括散步、太极球锻炼法、抻臂通经法等。

2. 中医体质预防　中医体质理论强调注重保养身体，培养正气。《中医体质分类与判定》标准将体质分成 9 种，根据判定结果中体质偏颇的不同，结合传统中医疗法改善体质，以祛除病邪、扶助正气，使人体气血冲和，经络通畅，阴阳平衡，提高机体抵御病邪的能力。

3. 中药预防　是指应用中药或复方，采用内服或外用的方式达到强身健体、御邪防病的作用，如食用药膳，佩戴中药香囊，使用膏方。养生保健的药膳有补气益血类、调补阴阳类、调补五脏类、延年益寿类；香囊常用具有芳香开窍的中药，如苍术、白芷、川芎、香附、薄荷等；膏方具有高级营养滋补和治疗预防综合作用，可在冬令时节进补。

4. 气功　气功常以呼吸、身体活动和意识调整为手段，起到锻炼身心，防病治病、延年益寿的作用。气功分为动功和静功，动功中常用导引法，如五禽戏功法；静功则身体不动、靠意识、呼吸自我控制进行锻炼，大多数气功方法常为动静结合。

5. 针灸　针灸包括针刺和艾灸，前者用毫针刺激人体穴位，激发经络之气，促进人体新陈代谢，达到强身健体、延年益寿的目的；后者利用艾条灸人体穴位，达到和气血、调经络、养脏腑、延年益寿的目的，常由保健灸穴和相应的施灸法组成。

6. 推拿　推拿是一种单凭手掌和手指技巧，促进健康的方法。推拿师常运用双手作用于病患的体表、受伤或不适的部位、特定的腧穴，运用推、拿、按、揉、摩、捏、点、拍等多样的手法，达到疏通经络、推行气血、扶伤止痛、祛邪扶正、提高免疫力的目的。

第四篇　公共卫生与预防医学研究方法

第十三章　流行病学研究方法 ▷▷▷

　　流行病学是逻辑性很强的一门科学，按照研究设计和目的，流行病学研究方法一般分为观察法、实验法和理论法三大类。流行病学以医学为主多学科知识为依据，通过观察和询问等方法调查并描述人群中疾病和健康的分布状况，进行归纳、综合和分析提出假说，并采用分析性研究对假说进行检验，最终通过实验研究来证实，还可以用数学模型预测疾病的发生和发展，进行理论研究。本章主要介绍流行病学原理和常用研究方法。

第一节　流行病学概述

　　流行病学是人类与各种疾病，特别是与传染病做斗争的实践过程中逐渐形成并发展起来的。它既是一门实用、独立的学科，又作为方法学而被广泛应用于许多医学领域，是预防医学的一个重要组成部分。

一、流行病学的定义

　　流行病学是研究人群中疾病与健康状况的分布及其影响因素，并研究防制疾病及促进健康的策略和措施的科学。概括起来有以下四层含义：①研究的对象是人群，并且是具有某特征的人群；②研究和关注的事件包括疾病与健康状态；③主要研究内容包括揭示现象、找出原因、提供措施、评价效果，研究的重点是疾病和健康状况的分布及其影响因素；④目的是为控制和消灭疾病、促进健康提供科学的依据。

　　暴露是流行病学的一个常用术语，是指研究对象接触到某些研究因素，或具备某些特征，或处于某种状态。暴露通常用来代表一切可能与疾病危险有关的、研究者所关心的因素，可以是遗传因素，也可以是环境因素；可以是外源性的，也可以是内源性的；可以是有害的，也可以是有益的。

二、流行病学的用途

（一） 描述疾病与健康状况的分布

描述疾病与健康状况的分布是流行病学研究的起点，以此为基础可提供某些病因或流行因素的线索，为制定卫生决策提供依据。

（二） 探讨病因和影响健康的因素

许多疾病的病因至今尚不完全明了，流行病学与基础医学、临床医学相结合可用来探讨疾病的病因和流行因素。

（三） 研究疾病的自然史

疾病在人群中自然发生发展的规律称为疾病的自然史。认识疾病的自然史，就可以对疾病做到早期发现、早期诊断、早期制定预防措施等。

（四） 疾病的预防控制及其效果评价

对疾病的病因、分布和流行因素进行深入调查是预防控制疾病的前提。在应用某项预防措施后，发病率是否下降或健康状况是否改善，可通过疾病监测以判断疾病的发展趋势，评价预防措施的效果。

三、流行病学研究方法

流行病学研究方法分为观察法、实验法和理论法三大类，见图 13-1。

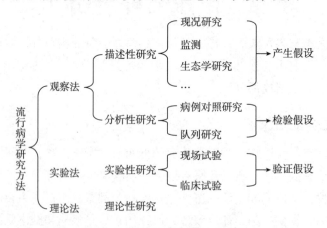

图 13-1 流行病学研究方法分类

（一） 观察法

观察法也称观察性研究，就是在自然状态下对研究对象进行观察，如实地记录研究对象的情况并描述出来。观察法分为描述性研究和分析性研究两种类型。

1. 描述性研究　又称描述流行病学，它是利用常规记录或通过特殊设计的调查收集资料，描述疾病在地区、时间和人群中的分布特征，是流行病学研究的起点。其目的是为病因研究提供线索、为疾病防制工作提供依据、评价防制策略和措施的效果。常用的描述性研究方法有：现况研究、个案调查、暴发调查等。

2. 分析性研究　又称分析流行病学，是对描述性研究提出的病因线索或假说在有选择的人群中做进一步观察和验证的方法。其目的是检验病因假设，估计危险因素的作用程度。常用的研究方法有病例对照研究和队列研究两种方法。

（二）　实验法

实验法也称实验性研究，是将来自同一总体的研究对象随机分为实验组和对照组，实验组给予实验因素，对照组不给予该因素，然后前瞻性地随访各组的结局并比较其差别的程度，从而判断实验因素的效果。它主要是研究并评价疾病防治和健康促进中的预防干预措施及其效果，用于证实或确证假设。实验流行病学按研究场所分为现场试验和临床试验两类。

（三）　理论法

理论法也称理论性研究，是在观察性研究和实验性研究的基础上，通过对疾病或健康状况的分布与影响因素之间内在关系的深入研究，根据所获得的资料建立相关的数学模型或计算机仿真模型，模拟健康或疾病在人群中的分布规律，定量表达各种危险因素与疾病和健康之间的关系，以此来分析和预测疾病流行规律和流行趋势、检验疾病防治效果、指导制定疾病预防和控制的措施。

四、流行病学研究设计的基本内容

流行病学研究是一项涉及面广泛，且需要较长时间观察的细致工作。其基本内容体现在以下方面。

1. 查阅有关文献提出研究目的　调查研究目的为本次调查研究的目标，是制定调查研究计划的核心和关键。因此，要求研究者在调查之前必须查阅大量的文献资料，同时结合社区的实际情况，本着研究的实用性、科学性和可行性原则确定调查研究目的。

2. 根据研究目的确定研究内容　研究内容即调查项目，应根据调查目的而定，尽量做到目的明确、定义准确、简单明了、易于回答。无与本次研究无关的项目。

3. 结合具体条件选择研究方法　流行病学调查研究方法很多，采用何种研究方法与调查目的密切相关，同时考虑调查工作所需人力、物力等资源供给情况和时间因素等具体条件。

4. 根据研究方法确定研究对象　调查对象除根据调查研究的目的确定外，还涉及是普查还是抽样调查以及如何分组等问题。通常取决于欲了解的健康问题性质、调查目的和所用研究方法。

5. 根据研究内容设计调查表格　调查表是根据研究内容设计，是把调查项目按照一定的顺序加以排列而形成的表格。它是调查设计的核心内容，有效性和可靠性高的调查表是收集到可靠、有效、完整资料的基础。

6. 控制研究过程 调查准备阶段严格做好调查设计；进行调查员培训，做到事前统一认识、统一方法、统一标准等；按照随机化原则抽取有代表性的样本确定调查对象；同时建立检查、监督机制；确定方法后，在科研过程中保持一致，以保证信息的同质性。调查实施阶段要设法提高应答率，做好初审、复审，及时发现错、漏项，予以改正、补充；在调查中遇见"无应答"或失访情况发生，应查明原因，根据具体情况酌情安排补访。整理资料阶段检查原始资料的完整性和准确性，查漏补缺，对于确实无法补查或纠正的要剔除。

7. 理顺分析思路得出正确结论 理清分析思路，依据统计学、逻辑学和医学三方面知识的完美结合，得出正确结论。

第二节　疾病的分布

疾病的分布是指疾病在不同地区、不同时间和不同人群中的频率及其分布规律，又称疾病的三间分布，它是流行病学研究的起点和基础。通过研究疾病的三间分布，可以为疾病的研究提供病因线索，为临床诊断提供重要的、有价值的信息，为合理地制定疾病的防制、保健策略和措施提供科学依据。

一、疾病三间分布的特征

（一）疾病的人群分布

疾病的发病率、死亡率、患病率常随人群的不同特征如年龄、性别、职业、种族、民族、婚姻状况等不同而有差异，也与人群的不同行为及环境有关。研究疾病的人群分布有助于确定危险人群和探索致病因素。

1. 年龄 年龄是人群分布中最重要的因素，几乎所有疾病的发病率或死亡率均与年龄有关。造成年龄分布差异的原因主要是不同年龄人群有不同的免疫水平、不同的生活方式和行为方式，以及对致病因子暴露的机会不同。

2. 性别 性别不同其疾病的发病率、患病率或死亡率也存在差异。疾病分布出现性别差异的原因主要在于男女两性：①暴露或接触致病因素的机会不同；②解剖、生理结构及内分泌等生物性因素的差异；③行为生活方式不同等。

3. 职业 许多疾病的发生与职业有密切的关系，其原因主要是不同职业接触职业环境中的某种有害因素机会不同。另外，劳动者的职业也决定了劳动者所处的社会经济地位和享受的卫生服务水平不同，无疑对某些疾病的发生造成影响。

4. 种族和民族 不同种族和民族的人群在遗传因素、宗教信仰、风俗习惯、地理环境、经济文化及卫生水平等方面存在差异，导致发生疾病的种类和频率也不同。

5. 婚姻状况与家庭 家庭成员共同生活，密切接触，致使一些传染病如结核、病毒性肝炎、细菌性痢疾等易在家庭中传播，而呈现家庭聚集性。另外，家庭成员的数量、年龄、性别、免疫状况、文化卫生水平、风俗习惯等均影响疾病的发病率。

6. 行为 人的许多不良行为及不健康的生活方式与疾病有关。常见的不良行为有吸烟、酗酒、吸毒、不正当性行为等。

7. 社会阶层 社会阶层不同也影响疾病的分布，如脑栓塞较多发生在富裕的上层社会人群中；经济文化层次较高地区人群脑卒中的死亡率高于工人居住地区，重体力劳动者、夜间工作者脑卒中的发病率较高。

（二） 疾病的时间分布

疾病的时间分布变化形式包括短期波动、季节性、周期性、长期趋势四种类型。

1. 短期波动 指在某一较大人群中，接触或暴露同一致病因素后，短时间内某病的发病数明显增多的现象。容易发生短期波动的疾病主要是急性传染病或急性中毒性疾病。其含义与暴发相似，而暴发常用于较小范围，短期波动常用于较大范围。

2. 季节性 即疾病每年在一定的季节内出现发病率升高的现象。呈季节性变化的疾病主要是传染病，一些营养缺乏病、过敏性疾病有季节多发的现象，一切慢性病的急性发作（脑血管意外等）与季节变化有一定关系。疾病季节性变化的原因复杂，受到气象条件、昆虫媒介、风俗习惯及生产、生活活动等因素的影响。

3. 周期性 是指疾病有规律地在一定的时间间隔后发生流行的现象，称为疾病的周期性。在没有效疫苗应用之前，多数呼吸道传染病呈现周期性。如麻疹在我国大中城市中表现为每两年1次流行高峰，流行性感冒每隔10~15年出现一次世界性的大流行。疾病呈周期性的原因主要是疾病传播机制容易实现、易感者数量增加、失去免疫力等。

4. 长期趋势 又称长期变异，是指经过一个相当长的时期（通常为几年或几十年），疾病的分布状态、感染类型、临床表现等逐渐发生显著的趋势性变化，这种现象称为长期变异。疾病长期变异的原因可能是由于致病因素的变化、社会生活条件的改变、医疗技术的进步、自然条件的变化、生产生活习惯的改变及环境污染等因素，导致致病因子和宿主发生了变化。

（三） 疾病的地区分布

疾病的发生往往受人们居住地区的自然环境和社会生活条件影响，多数疾病的发生或多或少地存在着地区差异。因此研究疾病的地区分布一般可根据资料的性质按照国家间、国家内不同地区以及城乡等地理区域分布特征来分析，可提供有关疾病的病因及流行因素的线索，以便有效地控制与消灭疾病。

1. 疾病在国家间与国家内的分布 有些疾病虽然遍布全世界，但在不同国家之间分布不均衡。如乳腺癌在北美、北欧发病率较高，亚洲和非洲各国发病率较低；糖尿病在发达国家的患病率高于发展中国家。还有些疾病只局限在一定的国家和地区发生，例如黄热病只流行于非洲和南美洲，其分布与埃及伊蚊的分布一致。

疾病在一个国家内的分布也有差异，如我国高血压的患病率是北方高于南方；食管癌多见于太行山两侧，以太行山地区的山西、河南及河北三省交界处为圆心，死亡率以同心圆向周围扩散，逐渐降低。有些疾病只局限于一定的地区，例如血吸虫病的发生只限于有钉螺孳生的长江流域及其以南13个省、市、自治区。

2. 疾病的城乡分布　许多疾病在地区分布上表现出明显的城乡差别。城市由于人口流动性大、居住拥挤、人口密度高等，因此呼吸道传染病在城市易于传播和流行；又由于城市以工业生产为主，空气、水等环境污染严重及人们生活节奏的加快、压力的增强，一些慢性病和肿瘤的发病率和死亡率明显高于农村。

农村的特点与城市相反，人口稀少、居住分散、交通不便，呼吸道传染病往往不易发生流行；而且农村以农业生产为主，环境污染较少，空气质量好，故慢性病发病率低。但农村存在供水和其他卫生设施不完善，卫生条件相对较差，因此肠道传染病如痢疾、伤寒较城市高发；钩虫病、钩端螺旋体病以及虫媒传染病的发病率均明显高于城市。随着我国改革开放和城乡一体化建设进程的发展农村与城市人口流动日益频繁，造成传染病的互相传播，因此疾病的城乡分布差异有减少的趋势。

3. 疾病的地方性　由于自然因素或社会因素的影响，使一些疾病在某一地区的发病率经常较高或只在某一地区发生，不需自外地输入，这种状况称为疾病的地方性。判断疾病地方性的依据是：①该病在当地居住的各年龄组人群中发病率均高，并随年龄增长而上升；②在其他地区居住的相似的人群组中，该病的发病率均低，甚至不发病；③外来的健康人，到达当地一定时间后发病，其发病率逐渐与当地居民接近；④迁出该地区的居民，该病的发病率下降，病人症状减轻或呈自愈趋向；⑤当地对该病易感的动物也可能发生类似的疾病。

二、疾病三间分布的综合描述

在实际工作中疾病的描述往往是三间综合进行的，只有这样，才能全面获取有关病因线索和流行因素的信息，有利于提出病因假设。

移民流行病学是利用移民人群综合描述疾病的三间分布，从而找出病因的一种研究方法，是进行疾病分布综合描述的一个典范。它是通过观察某种疾病在移民人群、移居地当地人群及移民原居住地人群中疾病的发病率或死亡率差别，区分遗传因素与环境因素在疾病发生中的作用，从而发现病因线索。例如，对日本胃癌进行移民流行病学调查研究，发现胃癌在日本高，在美国低发，在美国出生的第二代日本移民胃癌的死亡率高于美国人，但低于日本国内的日本人，说明环境因素与胃癌的发生有密切关系。

移民流行病学常用于肿瘤、慢性病及某些遗传病的研究及其病因和流行因素的探讨。

三、疾病流行强度

疾病的流行强度是指某种疾病在某地区一定时期内、某人群中发病数量的变化及其病例间的联系程度，提示疾病的社会效应。常用散发、暴发、流行、大流行等表示。

1. 散发　是指某病在某地区人群中发病率呈历年的一般水平，各病例之间在发病时间和地点方面无明显联系和相互传播关系，表现为散在发生。如当年的发病率未明显超过既往的一般发病率水平时即可称为散发。散发常用于描述较大范围地区（如国家、省、市、县以上）的某病的流行强度。

2. 暴发　是指在一个局部地区或集体单位的人群中，短时间内突然发生许多临床症状相似的病人，如食物中毒、托幼机构的麻疹、流行性脑脊髓膜炎等的暴发。

3. 流行　是指某病在某地区的发病率显著超过该病历年（散发）的发病率水平，发病率高于当地散发发病水平的3~10倍即为流行。

4. 大流行　是指疾病迅速蔓延，涉及地域广，短时间内可跨越省界、国界或洲界，发病率超过该地一定历史条件下的流行水平，称为大流行，如2003年SARS流行，几个月的时间就波及32个国家和地区。另外，流行性感冒和霍乱也曾多次形成世界性大流行。

第三节　现况研究

当某种疾病或人群健康状况的原因不明时，应该从描述性研究开始，通过对该病或健康状况的基本分布特征进行对比分析，从而获得有关病因假设的线索，逐步建立病因假设。现况研究方法是描述性研究中的一种。

一、现况研究的概念

现况研究又称现况调查，是研究特定时点或时期、特定范围人群中的某疾病或健康状况的分布，探索有关变量（或因素）与疾病或健康状况关系的一种调查方法。因现况研究收集的资料既不是过去的暴露史，也不是追踪将来的发展结果，只反映现实客观情况，故称现况研究。因所用的指标主要是患病率，故又称为患病率研究。由于它能客观地反映同一时间断面上人群健康或疾病的分布与某些因素的关系，故也称横断面研究。

二、现况研究的种类

（一）普查

1. 概念　普查是指在特定时间内对特定范围人群中每一位成员所进行的调查或检查。特定时间应尽可能短，一般为1~2天或1~2周，大规模调查亦应在数周或2~3个月内完成。特定范围人群可指某地区或具有某特征的人群。普查的目的是为了了解特定人群中某病的患病率或健康状况的分布规律、早期发现和治疗病人等。

2. 普查的优缺点

（1）优点　普查能发现被调查人群的全部病例，使其能得到及时治疗；普查获得的资料能较全面地描述疾病的分布特征，有时还可揭示一定的规律，为病因分析提供线索；通过普查能普及医学知识，使社区人群对某病及其防治知识有所了解。

（2）缺点　普查由于工作量大难以做得细致，难免漏查；普查不适用于患病率很低的疾病，也不适用于无简易而准确的诊断方法的疾病；对于诊断后无法治疗的疾病及在人力、物力不足的情况下，不宜开展普查；并且普查时人力物力消耗大，成本高，只能获得阳性率或现患率而得不到发病率资料。

3. 普查的注意事项

（1）普查前应统一培训调查人员，统一思想、统一方法、统一标准、统一时间。

（2）普查手段应灵敏度高，特异性强，易于现场操作。

（3）普查前应先在小范围内试点，取得经验。

（4）患病率低的疾病不宜用普查的方法。

（5）一般认为普查的应答率不得低于85%。

（二） 抽样调查

1. 概念　抽样调查是指从研究对象的总体中随机抽取具有代表性的样本进行调查，用样本的信息来推断总体的特征。

2. 抽样调查的优缺点

（1）优点　与普查相比，抽样调查省时、省力、省材料和省经费；由于调查样本相对较小，因而较易集中人力、物力和器材设备，调查结果也易做到细致、准确，适用于调查患病率较高的疾病。

（2）缺点　抽样调查不适用于患病率低的疾病及变异过大的资料，并且抽样调查的设计、组织实施以及资料分析等方面比较复杂，且重复和遗漏不易发现。

3. 抽样调查的注意事项　从某人群中抽取一个有代表性的样本，必须遵循随机化原则和样本量适当的原则。随机化原则即总体中的每一个观察单位被抽取到样本中的概率相等。样本量适当的原则是指样本应达到一定数量，样本过小代表性不够；样本过大浪费人力、物力，而且工作量过大。抽样调查时要注意测量、调查方法要可靠，所获得的信息要真实。

4. 抽样方法　在流行病学调查中常用的抽样方法有单纯随机抽样、系统抽样、分层抽样、整群抽样等。

（1）单纯随机抽样　是最基本的抽样方法。即先将研究对象编号，再用随机数字表或抽签、抓阄等方法进行抽样。此法应用于抽样范围不大、分布均匀的抽样。其优点是简单易行，缺点是不适合于总体较大的研究。

（2）系统抽样　是按一定顺序，机械地每隔一定间隔抽取一个调查单位的方法，也称为机械抽样或等距抽样。其优点是样本在总体中分布均匀，代表性好；缺点是不适于观察单位在排列上有周期性变化或单调增（减）趋势的总体中抽样。

（3）分层抽样　即先把总体按某些标志或特征分成若干层，然后再在每层中进行随机抽样组成样本的方法。分层可以减少由各层特征不同而引起的抽样误差，代表性较好。当层间差异大，层内差异小时最适合应用分层抽样的方法。

（4）整群抽样　即以群体（如县、乡、村、家庭、班级、街道等）作为抽样单位，从其中随机抽取部分群体为样本，对群内所有观察单位都进行调查，称整群抽样。整群抽样要求群间的变异越小越好。整群抽样的优点是便于组织实施，适合大规模调查；缺点是抽样误差较大，工作量也较大。

抽样调查不可避免地会产生抽样误差，抽样误差的大小因抽样方法不同而异，一般情况下，抽样误差从小到大的顺序为分层抽样、系统抽样、单纯随机抽样、整群抽样。

（5）多级抽样 是进行大规模调查时常用的一种抽样方法，实质上是上述抽样方法的综合运用。在进行大规模调查时可按行政区域逐级进行抽样，我国进行的慢性病大规模现况调查大多采用此方法。

5. 样本量的估计 样本量适当是指将样本的随机误差控制在允许范围之内时所需的最小样本含量。样本量适当是抽样调查的基本原则。样本过大或过小都不恰当，过大不仅浪费人力、物力，而且工作量过大，容易因调查不够仔细造成偏性。样本过小，抽样误差大，使样本的代表性差。样本大小主要取决于3个因素：①对调查结果精度和把握度的要求，容许误差越小，样本量越大；②预期患病率，如某病的患病率低，则样本量大；③总体内各变量变异大小，变异越大，样本量越大。

若抽样调查的分析指标为计数资料，其样本含量可用下式估计：

$$N=\frac{t^2 \times PQ}{d^2}$$

式中：N 为样本含量；P 为估计现患率；$Q=1-P$；d 为允许误差，即样本率与总体率之差；t 为显著性经验的统计量。也可采用查表法直接得到所需样本量（参考有关书籍）。

若抽样调查的分析指标为计量资料，则应按计量资料的样本估计公式来计算，公式如下：

$$N=\frac{4s^2}{d^2}$$

式中：N 为样本含量；d 为允许误差，即样本均数与总体均数之差；s 为总体标准差的估计值。

三、现况研究的特点

1. 属于观察法 研究者只是客观地记录研究对象的情况，不设立对照，没有人为干预。

2. 观察方向是"果""因"并存的研究 在研究疾病与因素的关系时，是既观察已知对象患某病或未患某病的结果，同时又寻找其可能与疾病有关的原因。

3. 所用的指标主要是患病率 主要适用于慢性病或慢性损害的调查，不适用于患病率很低的疾病。

4. 不能确实证明暴露与疾病的因果关系 本方法不能观察到由"因"到"果"的发展过程，不能分析暴露与疾病或健康之间的因果联系，故只能提供病因线索和假设。

四、现况研究的目的和用途

1. 描述疾病或健康状态的分布 描述疾病或健康状况于特定时间内在某社区人群中分布的情况以及影响分布的因素，揭示该疾病的特征，为防制疾病提供依据。

2. 提供病因线索　通过描述疾病的分布特征及其与某因素的关系，可发现高危人群，确定其影响因素，提供病因线索供进一步开展分析性研究。例如，在对冠心病的现况研究中发现冠心病患者中有高血压、高血脂、肥胖等因素的比例明显高于非冠心病人群，从而提出冠心病的某些病因假设。

3. 了解人群的健康水平　通过现况研究掌握人群健康水平及相关危险因素等，揭示人群中现存的主要卫生问题和卫生保健需求，为制定卫生保健计划和卫生决策提供依据。

4. 早期发现病人　通过普查、筛查等手段能及时发现病人，达到早期诊断和早期治疗的二级预防目的。例如，用现况研究方法在社区内适龄妇女中开展宫颈刮片检查，可以早期发现宫颈癌病人，使其得到早期治疗。

5. 疾病监测　对疾病开展连续的现况研究可以描述疾病的动态变化，揭示疾病发生发展的规律，为预测疾病发展和预防控制疾病提供依据。

6. 评价疾病的防制效果　定期在某一人群中进行横断面研究，收集有关暴露与疾病的资料，对防制措施实施前后调查结果进行比较分析，评价防制措施的效果。

第四节　病例对照研究

一、病例对照研究的概念

病例对照研究是将研究对象分为患有某病的病例组和未患该病的对照组，分别调查其既往暴露于某个（或某些）危险因素的情况及程度，通过比较病例组与对照组之间暴露比例或水平的差异，以判断暴露因素与某病有无关联及其关联程度大小的一种观察性研究方法。这种研究方法在时间顺序上是逆向的，是从现在是否患有某种疾病出发，追溯研究对象过去的暴露情况，即由果推因，通常又称为回顾性研究。它是分析流行病学中最基本的方法之一，常用于探索病因。其基本原理见图 13-2。

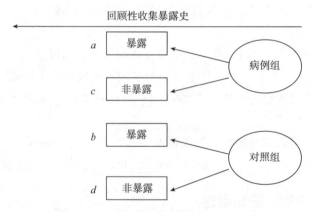

图 13-2　病例对照研究基本原理示意图

二、病例对照研究的特点

1. 属于观察法 研究者只是客观地收集研究对象的既往暴露情况，而不给予任何干预措施。

2. 设立对照组 对照组由未患所研究疾病的人群组成，供病例组作比较基础。对照组的选择关系到研究的成败。

3. 观察方向，由"果"究"因" 在研究疾病与暴露因素的先后关系时，是先有结果，即已知研究对象患某病或未患某病，再追溯其既往是否暴露于某可疑危险因素。

4. 难以证实暴露与疾病的因果关系 本方法不能观察到由"因"到"果"的发展过程并证实其因果关系，故只能推测暴露与疾病是否有关联，而且只限于统计学上的关联。

5. 判断关联强度指标 计算比值比（*OR* 值），而不能计算相对危险度（*RR* 值）。

三、病例对照研究的用途

1. 广泛地探索疾病的可疑因素。疾病病因未明时，可广泛地筛选机体内外环境因素中的可疑危险因素。如在一次食物中毒的暴发中，可以从食谱中逐一探索哪一种食物可能是导致中毒的因素。

2. 初步检验病因假说。对于现况研究提出的病因假说，可以利用精心设计的病例对照研究加以深入检验。比如已发现吸烟与肺癌的发生关系密切，可以进一步调查吸烟量、吸烟方式、吸烟年限、吸烟种类等有关吸烟的详细情况与肺癌有关的假说。

3. 提供进一步研究的线索。利用病例对照研究获得的明确病因线索，供进一步进行队列研究以证实病因假设。

4. 评价防制策略和措施的效果。

四、病例对照研究的实施

（一）选择研究对象

在病例对照研究中，选择研究对象包括病例和对照。选择的基本原则是所调查的病例足以代表该病总体中的病例，对照足以代表产生病例的总体。

1. 病例的选择 病例是指患有所研究疾病者。其选择主要是确定患病的标准和怎样获得这些符合判断标准的病人。

对所研究的疾病应有十分明确而具体的诊断标准。应尽量采用国际通用或国内统一的诊断标准，便于与他人的工作进行比较。

病例来源有两种：一种是以医院为基础，收集一个医院或多个医院在一定时期内诊断的所有病例或从中随机抽取一部分作为研究对象；另一种是以社区为基础，在一定时期内通过常规登记或普查获得全部病例并从中随机抽取一部分或全部作为研究对象。

病例分为三种，即新发病例、现患病例与死亡病例。不同病例对调查给出的应答可能很不相同。新发病例由于刚刚发病，对疾病危险因素的回忆可能比较认真而新鲜，提供的信息较为可靠准确；现患病例易于掺入疾病迁延及存活的因素在内，影响信息的准确性；死亡病例的信息主要由家属提供，可靠性更差。

2. 对照的选择　对照指未患所研究疾病者。在病例对照研究中，对照选择是否恰当是病例对照研究的成败关键之一。对照可以是健康人，也可以是患有与所研究疾病病因无关的其他病人。对照组最好从发生病例的人群中选择。通常选择方法有：①同一或多个医疗机构中诊断的其他病例。②与病例居住在同一街区或同一住宅区中的健康人或非该病病例。③同一人群中的健康人或非该病病例。④病例的配偶、同胞、亲戚、同班同学或同事等。

3. 病例和对照的匹配　匹配又称为配比，即要求对照在某些因素或特征上与病例保持一致，目的是对两组进行比较时排除匹配因素的干扰。如以年龄做匹配因素，在分析比较两组资料时，可免除由于两组年龄构成的差别对于疾病和因素关系的影响，从而更正确地说明所研究因素与疾病的关系。匹配分为频数匹配与个体匹配。

频数匹配也称成组匹配，即对照组与病例组在配比因素的比例上相同。如病例组男女各半，对照组也如此。

个体匹配也就是病例组与对照组以个体为单位进行匹配。进行 1：1 匹配时称为配对，是最常用的匹配方法，1：2、1：3……匹配时称为配比。匹配实际可行的数目一般不超过 4 个对照。

（二）估计样本含量

样本含量是研究设计中必须考虑的问题，影响样本含量的因素主要有四个：①研究因素在对照组中的暴露率（P_0）；②预期的该因素引起的相对危险度（RR）或比值比（OR）；③希望达到的检验显著性水平，即第 I 类错误的概率（α）；④希望达到的检验把握度（$1-\beta$），β 为统计学假设检验第 II 类错误。

不同匹配方式的样本大小计算方法不同，除了利用公式计算外，还有现成的表可查。（请参阅有关流行病学专著）

（三）资料的收集、整理与分析

1. 资料的收集　按照研究设计的要求，完整、准确、及时地收集原始资料。病例对照研究主要是在研究现场以询问方式填写调查表而收集信息。有些情况下辅以查阅档案，采集样品进行化验，或实地查看并加以记录等手段来收集资料。

2. 资料的整理　对获得的原始资料，必须经过核查、校对、验收、归纳等步骤，在分析资料之前纠正可能存在的错误，以保证资料的正确性和完整性。然后根据资料的类型，整理设计成符合统计分析要求的形式，以便进行下一步的分析和研究。

3. 资料的分析　病例对照研究资料分析主要是比较病例组和对照组的暴露比例，从而判断哪种或哪些暴露因素与所研究疾病有联系，及其联系强度的大小。

病例对照研究资料可整理成四格表形式，见表 13-1。

表 13-1　病例对照研究资料整理表

暴露史	病例组	对照组	合计
有	a	b	$a+b$
无	c	d	$c+d$
合计	$a+c$	$b+d$	N

（1）两组资料的 χ^2 检验　比较病例组暴露比 $a/a+c$ 与对照组暴露比 $b/b+d$，若 $a/a+c>b/b+d$，并经 χ^2 检验证实差异有统计学意义，则可初步认为暴露与疾病有联系。

Doll 与 Hill 报告的吸烟与肺癌关系的病例对照研究结果，见表 13-2。

表 13-2　吸烟与肺癌的病例对照研究

吸烟史	肺癌患者	对照	合计
有	688	650	1338
无	21	59	80
合计	709	709	1418

将表 13-2 中数据代入公式：

$$\chi^2=\frac{(ad-bc)^2 n}{(a+b)(c+d)(a+c)(b+d)}=\frac{(688\times59-650\times21)^2\times1418}{709\times109\times1338\times80}=19.13$$

查 χ^2 界值表，$P<0.001$。

由表中可见，肺癌组有吸烟史的人数多于对照组，两者经 χ^2 检验差异有统计学意义，说明过去有吸烟史与肺癌的发病有联系。

（2）估计联系强度　如某因素与疾病存在联系，应进一步估计其联系强度。表示联系强度的指标是相对危险度（RR），相对危险度又称率比（RR），即暴露人群发病率（I_e）与非暴露人群的发病率（I_u）之比。计算公式为：

$$RR=\frac{I_e}{I_u}$$

如果 $RR=1$，表明暴露与疾病无关联；如果 $RR>1$，表明暴露与疾病之间为正关联，即暴露者更多地发生该病，该暴露因素为发病危险因素；如果 $RR<1$，为负关联，表明暴露者的发病危险比非暴露者小，该暴露因素为该病的预防因子。无论是正关联还是负关联，都有病因学意义。RR 越接近于 1，暴露与疾病的联系强度越小，RR 越远离于 1，关联强度越大。具体地说，正关联的情况下，RR 越大关联强度越大；负关联的情况下，RR 越小关联强度越大。

一般情况下，仅仅依据病例对照研究的资料不能计算出发病率，所以不能计算 RR。因此，在病例对照研究中常用比值比来反映联系强度的大小。比值比（OR）又称比数比，即病例组的暴露比（a/c）与对照组的暴露比（b/d）之比。

$$OR=\frac{a/c}{b/d}=\frac{ad}{bc}$$

由上式可见，OR 即四格表中两个对角线的数值乘积之比，也称交叉乘积比。本例：

$$OR=\frac{ad}{bc}=\frac{688\times59}{650\times21}=2.97$$

即说明吸烟比不吸烟发生肺癌的概率高 2.97 倍。

OR 的意义与 RR 相同，且当发病率不太大时，二者数值上也很接近。

五、病例对照研究的优缺点

（一） 优点

病例对照研究的突出优点是多、快、少、省。

1. 特别适用于罕见病的研究，有时是罕见病病因研究的唯一选择。

2. 可以较快得到研究结果。

3. 省时，省钱，省人力，并且较易于组织实施。

4. 可以同时研究多个因素与疾病的联系，适宜于探索性病因研究。

（二） 缺点

1. 不能计算发病率，故不能直接计算相对危险度。

2. 在时间关系上因果倒置，故不能判断因果联系。

3. 暴露史常通过回忆得到，其可靠程度往往不等，易产生回忆偏倚。

4. 选择研究对象时易发生选择偏倚和混杂偏倚。

第五节　队列研究

队列研究也属于分析流行病学研究方法，主要用于检验病因假设。

一、队列研究的概念

队列研究又称定群研究、前瞻性研究，是选定暴露及未暴露于某因素的两种人群，追踪其各自的发病结局，比较两者发病结局的差异，从而判定暴露因子与发病有无因果联系及关联大小的一种分析性研究方法。其基本原理见图 13-3。

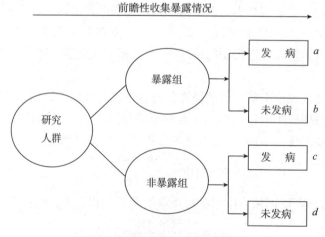

图 13-3　队列研究原理示意图

所谓队列是指具有共同经历、共同暴露某一因素或共同具有某一特征的人群。

二、队列研究的特点

1. 属于观察法　暴露不是人为给予的，而是客观存在。

2. 设立对照组　对照组可与暴露组来自同一人群，也可来自不同的人群。

3. 由"因"及"果"　在探索暴露因素与疾病的先后关系上先确知其因，再纵向前瞻观察其果。

4. 能确证暴露与疾病的因果关系　由于观察能切实知道暴露在先，疾病发生在后，故从时间关系上符合因果联系的一般规律。

5. 可直接计算相对危险度（RR 值）　用于判断暴露与疾病的关联强度。

三、队列研究的用途

1. 检验病因假设　大多数情况下，队列研究的目的是检验某种暴露因素对某种疾病发病率或死亡率的影响，同时也观察暴露因素对人群的多方面影响。

2. 描述疾病的自然史　队列研究从未发病开始进行观察，可以全面了解疾病的自然史。

四、队列研究的实施

（一）选择研究对象

1. 暴露人群的选择　①职业人群常为队列研究的首选对象：在某些职业中常存在特殊暴露因子，它可导致职业人群中某些疾病的发病或死亡率比一般人群高得多，便于证实暴露因素与疾病的关联。②特殊暴露人群：如选择原子弹爆炸的受害者、接受过放射线治疗的人，以研究射线与白血病的关系。③一般人群：即某地区的全体人群。④有组织的人群团体：可看作是一般人群的特殊形式，选择这样的人群主要是利用其组织系统，便于更有效地收集随访资料。

2. 对照人群的选择　设立对照组是为了与暴露组进行比较，所以选择对照组时，核心问题就是它的可比性。选择对照人群常用形式有下列 4 种：①内对照：选择一个研究人群，按暴露因素进行分组，其余非暴露的一组或暴露最低的组便可作为非暴露组或对照组。即在选定的一群研究对象内部既包含了暴露组，又包含了对照组，无需到另外的人群中寻找对照组。②特设对照：也称外对照。当选择职业人群或特殊暴露人群作为暴露人群时，往往不能从这些人群中选出对照，而常需在该人群之外去寻找对照。如以鞋厂工人为研究苯致病作用的暴露对象时，可以选择不接触苯的纱厂工人作为外对照。③总人口对照：利用现有的发病或死亡统计资料，以整个地区的全人口率为对照。④多重对照：即用上述两种或两种以上的形式同时做对照，以减少只用一种对照所带来的偏倚，增强结果的可靠性。

（二） 估计样本含量

一般来说，队列研究的样本含量比病例对照研究大，影响样本含量的因素有下列 4 个方面：①一般人群（对照人群）中所研究疾病的发病率；②暴露组与对照组人群发病率之差；③要求的显著性水平，即检验假设时的第 I 类错误的概率（α）；④把握度（1-β），可用公式计算或查表法（可参阅有关专著）。队列研究的失访常常是不可避免的，因此估计样本量时要考虑到失访率，通常按 10% 来估计失访率。

（三） 资料的收集、整理与分析

1. 资料的收集 队列研究开始时，应对研究对象进行全面调查，剔除其中已患有疑似研究疾病的病人或处于该研究疾病潜伏期的病人。同时确定每个成员的暴露状况。还要收集与患病危险度有关的其他暴露的数据，以便分析这些暴露对疾病可能产生的影响。

尽可能做到暴露组与对照组全体成员完成追踪观察的全过程，得到各成员的结局。随访的方法有访问、定期医学检查、查阅病历、死亡登记、疾病报告等，可根据结局的性质选用。随访期限的长短，必须根据疾病的自然史、疾病的潜伏（隐）期以及已暴露时间来确定。

2. 资料的整理 研究资料必须完整和准确。随访终止后，应对资料进行核对、纠错、归纳和整理，并按照设计和分析的要求把资料整理成表 13-3 的形式，以便进行下一步分析。

表 13-3 队列研究资料归纳表

项目	发病数	未发病数	合计	发病率
暴露组	a	b	$a+b$	$a/a+b$
非暴露组	c	d	$c+d$	$c/c+d$
合计	$a+c$	$b+d$	$a+b+c+d$	

3. 资料的分析

队列研究主要计算暴露组与非暴露组的发病率或死亡率，对其差别进行显著性检验，以确定暴露因素与发病有无联系，并分析其联系强度。

（1）率的计算

①累积发病率（CI）：当研究人群的数量比较多，人口比较稳定时，可计算累积发病率。

$$累积发病率 = \frac{观察期间发病人数}{观察开始时队列人数} \times 10\,万/10\,万$$

②发病密度（ID）：当研究人群的数量比较多，观察的人口由于种种原因（失访、死于其他疾病、中途加入等）而变动较大，每个观察对象随访的时间不同时，可以用观察人时数为分母计算发病密度，以测量发病情况。

（2）率的假设检验　可采用 χ^2 检验或 u 检验。

（3）关联强度的测量

①相对危险度（RR）：表示暴露组发病或死亡的危险是非暴露组的多少倍。

$$RR = \frac{\text{暴露组发病率（死亡率）}}{\text{非暴露组发病率（死亡率）}} = \frac{\dfrac{a}{a+b}}{\dfrac{c}{c+d}}$$

RR 值的意义和 OR 值的意义一致，即：$RR=1$，说明暴露因素与发病无关联；$RR>1$，表示存在正关联，说明有暴露因素者患病较多；$RR<1$，表示存在负关联，提示有暴露因素者患病较少。

②归因危险度（AR）：又称特异危险度，是暴露组发病率（或死亡率）与非暴露组发病率（或死亡率）之差。表示发病危险特异地归因于暴露因素的程度。

五、队列研究的优缺点

（一）优点

1. 研究对象的暴露状态及研究结局是由研究者亲自观察获得的，受回忆偏倚的影响较小，所获资料较可靠。

2. 由于研究的方向是由因及果，故论证因果关系的能力较强。

3. 可计算暴露组、非暴露组的发病率或死亡率，可直接计算相对危险度，故能直接估计暴露因素与发病的关联强度。

4. 一次调查，可以观察一种暴露与多种疾病结局的关系。

5. 暴露因素可以分等级，便于计算"剂量-反应关系"。

（二）缺点

1. 不适于发病率很低的疾病病因研究。

2. 同病例对照研究相比需要较长的研究时间和较多的人力、物力。

3. 由于观察时间长，易产生失访偏倚。

4. 研究的设计要求高，实施复杂。

5. 在随访过程中，未知变量引入人群，或人群中已知变量的变化等，都可影响结局，使资料收集和分析复杂化。

第六节　实验性研究

一、实验性研究的概念

实验性研究又称实验流行病学，是将来自同一总体的研究人群随机分为实验组和对照组，实验组给予实验因素，对照组人群不给予该因素，然后前瞻性地随访两组人群的结局（疾病发生、疾病治愈、健康状况等）并比较其差别程度，以评价实验因素效果的一种研究方法。其原理见图 13-4。实验性研究分为临床试验和现场试验。

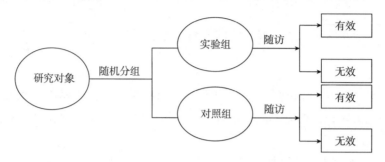

图 13-4　实验性研究原理示意图

二、实验性研究的分类

1. 临床试验　是运用随机分配的原则将试验对象分为实验组和对照组，前者给予干预措施，后者不给干预措施，经过一段时间观察该干预措施产生的效应。临床试验由研究因素、研究对象和效应指标三部分组成，是在医院或其他医疗照顾环境下进行的实验。其研究对象是患某种疾病的病人，包括住院和未住院的病人。常用于对某种药物或治疗方法的效果进行检验和评价。

2. 现场试验　是以正常人为研究对象，以个体或群体为研究单位，将研究对象随机分为实验组和对照组，将所研究的干预措施给予实验组人群后，随访观察一段时间并比较两组人群的结局，如发病率、死亡率、治愈率、健康状况改变情况等，对比分析两组之间效应上的差别，从而判断干预措施的效果的一种前瞻性、实验性研究方法。

三、实验性研究的特点

1. 它是前瞻性研究，即必须直接跟踪研究对象，这些对象虽不一定从同一天开始，但必须从一个确定的起点开始跟踪。

2. 必须施加一种或多种干预处理，作为处理因素可以是预防某种疾病的疫苗、治疗某病的药物或干预的方法措施等。

3. 研究对象是来自一个总体的抽样人群，并在分组时采取严格的随机分配原则。

4. 必须有设计严格的平行对照组，并要进行可比性检验。即在实验开始时，两组在有关各方面必须具有均衡可比性。

四、实验性研究的设计原则

流行病学实验性研究设计应遵循随机、对照、重复、盲法四个基本原则。

1. 随机化原则　随机化包括抽样随机和分组随机。随机化抽样是保证样本的代表性；随机化分组的目的是将研究对象随机分配到实验组和对照组，以使两组具有相似的临床特征，理论上使已知和未知影响疗效的因素在 2 个比较组间均衡分布。

2. 对照原则 所谓对照是用未施加实验因素的组与施加实验因素的组进行对照，比较 2 组的实验结果。对照的类型有：①空白对照：对照组不加任何处理。如观察某种新疫苗的预防效果，可设立非免疫接种组作为空白对照，对该组不接种任何免疫制剂；②标准对照：用一种公认最佳的疗法或药物作对照，这种方法易为对照所接受；③自身对照：病人自身用药前后资料作对照；④历史对照：与本人或他人过去的研究结果进行对比。

3. 重复原则 重复是消除处理因素影响的一个重要手段。一般来说，样本含量越大或实验重复的次数越多，则越能反映客观真实情况。

4. 盲法原则 在临床试验中，若研究者和研究对象知道分组情况，则会由于主观因素的作用而产生信息偏倚，盲法可有效地避免这种偏倚。盲法可分为三种：①单盲：是指研究对象不知道所接受措施的具体内容，从而避免他们主观因素对疗效造成的影响；②双盲：是指研究对象和观察者均不知道病人分组情况和接受治疗措施的具体内容；③三盲：是指研究对象、观察者和监督者或资料分析者均不知道分组和治疗情况。

五、实验研究的优缺点

（一）优点

1. 研究者根据研究目的，预先制定实验设计，能够对选择的研究对象、干预措施和结果分析进行标准化。

2. 按照随机化方法，将研究对象分为实验组和对照组，做到了各组具有相似的基本特征，提高了可比性，减少了混杂偏倚。

3. 实验为前瞻性研究，在整个试验过程中，通过随访将每个研究对象的反应和结局自始至终观察到底，实验组和对照组同步进行比较，最终做出肯定性的结论。

4. 有助于了解疾病的自然史，并且可以获得一种干预与多种结局的关系。

（二）缺点

1. 整个实验设计和实施条件要求高、控制严、难度较大，在实际工作中有时难以做到。

2. 受干预措施适用范围的约束，所选择的研究对象代表性不够，以致会不同程度地影响实验结果推论到总体。

3. 研究人群数量较大，实验计划实施要求严格，随访时间长，因此依从性不易做得很好，影响实验效应的评价。

4. 研究费时间、费人力、花费高。

5. 由于长期的随访，导致因为死亡、退出、搬迁等造成的失访难以避免。

6. 由于实验组接受某种干预措施或对照组不接受某种干预措施，因而有时涉及医德问题。

六、临床试验

（一） 概念

临床试验是将临床病人随机分为试验组与对照组，试验组给予某临床干预措施，对照组不给予该措施，通过比较各组效应的差别判断临床干预措施效果的一种前瞻性研究。

（二） 临床试验类型

临床试验类型可分为随机对照临床试验、同期非随机对照临床试验、历史对照临床试验、交叉设计对照试验。

（三） 临床试验设计与实施

1. 研究对象的确定 根据研究目的选择研究对象，研究对象既包括实验组，也包括对照组。

选择研究对象时需考虑：①研究对象的诊断标准；②研究对象的代表性；③研究对象的入选和排除条件；④医学伦理学问题；⑤样本含量的估计。

选择原则主要包括：①选择对干预措施有效的人群；②选择预期发病率较高的人群；③选择干预对其无害的人群；④选择能将实验坚持到底的人群；⑤选择依从性好的人群。

2. 研究对象的随机分组 随机分组的目的是将研究对象随机分配到试验组和对照组，使比较组间具有相似的临床特征和预后因素，即两组具备充分的可比性。常用的随机化分组的方法有：简单随机分组、分层随机分组、整群随机分组。①简单随机分组：将研究对象以个人为单位用掷硬币（正、反两面分别指定为实验组和对照组）、抽签、使用随机数字表，也可采用系统随机化法，即用现成的数据（如研究对象顺序号、身份证号、病历卡号、工号、学号等）交替随机分配到实验组和对照组中去。②分层随机分组：按研究对象特征，即可能产生混杂作用的某些因素（如年龄、性别、种族、文化程度、居住条件等）先进行分层，然后在每层内随机地把研究对象分配到实验组和对照组。可增加组间均衡性，提高实验效率。③整群随机分组：按社区或团体分配，即以一个家庭、一个学校、一个医院、一个村庄或居民区等为单位随机分组。

3. 设立对照 ①安慰剂对照：安慰剂通常用乳糖、淀粉、生理盐水等成分制成，不加任何有效成分，但外形、颜色、大小、味道与试验药物或制剂极为相近。在所研究的疾病尚无有效的防治药物或使用安慰剂后对研究对象的病情无影响时才使用。②自身对照：即实验前后以同一人群做对比。③交叉对照：即在实验过程中将研究对象随机分为两组，在第一阶段，一组人群给予干预措施，另一组人群为对照组，干预措施结束后，两组对换试验。这种对照必须是第一阶段的干预一定不能对第二阶段的干预效应有影响。④标准疗法对照：是以常规或现行的最好疗法做对照，是临床试验中最常用的一种对照方式。

4. 确定样本含量　影响样本含量的因素主要有四个：①研究因素的有效率，即实验组和对照组结局比较，数值差异越大，样本量就可以减少。②预期结局的发生率，预期结局发生率越高，样本量就可以减少。③检验显著性水平（α），α越小所需要的样本量越大。④把握度（1-β），β越小所需要的样本量越大。

5. 资料收集　资料收集过程包括三个方面要求：盲法观察、规范观察方法、提高研究对象的依从性。资料收集过程中往往容易出现主观偏倚，采用盲法可有效避免。

6. 结果分析　实验效果的主要评价指标：有效率、治愈率、生存率。

七、筛检试验

（一）　筛检

筛检指运用快速、简便的检验、检查或其他措施，在健康的人群中发现那些表面健康，但可疑有病或有缺陷的人。筛检所用的各种手段和方法称为筛检试验。

（二）　筛检的目的

1. 早期发现可疑病人，做到早诊断、早治疗，提高治愈率，实现疾病的二级预防。

2. 发现高危人群，以便实施相应的干预，降低人群的发病率，实现疾病的一级预防。

3. 了解疾病自然史。

4. 进行疾病监测。

（三）　筛检试验的效果评价

筛检试验的效果评价主要从真实性、可靠性和收益三方面进行。

1. 真实性　也称效度或准确性，是指测量值与实际值（金标准的测量值）符合的程度，即正确地判定受试者有病与无病的能力。评价试验真实性的指标有灵敏度、特异度、假阳性率、假阴性率、约登指数和粗一致性。①灵敏度：指金标准确诊的病例中被评试验也判断为阳性者所占的百分比。②特异度：指金标准确诊的非病例中被评试验也判断为阴性者所占的百分比。③假阳性率：指金标准确诊的非病例中被评试验错判为阳性者所占的百分比。④假阴性率：指金标准确诊的病例中被评试验错判为阴性者所占的百分比。⑤约登指数：是灵敏度和特异度之和减1。⑥粗一致性：是试验所检出的真阳性和真阴性例数之和占受试人数的百分比。

好的筛检试验的灵敏度、特异度均接近100%。但实际工作中，常常表现为灵敏度高，特异度就低，反之亦然。提高筛检试验的灵敏度和特异度的方法有：如用两种或两种以上的筛检试验，当结果全部为阳性时才定为阳性，有一项为阴性则结果为阴性，这样做可提高试验的特异度；也可以同时进行几项筛检试验，只要其中一种为阳性，结果则就位阳性，这样可提高试验的灵敏度。

2. 可靠性   亦称信度或重复性、精确性，是指一项试验在相同条件下重复检测获得相同结果的稳定程度。

3. 收益   是原未发现的，经过筛检试验后得到了诊断和治疗的病人数量。试验收益的评价可从个体效益和社会效益的生物学、社会经济学效益等方面进行评价。间接反映试验收益的主要指标有：①预测值：表示试验结果判断正确的概率，它表明试验结果的实际临床意义。包括：阳性预测值指试验结果阳性人数中真阳性人数所占的比例；阴性预测值指试验结果阴性人数中真阴性人数所占的比例。②似然比：指病人中某种试验结果出现的概率与非病人中该试验结果出现的概率之比。包括：阳性似然比是试验结果真阳性率与假阳性率之比，说明病人中出现某种试验结果阳性的概率是非病人的多少倍；阴性似然比是试验结果假阴性率与真阴性率之比，说明病人中出现某种试验结果阴性的概率是非病人的多少倍。

一般情况下，试验的阳性预测值越高，阴性预测值就越低，反之亦然；试验的灵敏度越高，阴性预测值也就越高；试验的特异度越高，阳性预测值也就越高；人群现患率越高，试验的阳性预测值也就越高。

第七节　流行病学研究的偏倚及其控制

一、偏倚的概念

偏倚是指在研究或推论过程中所获得的结果系统地偏离真实值。偏倚属于系统误差。

二、偏倚的种类

在流行病学研究中易出现且对观察结果有较大影响的偏倚可以分为选择性偏倚、信息偏倚和混杂偏倚三类。

1. 选择性偏倚   是指由于研究对象的确定、诊断、选择等方法不正确，使被选入的研究对象与目标人群的重要特征具有系统的差异，使得从样本得到的结果推及总体时出现了系统的偏离。如现患病例-新发病例偏倚、无应答偏倚等。

2. 信息偏倚   又称观察偏倚、测量偏倚，是指研究过程中进行信息收集时产生的系统误差。测量工具、检验方法不精确，诊断标准不明确或资料的缺失遗漏等都是信息偏倚的来源。如诊断怀疑偏倚、暴露怀疑偏倚、回忆偏倚、报告偏倚、测量偏倚等。

3. 混杂偏倚   是指在流行病学研究中，由于一个或多个既与疾病有关联，又与研究因素有联系的其他因素的存在，掩盖或夸大了研究因素与疾病的联系，部分或全部地歪曲了两者间真实联系的现象。引起混杂的因素称为混杂因子。混杂因子必须满足下列三个条件：①它必须与所研究疾病的发生有关，是该疾病的危险因素之一。②必须与所研究的因素有关。③必须不是研究因素与疾病病因链上的中间环节或中间步骤。对混杂偏倚的识别可以根据混杂偏倚产生的机制，结合专业知识，并运用定量分析的方法进行判断。

三、偏倚的控制方法

偏倚的控制是流行病学研究质量控制的一个重要环节，偏倚可以发生在研究设计、实施阶段，大多数的偏倚可以在这两个阶段得以控制，有些偏倚，像混杂偏倚也可以在资料分析阶段进行控制。

1. 研究设计阶段的偏倚控制措施　通过周密、严谨的科研设计，保证研究对象的代表性，同时要严格掌握好研究对象的纳入标准和排除标准。对于疾病要有统一明确的诊断标准，对各种检测仪器和试剂要有统一的标准。在研究设计时，为了控制潜在的混杂偏倚，可以通过限制、配比、随机化、分层抽样等方法来选择研究对象。

2. 研究实施阶段的偏倚控制方法　研究实施阶段发生的偏倚主要是信息偏倚。由于信息偏倚的来源渠道很多，因此应该有针对性地进行控制。

第十四章　其他常用研究方法概述 ▷▷▷▷

公共卫生与预防医学研究除了主要应用流行病学方法外，随着科学技术的进步，循证医学、社会医学、大数据分析、公共卫生信息化技术等被广泛应用于公共卫生与预防医学各领域，本章将简要介绍循证医学、社会医学、爱国卫生运动、公共卫生大数据分析以及我国的公共卫生信息化等内容。

第一节　循证医学方法概述

一、循证医学概念与特征

（一）概念

循证医学（evidence-based medicine，EBM）即遵循证据的临床医学。1996年David Sackett和Muir Gray教授将循证医学定义为"循证医学是有意识地、明确地、审慎地利用现有最好的证据制定关于个体病人的诊治方案"。2006年循证医学的定义修改为"循证医学要求将最佳研究证据与我们的临床专业知识和患者独特的价值观和情况相结合"。循证医学是一个将最佳研究证据、临床专业知识、患者的价值观和患者的情况四者结合起来对患者进行最有利的临床决策的过程。

（二）特征

最佳研究证据、临床专业知识、患者的价值观和患者的情况是循证医学实践的基础，它们有机结合构成循证医学的整体框架。因此，循证医学的特征主要体现在以下四个方面。

1. 最佳的研究证据　最佳研究证据（best research evidence）是指采用明确方法，从科学性和临床相关性角度严格评价后获得的研究证据。实践循证医学的证据必须设计科学，结果真实可靠，能正确引导临床医务人员为患者做出医疗决策。科学真实的研究证据以患者为中心评价诊疗措施的疗效和安全性，具有临床重要性。全面评估诊疗技术时，不能依靠单一研究，应综合评估针对同一临床问题的所有相关研究，才可能得出正确的结论。证据需要按主题或内容分类，在同类中按质量分级，以帮助医务人员快速、高效获取有用信息。随着对疾病的深入研究和认识的升华，研究证据也需要不断更新，同时证据应向所有需要者开放，为人类所共享，方便获取。为此，已建立了具有不同智能化程度的循证医学数据库资源，最大限度地发挥证据的价值。

2. 临床专业知识是实践循证医学的基础 临床专业知识是指临床医生应用长期临床实践所获得的临床技能和经验对患者的疾病状态、诊断、干预措施的利弊及患者的价值观与期望迅速做出判断的能力。掌握和应用临床专业知识是实践循证医学的基础。

3. 患者价值观是实践循证医学的人文关怀体现 患者价值观是指在临床决策中，患者对自身疾病状况的关心程度、期望以及对诊断、治疗措施的选择。医患间的平等友好合作关系是成功实践循证医学的关键环节之一。循证医学提倡医生在重视疾病诊断、治疗的同时应力求进入患者的内心世界，从患者的角度出发，去了解患病的过程及感受，尤其是对疾病的担心与恐惧感，疾病对机体与身心功能的影响，对治疗方案、措施的态度和期望等。同时鼓励患者参与临床医疗决策，尊重患者的权力，实现临床经验和病人价值的有机结合，从而获得最佳的临床效果。

4. 患者情况是实践循证医学的个体化医疗体现 患者情况是指患者独特的临床特征和所处的医疗环境。循证医学的核心是基于患者为中心的个体化临床决策。患者个体体质、年龄、性别、疾病临床特点、病情、病程、合并疾病等以及就医环境、可获得的医疗资源等因素，会影响医疗决策。因此，需要根据患者情况开展个体化医疗服务。

二、Cochrane 协作网

1972 年英国临床流行病学的先驱 Archie Cochrane 发表著作 Effectiveness and Efficiency：Random Reflections on Health Services，指出要重视临床效果。1979 年 Archie Cochrane 发表文章提出要对各专业及其分支领域的所有相关随机对照试验定期收集，并进行严格评价。Archie Cochrane 的思想为 Cochrane 协作网的产生奠定了基础，因此，Archie Cochrane 也被称为循证医学理念的奠基人。为了纪念 Archie Cochrane，1993 年英国牛津大学以 Cochrane 为名建立了一个国际性组织——Cochrane 协作网（Cochrane collaboration，CC）。Cochrane 协作网旨在通过提供高质量、相关、可获得的系统综述和其他综合研究证据来促进循证健康决策。Cochrane 协作网通过制作、保存并传播医疗卫生领域干预措施与诊断性试验效果的系统评价，帮助医师和决策者做出科学的医疗决策，为最佳临床研究证据、实践循证医学提供了必不可少的保障。

Cochrane 协作网（www.cochrane.org）在全球 58 个国家和地区建立了 Cochrane 中心（Cochrane center）和相关机构。已在临床医学所有专业及其分支领域建立了 53 个 Cochrane 评价小组（Cochrane Review Group）。迄今已经有来自全球 130 多个国家/地区超过 37000 名志愿者加入了 Cochrane 协作网，包括研究人员、医护人员、医疗决策制定者、患者及其亲属等。

Cochrane 协作网成立的目的之一是根据循证的原则为医疗管理提供外来最佳的证据。Cochrane 系统综述和研究方案为协作网的主要内容，以电子出版物的形式发表于 Cochrane 图书馆（Cochrane Library）。Cochrane 图书馆包括四个主要的资料库：Cochrane 系统综述文献库（CDSR）、非 Cochrane 系统综述的摘要资料库（DARE）、临床试验注册资料库（CENTRAL）及系统综述方法学资料库。目前，Cochrane 系统综述主要涉及医疗干预措施和诊断性研究的系统综述。

中国 Cochrane 中心于 1999 年 3 月在华西医科大学第一附属医院（现为四川大学华西医院）成立。2021 年 1 月，Cochrane 中国协作网正式成立，（china. cochrane. org/zh-hans/cochrane 中国协作网）由 Cochrane 中国中心、北京中医药大学循证医学中心、北京大学循证医学与临床研究中心等九个成员单位共同组成。Cochrane 中国协作网主要致力于促进中国循证卫生实践和政策决策，传播高质量的证据，以增进人民的健康和福祉。

三、Meta 分析

Meta 分析是对相同主题的一组同质性符合要求的文献进行定量综合分析的方法。自 20 世纪 90 年代"循证医学"蓬勃发展以来，Meta 分析被广泛应用于疾病的病因、诊断、治疗、预防、预后、卫生经济学以及医学教育等各医学领域。广义的 Meta 分析指针对某个主题，全面收集符合纳入标准的所有相关临床研究并逐个进行严格评价和分析，再用定量合成方法对资料进行统计学处理得出综合结论的全过程。狭义的 Meta 分析指一种单纯定量合成的统计处理方法。目前以广义概念应用更为普遍。

由于纳入研究的质量、对象、试验条件和样本含量等不同，具有相同研究目的和评价指标的多个同类研究的结果可能存在差异，甚至结论往往不一致。Meta 分析可以对相同研究目的和评价指标的多个同类研究的结果通过科学的加权方法合成一个统计分析结果，得出一个较为明确的结论，该结论具有较大的样本量，较高的统计效能，效应估计的有效范围更精确。

Meta 分析利用已经存在的（发表与未发表）各独立研究结果资料，具体包括提出问题、检索相关文献、制定文献纳入与排除标准、提取资料信息、统计学处理和报告结果等基本研究过程。具体如下：

（一）提出问题，制定研究计划

一般基于研究需求和最新相关文献的结果，提出 Meta 分析的问题。研究计划包括研究目的、研究方法、数据收集与分析、结果解释和报告撰写等。

（二）制定检索策略，检索收集文献

根据 Meta 分析的目的，明确研究相关的检索来源名称、检索时间（检索起止日期）和文献语种，制定完善的检索策略，检索策略制定原则应尽可能系统和全面。通常要检索多种中文和英文电子资源数据库，常用的中文数据库包括中国生物医学文献数据库（CBMDisc）、中文生物医学期刊文献数据库（CMCC）、中国期刊全文数据库（CNKI）、中文科技期刊全文数据库（VIP）和万方数据库等。英文数据库包括 MEDLINE@ OVID（MEDLINE 网络数据库）、PubMed（世界医学文献数据库）、OVID 电子期刊全文数据库、Cochrane Library（CENTRAL）、Clinical Trails. gov（www. Clinical Trails. gov）等。

（三） 筛选纳入文献

原始研究的纳入排除标准根据研究对象的类型（types of participants）、干预措施（types of interventions）、对照措施（types of comparisons）、结局指标（types of outcome measures）、设计方案（types of studies），即 PICOS 原则确定。仔细阅读和评估文献，包括文献摘要、语言和发表的年限、相关统计指标数据等，确定文献是否符合 Meta 分析的纳入标准，决定该文献是否纳入。

（四） 提取纳入文献的数据信息并描述特征

进行 Meta 分析采用的数据信息一般包括基本信息、研究方法和可能存在的偏倚、研究对象的特征、干预措施、结局指标、研究结果、其他需要收集的信息（如重要的引文、资助机构、潜在利益冲突等）。

（五） 纳入文献的质量评价

Meta 分析主要考察各研究是否存在偏倚（如选择偏倚、随访偏倚、发表偏倚等）及其影响程度。可以采用 Cochrane 风险偏倚评估工具，对不同偏倚风险判断为"低风险""高风险"或"风险不清楚"。

（六） 资料的统计学分析

Meta 分析的统计方法包括固定效应模型（fixed-effect model）和随机效应模型（random-effect model）。固定效应模型是指在 Meta 分析中，研究间所有观察到的变异都是由偶然机会引起的一种合并效应量的计算模型，假定这些研究来源于同一个效应的总体，其效应综合估计的方差只包括各研究内方差。随机效应模型假设所有的研究可能来源于不同的总体，各研究间具有异质性，其效应综合估计的方差包括了各研究内方差和各研究间方差。

按统计学原理，只有同质的资料才能进行统计量的合并，反之则不能。因此，在 Meta 分析合并统计量之前需要对多个研究结果进行异质性检验，以判断多个研究是否具有同质性。异质性检验（tests for heterogeneity）就是用于检验多个相同研究的统计量是否具有异质性的方法。经异质性检验，若各独立研究的结果同质，可采用固定效应模型计算合并后的综合效应；若各研究结果不同质，当有必要计算合并后的统计量，可采用随机效应模型。

Meta 分析的核心计算是将相同的多个研究的统计量合并（相加、汇总），分类变量资料常用采用比值比（OR）、相对危险度（RR）、危险差（RD）作为合并统计量，数值变量资料常采用均数差（MD）、加权均数差（WMD）或标准化均数差（SMD）为合并统计量。常用的统计量合并方法有倒方差法（inverse variance method）、Mantel-Haenszel 法（M-H 法）、Peto 法、DerSimonian-Laird 法（D-L 法）等。常采用 RevMan、SPSS、SAS、STATA、R 语言等分析软件进行 Meta 分析。

（七） 敏感性分析

敏感性分析（sensitivity analysis）是用于评价某个 Meta 分析结果是否稳定和可靠的分析方法。如果敏感性分析对 Meta 分析的结果没有本质性的改变，其分析结果的可靠性大大增加。如果经敏感性分析导致了不同结论，这就意味着对 Meta 分析的结果解释和结论方面必须要谨慎。

（八） 结果的分析与讨论

当纳入 Meta 分析的研究间有异质性时应讨论异质性来源及其对合并效应值的影响；是否需要做亚组分析，即根据患者可能影响预后的因素分成不同的亚组来分析其结果是否因为这些因素的存在而不同。例如，可根据年龄、性别、病情严重度等进行亚组分析；各种偏倚的识别与控制；Meta 分析结果的实际意义，特别是对观察性研究 Meta 分析结果的解释必须慎重。

Meta 分析结果能否被运用于临床上具体病人的治疗，要考虑其结果的真实性和临床的重要性，还需要结合使用者当前所面对的病人的具体情况考虑。临床医生在应用证据时需要结合自己的专业技能和经验、病人的优先性选择，最后做出治疗决策。这就是循证医学强调的不排斥医生的经验和技能的体现。

四、循证医学与临床流行病学

临床流行病学是指在临床医学领域内引入现代流行病学和统计学方法，从患病个体诊治扩大到患病群体研究，以探讨疾病的病因、预防、诊断、治疗、预后等规律的临床基础学科。临床流行病学的核心元素是设计、测量和评价，不仅为临床研究提供方法指导，同时也为医疗实践提供科学依据。临床流行病学是实践循证医学的方法学基础。在20 世纪 90 年代，以临床流行病学作为方法学支撑，循证医学得以产生并壮大。临床流行病学的发展促进了临床研究成果的产生，而新的研究成果或称最佳证据要适时地应用于临床实践，产生科学与实用价值，从而促进临床医学水平和质量的提高。循证医学是有意识地、明确地、审慎地利用现有最好的证据制定关于个体病人的诊治方案。实施循证医学意味着医生要参酌目前最好的研究证据、临床经验和病人的意见。

临床流行病学以随机对照试验作为研究方法的旗舰，为研究各种临床问题提供了科学的方法论。如何系统地总结和传播这些随机对照试验的证据，并将这些证据用于指导医学实践，提高医疗卫生服务质量和效率，需要采用循证医学方法和理论，因此，循证医学也推动了临床流行病学的完善和传播。

医生是临床实践的主体，患者是医疗服务的对象。向医患双方提供可靠、可及、便捷的证据资源，是临床流行病学和循证医学的努力方向。

五、循证医学与公共卫生

循证医学的基本思想和循证实践，虽然起源于临床医学领域，但与公共卫生的许多活动所遵循的原则和诸多专业领域的实践有天然的很高的一致性。循证实践是寻找、评价和应用科学证据进行决策和系统管理的整个过程，很多成功的公共卫生实践活动都是遵循循证的基本原则。随着循证医学的发展，公共卫生领域也产生了以"证据为中心"的科学循证公共卫生（Evidence-based Public Health，EBPH）。EBPH 是将循证干预与社区需求结合来提高人群健康水平的过程。与循证医学不同，EBPH 证据多为观察性研究结果，在结果解释时需注意很多问题。EBPH 的决策针对群体，决策过程不仅要考虑群体结果，还要权衡利益相关者。EBPH 应用领域更广泛，EBPH 是通过一级和二级预防来实现提高人群预期寿命。因此，EBPH 应用领域包括：健康和健康分布，病因网络和健康的决定因素，对个人及社会的影响结果，改变健康决定因素的方法，公共卫生政策和对变化和发展的管理等。

在人群健康问题日益突出与卫生资源愈发紧张的情况下，近些年，基于循证公共卫生的循证公共卫生决策越来越受到重视。循证公共卫生决策以科学证据为基础、综合考虑资源和人群价值而进行循证公共卫生决策，其关键是证据的获取，核心是证据的评价，目的是为科学决策提供依据，促进证据向政策和实践的转化。循证公共卫生决策作为一种基于"证据"制定公共卫生政策的研究方法，不仅可以提高卫生体系工作的质量和效率，还可以减少因决策失误而造成的危害。我国在十八届五中全会上将"健康中国"提升为国家战略，2016 年 10 月，中共中央、国务院印发并实施了《健康中国 2030 规划纲要》，将实现人民健康作为奋斗目标，提倡"把健康融入所有政策"，对国家卫生政策的制定提出了更高要求，这将促进我国循证公共卫生以及循证公共卫生决策的发展。

第二节 社会医学方法概述

一、社会医学概述

人具有自然和社会两种属性，社会属性是人类的本质特征。社会医学（social medicine）是从社会的角度，研究人类健康和疾病的一门学科。社会医学研究社会因素与人体及群体健康和疾病之间相互作用及其规律，制定相应的社会策略和措施，保护和增进个体及人群的身心健康和社会活动能力，提高生命质量，充分发挥健康的社会功能、提高人群的健康水平。

社会医学的研究内容主要包括：①研究社会卫生状况，主要是人群的健康状况，寻找主要的社会卫生问题，研究影响这些卫生问题的健康危险因素，确定防治的重点，做出社会医学"诊断"。②研究影响人群健康因素，主要是社会因素如社会制度、经济状况、文化因素、心理因素、行为与生活方式、人口发展、生活与劳动条件和医疗卫生服务等对人群健康的影响，为制定社会卫生策略与措施提供依据。③研究社会卫生策略与措施，即提出社会医学的"处方"，通过社会医学研究，找出产生社会卫生问题的原因，提出改善社会卫生状况、提高人群健康水平的社会卫生策略与措施。

社会医学重视社会因素对人群健康的影响，其基本任务包括：①倡导积极健康观和现代医学模式。积极的健康观是一种身体、心理和社会的完好状态，现代生物-心理-社会医学模式强调影响健康的因素中社会因素的作用。②改善社会卫生状况，提高人群健康水平。③制定社会卫生策略与措施。④注重弱势人群保健和社会病控制。关注妇女、儿童、老年人、残疾人、低收入人群、流动人口和有害作业职工等健康弱势人群，重视意外伤害、精神障碍、酗酒、吸毒、青少年妊娠、性传播疾病等与社会因素和行为生活方式密切相关的社会病的影响。

二、社会医学研究方法

社会医学借鉴社会学、心理学、管理学等社会科学的研究手段，与生物医学研究手段相结合，从多维度研究社会因素与人体及群体健康和疾病之间相互作用及其规律。社会医学研究遵循科学研究的一般过程，包括课题选择、制定研究方案、收集资料、整理和分析资料、解释结果五个基本程序。根据研究对象、研究性质以及研究场所的不同，社会医学相关的研究方法主要有以下4种。

（一） 调查研究

调查研究是社会医学最主要的研究方法。它是指在某一特定现场的人群中，采用一定的工具和手段收集资料研究分析的过程。调查研究的方法可以分为定性研究和定量研究。定性研究也称质性研究，是一种在自然的环境下，通过对少量样本深入、细致的分析，从整体的角度深入探讨和阐述被研究事物的特点及其发生和发展规律，以揭示事物的内在本质的一类研究方法。定性研究注重事物的过程，是针对少数特殊人群的研究，需要与研究对象保持较长时间的密切接触，定性研究的结果很少用概率统计分析。定量研究指通过调查收集人群发生某种事件的数量指标，或者探讨各种因素与疾病和健康的数量依存关系，并对数据进行量化处理、检验和分析，从而获得有意义的研究结论。定量研究的重点在于验证假设，注重事物的结果，标准化和精确化程度较高，研究结果用概率统计学进行分析，具有较好的客观性和科学性。

（二） 试验研究

社会医学的试验研究主要为现场试验研究即社区干预试验，是在干预的人群中，实施某种社会卫生措施，与对照人群进行比较，观察该措施对人们的行为和健康状况的影响，以确定某些危险因素与健康的因果关系及社会卫生措施的有效性。如高血压现场干预试验研究、吸烟干预研究等。

（三） 评价研究

评价研究是评估社会医学问题及其影响因素或干预效果的一种应用性研究。主要包括健康危险因素评价、生命质量评价、卫生服务评价、卫生项目评价和德尔菲法（Delphi）等。

（四） 文献研究

文献研究又称历史研究，指利用已有的文献资料，通过整理、分析、综合等手段，最终达到研究目的的一种研究方法。

三、社会卫生策略与公共卫生决策

社会卫生策略根据健康状况评价和健康影响因素的研究，找出优先解决的健康问题，通过政治、法律、规章制度等途径，采取卫生立法、卫生规划等手段，改善社会卫生状况，实现保护人群健康、提高人群健康水平的目标。社会卫生策略包括卫生发展的战略、政策、目标和指标、对策和措施，以及一系列相互联系的医学、公共卫生学和改善人群健康有关的措施和技术，是维护和促进人群健康的行动方针和方法。社会卫生策略主要解决社会卫生问题，干预的重点是影响健康的社会危险因素，目标是整个人群，强调群体策略，以健康维护为中心。公共卫生决策是公共卫生管理的核心，关系整个群体的健康，社会卫生策略是公共卫生决策的重要组成部分，针对社会因素对健康的影响，通过政治、法律、规章制度等途径，采取卫生立法、卫生规划等手段而实现。

第三节　爱国卫生运动概述

一、爱国卫生运动的起源及其发展

爱国卫生运动是由政府组织，全社会参与，以改善城乡环境卫生、增强群众卫生意识、消除和减少健康危险因素、倡导健康生活方式、预防疾病、促进人民健康为目的的群众性、社会性卫生活动。

爱国卫生运动兴起于 1952 年，在历史上曾为防控霍乱、鼠疫、天花、血吸虫病以及 SARS 等疾病发挥了非常重要的作用。新中国建立之初，在经历长期自然灾害、战事摧残和疫病流行后，社会生产力严重受损，经济水平落后。新中国成立后，中国共产党将卫生工作与爱国意识联系在一起，领导全国人民展开了轰轰烈烈的爱国卫生运动。1952 年 12 月，《关于 1953 年开展爱国卫生运动的指示》正式肯定了爱国卫生运动的称号，把卫生工作与群众运动相结合的方式作为全国卫生工作方向。此后，"除四害"和"清洁家园、灭蚊防病"等爱国卫生运动先后展开。党的十九大以来，爱国卫生运动进一步强化党和政府领导，组织发动群众开展了一系列活动，有效改善了城乡环境卫生状况，群众健康素养显著提升，疾病防控取得显著成效。

二、爱国卫生运动的指导思想和总体目标

（一） 指导思想

以习近平新时代中国特色社会主义思想为指导，全面贯彻党的十九大和十九届二

中、三中、四中、五中全会精神，坚持以人民健康为中心，政府主导、跨部门协作、全社会动员，预防为主、群防群控，丰富工作内涵，创新方式方法，总结推广新冠肺炎疫情防控中的有效经验做法，突出问题和结果导向，强化大数据应用和法治化建设，着力改善人居环境，有效防控传染病和慢性病，提高群众健康素养和全民健康水平，为实现健康中国目标奠定坚实基础，为经济社会协调发展提供有力保障。

（二） 总体目标

公共卫生设施不断完善，城乡环境面貌全面改善，文明健康、绿色环保的生活方式广泛普及，卫生城镇覆盖率持续提升，健康城市建设深入推进，健康细胞建设广泛开展，爱祖国、讲卫生、树文明、重健康的浓厚文化氛围普遍形成，爱国卫生运动传统深入全民，从部门到地方、从社会到个人、全方位多层次推进爱国卫生运动的整体联动新格局基本建立，社会健康综合治理能力全面提高。

三、爱国卫生运动的内容和任务

当前，我国爱国卫生运动主要包括以下内容和任务：

1. 完善公共卫生设施，改善城乡人居环境 包括：①推进城乡环境卫生综合整治；②加快垃圾污水治理；③全面推进厕所革命；④切实保障饮用水安全；⑤强化病媒生物防制。

2. 开展健康知识科普，倡导文明健康、绿色环保的生活方式 包括：①培养文明卫生习惯；②倡导自主自律健康生活；③践行绿色环保生活理念；④促进群众心理健康。

3. 加强社会健康管理，协同推进健康中国建设 包括：①大力推进卫生城镇创建；②全面开展健康城市建设；③加快健康细胞示范建设。

4. 创新工作方式方法，提升科学管理水平 包括：①加强法治化保障；②强化社会动员；③加强政策研究和技术支撑。

5. 强化组织实施 包括：①加强组织领导；②加强工作保障；③加强宣传引导；④加强国际合作。

第四节　公共卫生大数据分析方法概述

一、大数据的概念

大数据（big data）指无法在一定事件范围内用常规软件工具进行捕捉、管理和处理的数据集合，是需要新处理模式才能具有更强的决策力、洞察发现力和流程优化能力的海量、高增长率和多样化的信息资产。大数据是现代社会高科技发展的产物，具有数据量大、数据类型繁多、产生速度快和价值密度低四个特点。

随着互联网、物联网、云计算等新一代信息技术的应用和推广，公共卫生领域信息化进程加快，公共卫生信息平台和业务系统逐步建立并不断完善，公共卫生工作实现了从手工报告向网络报告、从统计报表向个案数据报告方式转变，逐渐积累了丰富的公共卫生大数据资源。公共卫生大数据具有数量庞大、产生速度快、数据结构复杂多样、对数据真实性要求高、价值密度低的特征。

二、大数据在公共卫生领域的应用

公共卫生是大数据应用的一个重要领域，2008 年谷歌利用大数据成功预测了美国流感疫情，开启了大数据在公共卫生领域的广泛应用。公共卫生大数据主要应用于传染病预防与控制、循证公共卫生决策、慢性病防治管理、健康管理、职业病防治管理等方面，具体如下：

1. 传染病预防与控制　如通过大数据分析技术对医疗数据、病原监测数据、地理信息、互联网信息等进行关键数据提取，建立动态自动预警模型，实现对传染病/新型传染病暴发的早期智能预警。在传染病控制方面，通过大数据分析帮助筛选传播源、传播途径、传播人群控制、传染病治疗等关键信息，为有效控制疫情提供决策支持。

2. 循证公共卫生决策　如全球疾病负担研究，该研究对由于疾病和伤害、危险因素等引起的健康损失进行定量度量。研究中应用的数据源范围广、数据量巨大，借助大数据分析技术对来自 187 个国家死亡资料、疾病和伤害以及危险因素等资料进行了分析，为全球公共卫生决策提供依据。

3. 慢性病防治管理　包括个人慢性病管理的大数据和群体慢性病管理的大数据。个人慢性病管理的大数据应用模式主要表现为对个人慢性病的监测与评估和个体化干预。如对海量慢性病医嘱数据进行分析，实现慢病患者个体化最优用药方案推荐，为患者进行及时有效的干预措施提供支持。群体慢性病管理的大数据应用模式主要表现为慢性病群体特征刻画、慢性病发展预测、慢性病管理评估和监护。如基于电子病历、电子健康档案，通过对群体和个体数据进行分析，刻画慢性病患者的群体特征，指导慢性病防治工作开展。

4. 健康管理　健康管理根据应用主体的不同可以分为个人健康管理和群体健康管理。个人健康管理的大数据应用模式主要表现为对个人健康的监测与评估和个性化健康教育。如依据个人健康监测数据，结合膳食、运动、保健等方面数据，利用大数据分析制订有计划的个性化健康指导方案。群体健康管理的大数据应用模式主要表现为群体健康评估与精准教育。如对区域内群体健康档案数据、电子病历数据等进行综合挖掘分析，对区域群体的总体健康进行评估，实施异常提醒，制定干预措施。

5. 职业病防治管理　职业病防治的大数据应用模式主要表现为职业病监测评估与病因分析。如客观系统地对全国或某一区域的职业病进行监测和风险评估，包括职业病种类及相应的发病风险等。

三、公共卫生大数据分析

目前，在大数据分析上数据挖掘与传统统计分析两大类方法共存，二者相互补充。

此外，人工智能如自然语言处理、模式识别、机器学习等新方法也逐渐用于大数据分析中。

1. 数据挖掘技术 数据挖掘是指从大量、不完全、有噪声、模糊、随机的数据中提取蕴含其中的、事先不得知但又潜在有用的信息和知识的过程，其在解决数据处理难题方面表现出了强大的生命力，成为大数据分析的有效武器。公共卫生领域常用的数据挖掘方法有关联分析、分类与预测、聚类分析、可视化分析、联机分析处理等。

2. 计算技术 为了满足数据的大规模处理需求，一般还需要应用非关系数据库、云计算、云存储等技术对健康大数据进行挖掘、处理和利用，在很多情况下是多种技术被一起使用，如人工智能与并行计算平台的联合使用，或与一些大数据挖掘技术联合使用。在公共卫生领域，Hadoop 软件以可靠、高效和可伸缩的分布式处理机能，应用最为普遍。

2015 年国家卫生和计划生育委员会网络安全和信息化领导小组全体会议指出：积极推进健康医疗大数据应用，制定促进健康医疗大数据应用指导意见，推动健康医疗大数据依法有序安全开放。随着当今公共卫生领域的信息化、网络化，健康大数据在公共卫生领域有着非常广阔的应用前景，并将以前所未见的方式给公共卫生带来巨大的发展。

第五节　我国公共卫生的信息化

一、我国公共卫生信息化的主要发展历程

信息化是公共卫生工作的重要支撑和保障，自 20 世纪 80 年代计算机开始应用于卫生防疫工作以来，随着时代的进步和信息技术的发展，中国的公共卫生信息化建设经历了从无到有，从小到大，从弱到强的过程。

1. 医疗机构信息化的兴起阶段（20 世纪 80 年代到 2003 年） 这一时期以大型医疗机构信息化的兴起为特点，主要是医院财务管理、收费管理系统的建立，实现计算机技术在医疗卫生系统的应用。卫生信息专职机构逐渐成立，国家和各地卫生行政部门成立了信息化领导小组及信息中心，大多数医疗卫生机构也成立了信息部门。"金卫工程"等卫生信息化项目逐步推进。

2. 重点业务信息系统发展阶段（2003—2009 年） 2003 年"非典"暴发，引起国家对卫生信息化的高度重视，公共卫生信息化快速发展。医院信息化的发展从管理信息系统过渡到临床信息系统和电子病历的应用，以数字化医院为重点推进医院信息化建设进程。先后形成了《国家卫生信息标准基础框架》《医院信息基础数据集标准》等多个编码标准，卫生信息标准化工作逐步开展。

3. 互联互通与信息共享阶段（2009—2016 年） 在这一阶段，人口健康信息体系基本建立，以互联互通、信息共享为核心不断推进人口健康信息化建设，人口健康信息标准和信息安全体系不断健全。

4. 综合提升与创新发展阶段（2017 年以来） 在这一阶段，新技术助力全民健康

信息化有序推进。2017 年以来，以移动互联网、大数据、云计算、智能穿戴设备为代表的新一代信息技术的支撑下，全民健康信息化步入综合提升与创新发展阶段。顶层设计进一步完善，实施路径更加清晰，不断深入开展全民健康信息化建设，同时，互联网与健康医疗融合，为健康医疗发展开辟新的道路。

二、我国公共卫生信息化发展前景和方向

随着云计算、大数据、人工智能、物联网和 5G 等新一代信息技术的快速发展以及广泛应用，新型信息技术将成为我国全民健康信息化建设的重要支撑，有效推动健康医疗的深入变革。医疗卫生服务模式也将不断创新，如电子健康档案与电子病历逐步融合，实现便捷查阅就诊信息，支持居民自我健康管理。公共卫生信息系统与居民电子健康档案联通整合，实现在线健康评估、监测预警、用药指导、跟踪随访、健康管理等服务。此外，"惠民""惠医""惠政"服务深度和广度也将不断加大。通过开展居民健康数据、患者治疗数据的整合和关联分析，为居民提供安全便捷和可靠精准的健康信息服务，不断提高惠民服务的精准化、智能化、可及性及获得感。

主要参考文献

[1] 李晓淳. 健康管理 [M]. 北京：人民卫生出版社，2012.

[2] 郭清. 健康管理学 [M]. 北京：人民卫生出版社，2015.

[3] 凌文华，孙志伟. 预防医学 [M]. 3 版. 北京：人民卫生出版社，2015.

[4] 马烈光，蒋力生. 中医养生学 [M]. 3 版. 北京：中国中医药出版社，2016.

[5] 杨克敌. 环境卫生学 [M]. 8 版. 北京：人民卫生出版社，2017.

[6] 李鲁. 社会医学 [M]. 5 版. 北京：人民卫生出版社，2017.

[7] 饶朝龙，朱继民. 预防医学 [M]. 3 版. 上海：上海科学技术出版社，2017.

[8] 詹思延. 流行病学 [M]. 8 版. 北京：人民卫生出版社，2017.

[9] 樊立华. 卫生法律制度与监督学 [M]. 4 版. 北京：人民卫生出版社，2017.

[10] 李立明. 公共卫生与预防医学导论 [M]. 北京：人民卫生出版社，2017.

[11] 朱启星. 卫生学 [M]. 9 版. 北京：人民卫生出版社，2018.

[12] 傅华. 预防医学 [M]. 7 版. 北京：人民卫生出版社，2018.

[13] 杨克敌，鲁文清. 现代环境卫生学 [M]. 3 版. 北京：人民卫生出版社，2019.

[14] 刘晓清，吴东. 临床流行病学和循证医学的学科建设 [J]. 协和医学杂志，2019，10（4）：398-402.

[15] 沈洪兵. 流行病学 [M]. 9 版. 北京：人民卫生出版社，2019.

[16] 张翼鹏，黄竹青，陈敏. 公共卫生大数据应用模式探讨 [J]. 中国数字医学，2019，14（1）：33-35.

[17] 胡红濮，秦盼盼. 我国全民健康信息化发展历程及展望 [J]. 医学信息学杂志，2019，40（7）：2-6.

[18] 王吉耀. 循证医学与临床实践 [M]. 4 版. 北京：科学出版社，2019.

[19] 李幼平，李静. 循证医学 [M]. 4 版. 北京：高等教育出版社，2020.